触发点疗法临证指引

学术顾问　吴耀持

主　　编　朱　镜　崔　晓　王文礼

副 主 编　樊文朝　罗　健

天津出版传媒集团

天津科学技术出版社

内容提要

本书内容包括肌肉的结构与功能、激痛点的概念与本质、激痛点诊断标准、激痛点干针针刺与注射，周围神经系统、植物神经系统，肌肉神经解剖示意图谱(附：主要骨骼肌的神经支配、重要神经、血管的体表定位)、肌筋膜触发点示意图谱（附：临床应用解析），常见的运动（神经）系统疾病、内科疾病、皮肤及五官科疾病（主要疾病较详细地介绍了症状体征、相关解剖、触发点治疗、针刀治疗及临床体会），附篇（脊椎相关病对应表）。本书汇集了以触发点疗法为主要治疗手段，帮助临床医师认识肌筋膜疼痛快速查找相应疾病（症状）的治疗方法提供了较实用、有效的处理技术，有较高的学术参考价值，且具有很强的临床实用性。本书适于骨科、疼痛科、中医针灸推拿科及从事康复理疗临床一线医疗工作者参考使用。

图书在版编目（CIP）数据

触发点疗法临证指引 / 朱镜，崔晓，王文礼主编
.-- 天津 ：天津科学技术出版社，2021.6
ISBN 978-7-5576-9424-1

Ⅰ.①触… Ⅱ.①朱… ②崔… ③王… Ⅲ.①疼痛－中医治疗法 Ⅳ.①R242

中国版本图书馆 CIP 数据核字（2021）第 124703 号

触发点疗法临证指引
CHUFADIAN LIAOFA LINZHENG ZHIYIN
责任编辑：张　跃
出　　版：天津出版传媒集团 / 天津科学技术出版社
地　　址：天津市西康路 35 号
邮　　编：300051
电　　话：（022）23332399
网　　址：www.tjkjcbs.com.cn
发　　行：新华书店经销
印　　刷：廊坊市国彩印刷有限公司

开本 889×1194　1/16　印张 16.5　字数 400 000
2021 年 6 月第 1 版第 1 次印刷
定价：88.00 元

作者简介

朱镜，1966年生，上海人，毕业于上海中医药大学，副主任医师。有幸师从黄强民教授学习触发点疗法、顾雪忠主任及卢胜春教授学习针刀医学、宣蜇人教授学习软外银质针疗法，从事触发点针刺、针刀、银质针、传统针灸推拿及手法、中药辩证内服外用临床十余载，积累了一些临床经验，愿与同道分享、共同提高，造福患者，积善行德。

前　言

《肌筋膜疼痛与功能障碍（激痛点手册）》是一本由其创始人 Janet Travell 全面诠释肌肉、肌筋膜疼痛综合征各种临床表现的专著，详细阐明了肌肉、筋膜激痛点生成的原因、机制和临床特点，描绘了全身各部位激痛点的临床图谱、传导规律、所致疾病的诊断及鉴别诊断，并介绍了多种有效的物理治疗及康复训练方法。为了让医生能在临床实践中根据症状快速找到相应的致病触发点（病位），编者将该书中的主要内容进行了浓缩、整合，并根据自己多年的临床经验和老师们及同道经过临床验证了的有效治疗方法一并进行了介绍。不管您是骨伤科、疼痛科、康复科或超声介入科，还是针灸推拿科的从业医生，相信一定会帮助到您。

临床工作中，大家都体会得到：当病人陈述病情之后，我们要在几秒、十几秒或最多不超过几十秒的时间内，脑海里就必须做出相应的诊断，给出治疗正确的方案，这是一件十分困难的事！这很考验医者的功底，稍不慎往往会遗漏些什么。本书可以帮助您就疾病、症状，较快地查寻到相应的治疗方案，减少遗漏的发生，可以提高疗效。

肌筋膜触发点疗法不同于目前中西医的诊疗思路，它是以病变部位为中心，从局部的肌肉、筋膜及涉及的所有牵涉痛肌肉和或肌群的触发点入手，再考虑相应的神经（干、根、中枢）、血管（可能压迫的肌肉或肌群）来治疗疾病。按这个思路临床实践，就能取得相对好的理想疗效。很多时候没有相应恰当的病名可用，只有症状，根据触发点疗法的思路：该处即为“牵涉痛区”（疼痛<可表现为压痛：往往被误认为局灶性病理痛>、酸胀、麻木、不适，皮肤病等等异常反应）。例如足弓内侧湿疹：以湿疹皮损区域为“病变中心”——牵涉到的肌肉与神经思路：𧿹展肌（胫神经跟内侧支）；胫骨前肌和趾长伸肌（腓浅神经<足背内侧皮神经>）；腓肠肌内侧头和比目鱼肌（胫神经）；𧿹长屈肌、趾长屈肌、胫骨后肌；股二头肌长头、梨状肌、腰骶段多裂肌（隐神经足内侧皮区<L3-4>、坐骨神经<L4-S3>）。一个部位的疾病包括了一种、几种甚至更多的疾病（如：眼部疾患，就包括近眼睑病、泪器病、结膜病、角膜病、巩膜病、白内障、青光眼、视网膜疾病、视路疾病、眼眶疾病、屈光不正、眼外肌病等），但治疗的思路、方法却基本相同或相似。所有涉及疾病的病因病机、相关解剖都以从触发点疗法的角度进行阐述为主。至于概述、诊断依据、鉴别诊断，因为本书针对的是有医学背景的医生而写，故略去，以“纯干货”的形式面对读者。

书中作者手绘了大量相关的肌肉与神经解剖、激痛点和引传痛模式示意图，以便能更好地理解和指导临床实践。

本书的编排体例是：运动系统（神经）、呼吸系统、循环系统、消化系统、泌尿系统（生殖）、皮肤疾病、眼部疾病等。分别就各个系统常见病进行论述，发生在一个部位的疾病可能会有多种称谓，但从触发点疗法的思维角度来看，其治疗思路是相同或相似的。各个主要疾病从病因病机（可干预到的进行简述）、相关解剖、触发点及针刀治疗（备注：触发点治疗的部位，针刀亦可治疗，故不重复罗列，只列出针刀治疗效果更好的部位或方法。可视化精准治疗是目前比较倡导的科学方案，如果能借助超声引导，则操作治疗部位更加精准、副损伤更小、疗效更好！)、体会五个方面分别阐述。次要疾病只介绍症状、体征、治疗方法。只有症状，不宜归入病种的只介绍治疗方法。相关肌肉、神经解剖，激痛点定位及引传痛模式和需要注意的触发点针法穿插在各个病类之后。

疾病的种类及其表现形式千差万别，但只要掌握了解题的思路，碰到本书中未涉及的病种和治疗方法，可举一反三、触类旁通，以此类推，就总能找到有效的治疗方案。

本书的写作得到了上海市长宁区天山中医院康复医学科崔晓主任、樊文朝医师，上海市瑞金康复医院王文礼医师、上海市青浦区金泽镇社区卫生服务中心罗健医师的大力协助，他们分别编写了各章节的内容，并提出了宝贵意见，在此表示由衷的感谢！

限于篇幅，本书只就临床应用最多的干针（针刀）进行阐述。书中主要还借鉴、引用了黄强民老师的触发点临床经验、卢胜春和顾雪忠等老师的针刀临症精华、王震生老师的软外精髓，在此表示深深的谢意！鉴于编者水平有限，书中肯定有较多值得商榷之处，甚至是错误之言，还请读者斧正、指教。

编者

2020 年 12 月于上海

目　　录

第一章 总 论

第一节 概 述

一、肌肉的结构与功能

骨骼肌由肌束构成，每一肌束含有约100根肌纤维，一根纤维包含1000-2000条肌原纤维，肌原纤维由首尾相接串联在一起的肌节组成，肌节是骨骼肌最基本的收缩单元。肌节之间通过Z线彼此相连，形成链式结构。每一肌节包含肌丝构成的阵列，肌丝内含肌动蛋白和肌球蛋白，二者之间相互作用，产生收缩力（图1-1-1）。

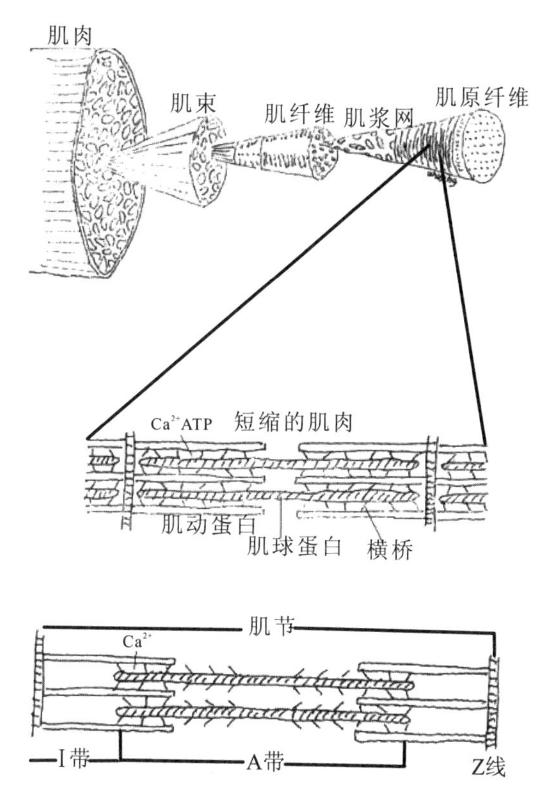

图1-1-1 骨骼肌肌节示意图

二、运动终板

运动终板是连接运动神经元的末梢神经和肌纤维的结构，内有突触。神经的电信号在突触被转化为乙酰胆碱，在肌纤维细胞膜内产生电信号。运动终板区是运动终板支配肌纤维的区域，微小表面电刺激即可引发可见或可感知（触摸）得到的肌肉抽搐。

（一）运动终板的位置

理解运动终板的位置对肌筋膜激痛点的临床诊疗非常重要，几乎所有骨骼肌的终板都位于每根肌纤维的中间、两端附着连线中点。激痛点的病理生理与终板密切相关，激痛点只出现在包含运动终板的区域内（图1-1-2）。

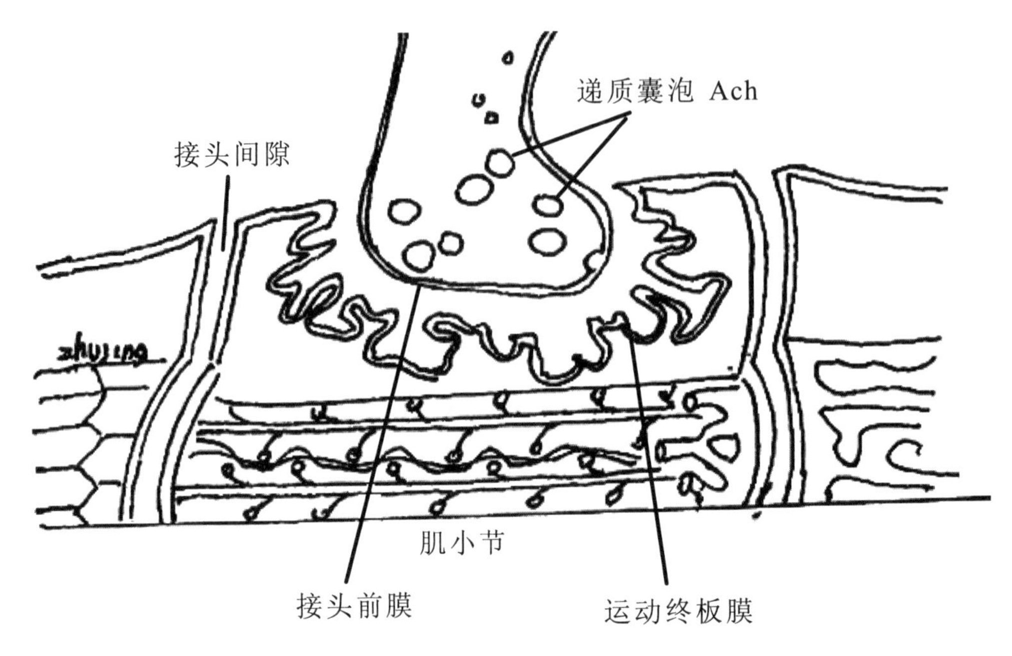

图 1-1-2　与动终板结构示意图

三、激痛点的概念与本质

肌筋膜疼痛触发点是一个受累骨骼肌上能够激惹疼痛的位置，通常可在这个位置上摸到一个拉紧的带和条索样的结，挤按或触压时可引起疼痛，且能引起远处的牵涉痛、压痛和交感现象。一块受累的肌肉常有几个不同的固定触发点，每一触发点都有自己固定的牵涉痛区域。各个触发点引起的临床症候群都有各自的特征。

激痛点最主要的异常性是肌梭外骨骼肌纤维的终板上神经功能障碍，因此激痛点肌筋膜痛是一种神经肌肉疾病。

（一）激痛点的组织病理学特性

收缩结是激痛点和可触摸压痛结节的病理学特性。挛缩肌肉变厚节段之外的肌纤维显著变薄、肌节拉长，以补偿收缩结节段中肌结的挛缩。含有收缩结的肌纤维不论在收缩结还是收缩结之外所受的张力都明显增加，这种持续的张力会使周边紧绷带附着处的结缔组织附着结构发生局部的机械性超负荷，而由此导致的持续性组织损伤会引起敏化剂的释放，使局部伤害感受器敏化，造成局部压痛，生成附着激痛点。

备注：①关于肌筋膜触发点发病机理最著名的解释是 Simons 提出的“整体假说”肌肉损伤、过度做功可导致局部运动终板功能失效，大量乙酰胆碱释放，激活突出后膜乙酰胆碱受体，产生大量微小终板电位，造成细胞膜持续去极化，促使大量 Ca^{2+}从肌浆网中释放，引发肌纤维持续收缩，肌节缩短，肌张力增高而形成结节样紧张带。②触发点与触痛点的区别：触发点需按压才可引起疼痛，引起远处其他部位的疼痛，总是位于肌纤维中部；触痛点十分敏感，几乎无须触碰就可引起疼痛，局部的疼痛。极端疼痛部位通常被发现位于肌腱或邻近区域，是在肌腹中央触发点基础上继发而来，后者才是治疗的主要靶点(图 1-1-3)。

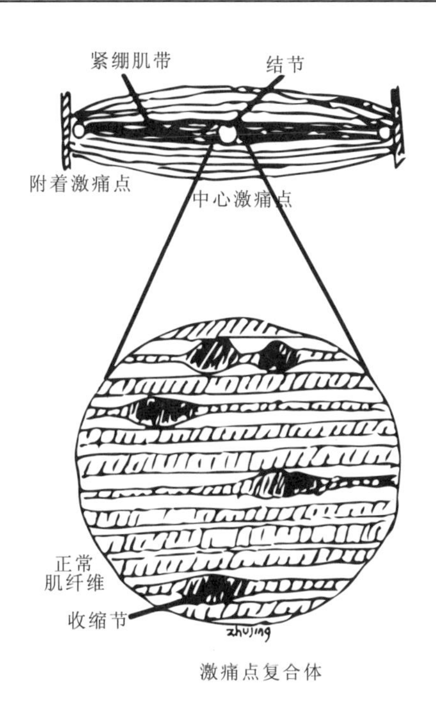

图 1-1-3　收缩节结构特性示意图

四、局部抽搐反应

局部抽搐反应（LTR）是指肌纤维内可触摸紧绷带因为其中的激痛点受到机械性刺激而发生快速短暂收缩。机械性刺激可能来自于针头穿刺激痛点、直接（或透过激痛点上方的皮肤）作用于肌肉的机械力、对激痛点进行的弹拨式触诊等。临床上，这种反应是非常有价值的证实性体征。激痛点针刺或注射时，LTR是针头已经接触到激痛点的信号，说明这里是有效的治疗部位。

五、激痛点诊断标准

最可靠的激痛点诊断标准是可触摸紧绷带内的结节存在剧烈压痛。如果压迫（或针刺）激痛点时，患者识别出临床疼痛主诉，那么这个激痛点从临床上来说就是活化的。特征性引传痛模式或 LTR 等其他伴随现象都是有力的支持性证据。活动范围受限和肌张力增加等现象虽未经认真评估，但也是激痛点存在的明显特征。紧绷肌带触摸起来就像位于正常柔软肌纤维之间一根紧张的弦。医生应该沿着紧绷肌带触诊，在一小块略微胀大、弹性低的区域内寻找一个结节，这就是压痛最大的区域（即激痛点）。

（一）常用的触诊方法

1.平滑式触诊　适用于位置相对表浅，只有一个表面可触及的肌肉（如指总伸肌）。

2.钳捏式触诊　适用于肌肉相对的两侧都可触及，手指可捏拿得住肌腹的情况（如胸锁乳突肌）。

3.深压式触诊　适用于对与皮肤之间存在很多组织的深部肌肉（如臀小肌）。

（二）中心和附着激痛点

原发性中心激痛点伴随终板区内功能障碍的终板出现。功能障碍引起局部能量危机，使局部伤害感受器敏化，并产生收缩结，收缩结内会生产结节和紧绷肌带。附着激痛点是肌肉附着点处的肌肉张力持续增加的结果。这种持续的张力会导致起止点病，肌纤维附着在腱膜、肌腱或骨骼的部位出现肿胀和压痛。有些肌肉-肌腱附着和肌腱-骨骼附着之间距离很大，可能生成 2 个明显不同的附着激痛点。

（三）关键和卫星激痛点

关键激痛点是指会引起一个或多个卫星激痛点活动的激痛点。如胸锁乳突肌的关键激痛点可引起颞肌、咬肌、翼外肌、二腹肌、眼轮匝肌和额肌的卫星激痛点。临床上，对关键激痛点去活化常可以同时使其卫星激痛点不经直接治疗而去活化。

六、引传痛

引传痛是肌筋膜激痛点的特征。压迫（刺激）活化激痛点时，患者会识别出疼痛主诉。

七、神经卡压

如果神经从肌肉紧绷带之间穿过，或位于紧绷肌带和骨骼之间，施加在神经上持续的压力可能导致受累肌肉激痛点传导的酸痛，以及麻木、刺痛、感觉迟钝或过敏等神经压迫效应。

八、激痛点干针针刺与注射

利用干针针刺或含 0.5%～1%利多卡因的注射针头（湿针）对中心激痛点的活化点去活化。当针准确刺激到激痛点时，相应肌肉会出现 LTR，再不断朝向各个方向针刺，直至 LTR 消失。干针即可出针，湿针即行注射（一个部位的注射剂量要小于 1ml，约 2-3 滴）。湿针治疗是被推崇的，尤其对急性病症，因为干针与湿针的疗效相当，但干针造成的术后肌肉酸痛要严重得多，因而患者的依从性会下降。

备注：①黄强民等认为针刺可以刺激触发点、破坏触发点结构和刺破张力带，引起了脊髓反射，影响脊髓中枢的感觉支配区，从而放松痉挛的肌肉，达到镇痛效果。②为了缓解针刺后局部的酸痛不适，可以在针刺部位热敷（热水袋）或照射 TDP（特定电磁波谱）。③个人认为针刺触发点，直至局部抽搐反应（“跳”）消失后，留针，等最后一个触发点针刺完成，再一并拔针，这样的临床疗效会更好一些。

九、周围神经系统

周围神经系统即脑和脊髓以外的所有神经结构，包括神经节、神经干、神经丛及神经终末装置。脊神经连接于脊髓，分布在躯干、腹侧面和四肢的肌肉中，主管颈部以下的感觉和运动。脊神经由脊髓发出，主要支配身体和四肢的感觉、运动和反射。每对脊神经节前根和后根与脊髓相连。前、后根均由许多神经纤维束组成的根丝所构成，前根属运动性，后根属感觉性，后根较前根略粗，二者在椎间孔处合成一条脊神经干，感觉和运动纤维在干中混合。后根在椎间孔附近有椭圆形膨大，称脊神经节。31 对脊神经中包括 8 对颈神经，12 对胸神经，5 对腰神经，5 对骶神经，1 对尾神经。第 1 颈神经干通过寰椎与枕骨之间出椎管，第 2～7 颈神经干都通过同序数颈椎上方的椎间孔穿出椎管，第 8 颈神经干通过第 7 颈椎下方的椎间孔穿出，12 对胸神经干和 5 对腰神经干都通过同序数椎骨下方的椎间孔穿出，第 1～4 骶神经通过同序数的骶前、后孔穿出，第 5 骶神经和尾神经由骶管裂孔穿出。由于脊髓短而椎管长，所以各节段的脊神经根在椎管内走行的方向和长短不同。颈神经根较短，行程近水平，胸部的斜行向下，而腰骶部的神经根则较长．在椎管内近乎垂直下行，并形成马尾。在椎间孔内，脊神经有重要的毗邻关系，其前方是椎间盘和椎体，后方是椎间关节及黄韧带。因此脊柱的病变，如椎间盘突出和椎骨骨折等常可累及脊神经，出现感觉和运动障碍。

脊神经是混合性神经，其感觉纤维始于脊神经节的假单极神经元。假单极神经元的中枢突组成后根入脊髓；周围突加入脊神经，分布于皮肤、肌、关节以及内脏的感受器等，将躯体与内脏的感觉冲动传向中枢。运动纤维由脊髓的灰质前角、胸腰部侧角和骶副交感核运动神经元的轴突组成，分布于横纹肌、平滑肌和腺体。

脊神经干很短，出椎间孔后立即分为前支、后支、脊膜支和交通支：①脊膜支细小，经椎间孔返回椎管，分布于脊髓的被膜和脊柱。②交通支连于脊神经与交感干之间的细支。其中发自脊神经连至交感干的叫白交通支；而来自交感干连于每条脊神经的叫灰交通支。③后支较细，是混合性的，经相邻椎骨横突之间向后行走（骶部的出骶后孔），都有肌支和皮支分布于项、背及腰骶部深层的肌肉和枕、项、背、腰、臀部的皮肤，其分布有明显的节段性。其中，第 2 颈神经后支的皮支粗大，称枕大神经，穿斜方肌腱至皮下，分布于枕和项部的皮肤。腰神经后支分为内侧支和外侧支。内侧支细小，经横突下方向后，分布于腰椎棘突附近的短肌与长肌。在病人，可因横突附近软组织骨化，压迫此支而引起腰痛。第 1～3 腰神经后支的外侧支较粗大，分布于臀上区的皮肤，称臀上皮神经。第 1～3 骶神经后支的皮支分布于臀中区的皮肤称臀中皮神经。④前支粗大，是混合性的，分布于躯干前外侧和四肢的肌肉和皮肤。保持着明显的节段性，其余的前支分别交织成丛，由丛再分支分布于相应的区域。

脊神经共 31 对，颈神经 8 对，胸神经 12 对，腰神经 5 对，骶神经 5 对，尾神经 1 对。

（1）脊神经由与脊髓相连的前根和后根在椎间孔合并而成。前根属运动性，后根属感觉性。

脊神经出椎间孔后分为前支和后支，还分出脊膜返支，经椎间孔返入椎管，分布于脊髓膜。脊神经后支一般都较细小，按节段地分布于项、背、腰、骶部深层肌肉及皮肤。脊神经前支粗大，分布于躯干前外侧部和四肢的皮肤及肌肉。除胸神经前支保持着明显的节段性外，其余脊神经的前支则交织成丛，然后再分支分布。脊神经前支形成颈丛、臂丛、腰丛和骶丛。

（2）颈丛由第 1-4（5）颈神经前支组成。它发出皮支和肌支。皮支分布到颈前部皮肤；肌支分布于颈部部分肌肉（颈部深肌）、舌骨下肌群和肩胛提肌；其中最主要的是膈神经，为混合性神经，它由第 3-5 颈神经前支发出，下行穿经胸腔至膈，主要支配膈肌的运动以及心包、部分胸膜和腹膜的感觉（图 1-1-4）。

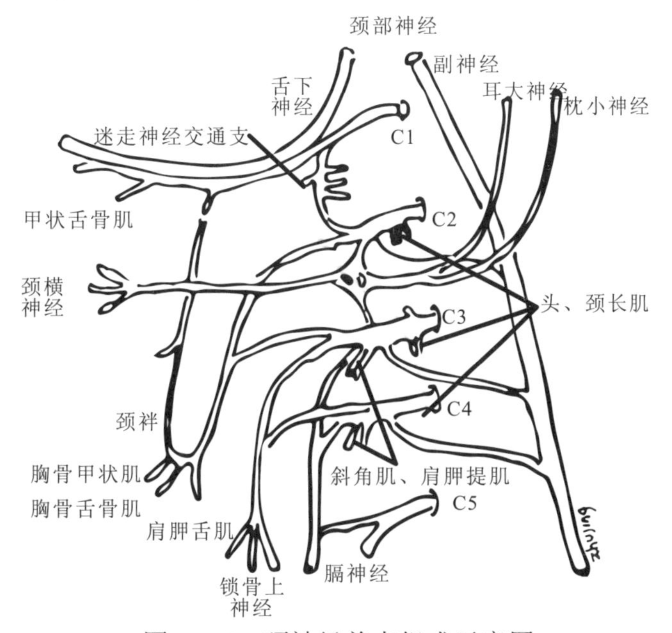

图 1-1-4　颈神经前支组成示意图

（3）臂丛由第 5～8 颈神经前支和第 1 胸神经前的大部分纤维组成。先位于颈根部，后伴锁骨下动脉经斜角肌间隙和锁骨后方进入腋窝。其间几经相互编织，可分为根、干、股、束四段，并发出许多分支，在腋窝臂丛形成三个束，即外侧束、内侧束和后束，包绕腋动脉（图 1-1-5）。

臂丛的分支很多，其主要分支如下：①肌皮神经（C5-6）自外侧束发出，支配着臂前群肌和前臂外侧的皮肤。②正中神经（C5-8T1）由内侧束和外侧束各发出一根合成，支配前臂前群肌的大部分，手鱼际肌及手掌面桡侧三个半指的皮肤。③尺神经由内侧束发出、支配前臂前群肌的靠尺侧的小部分肌肉、手小鱼际肌和手肌中间群的大部分以及手掌面尺侧一个半指和手背面尺侧二个半指的皮肤。④桡神经（C5-8T1）发自后束，支配臂及前臂后群肌、臂及前臂背侧面皮肤和手背面桡侧二个半指的皮肤。⑤腋神经（C5-7）由后束发出，支配三角肌、小圆肌及三角肌区和臂外侧面的皮肤。

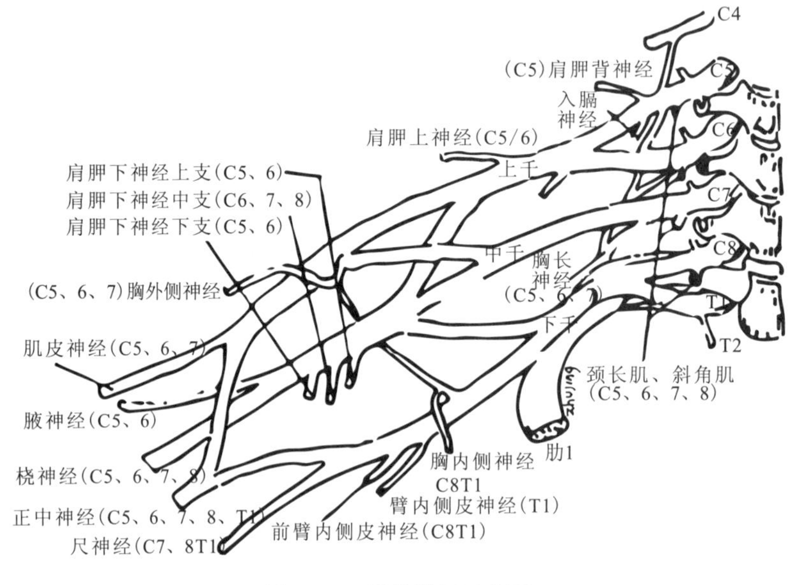

图 1-1-5 臂丛神经示意图

（4）胸神经前支共 12 对，其中第 1-11 对胸神经前支位于相应的肋间隙中，称肋间神经；第 12 对胸神经前支位于第 12 肋下缘，叫肋下神经。下 6 对胸神经前支除支配相应的肋间肌及皮肤外，还支配腹前、外侧壁的肌肉和皮肤。

（5）腰丛神经由第 12 胸神经前支的一部分，第 1-3 腰神经前支和第 4 腰神经前支的一部分组成。位于腰椎两侧，腰大肌的深面，其主要分支有：①股神经，股神经经腹股沟韧带深面下行至股部、支配股前部肌群、小腿内侧部和足内侧缘的皮肤。②闭孔神经，闭孔神经经小骨盆穿闭膜管至股内侧部，支配股内收肌群及股内侧面的皮肤。

（6）骶丛由第 4 腰神经前支的一部分与第 5 腰神经前支合成的腰骶干以及骶、尾神经的前支编织而成，位于骶骨和梨状肌前面，分支分布于会阴部、臀部、股后部、小腿和足的肌肉与皮肤（图 1-1-6）。

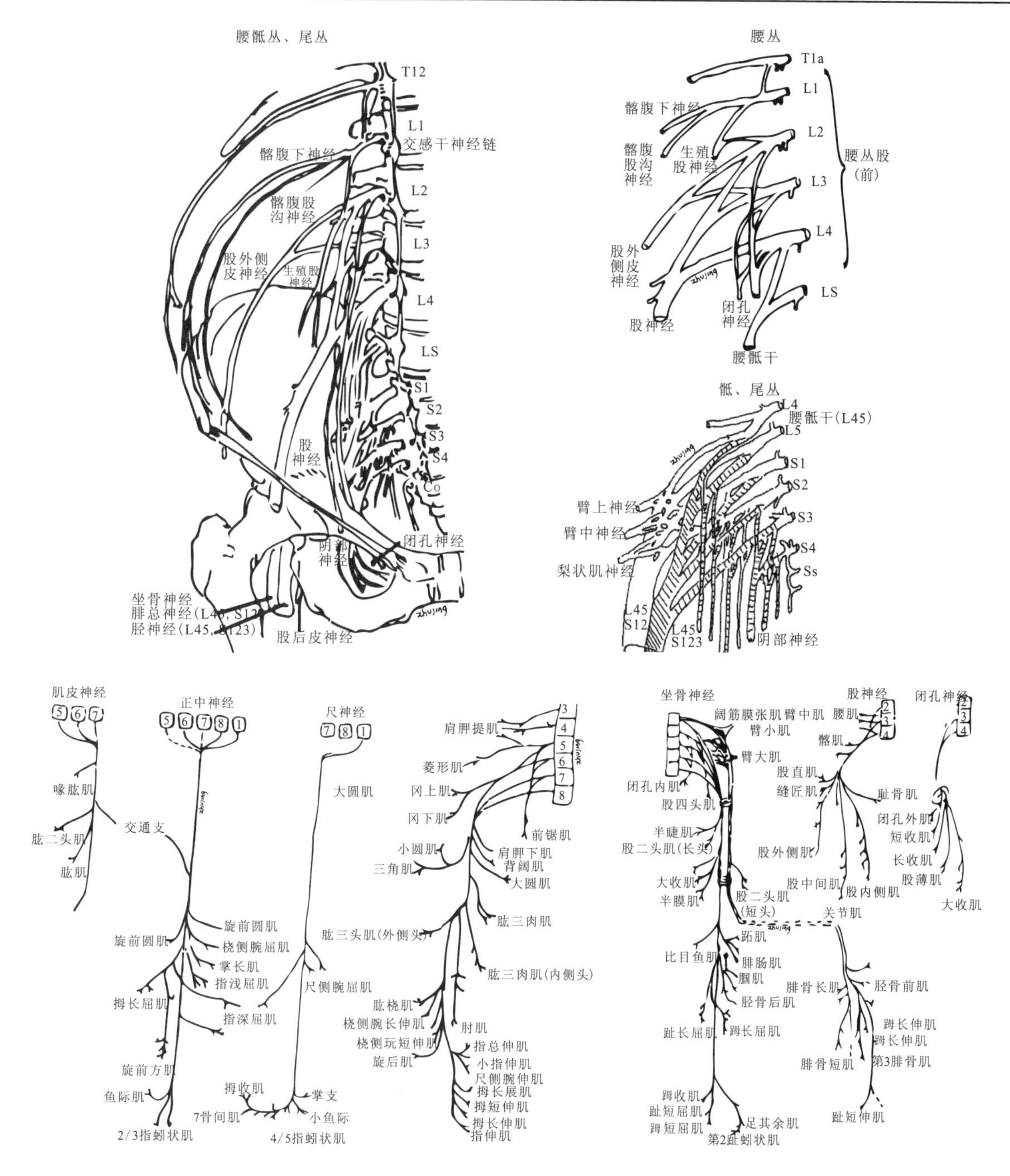

图 1-1-6 臂丛、腰骶丛神经连接示意图

十、植物神经系统

分成交感和副交感神经系统。人体组织器官一般都接受交感和副交感神经双重支配，但少数器官例外，只有交感神经支配。如皮肤和肌肉内的血管、一般的汗腺、竖毛肌和肾上腺髓质。

（一）交感神经由中枢部、交感干、神经节、神经和神经丛组成

低级中枢位于脊髓胸 1 至腰 3 的灰质侧角，经交感神经的椎旁节、椎前节换元后，节后纤维分布至组织、器官。交感干位于脊柱两侧，由交感干神经节和节间支连接而成，可分颈、胸、腰、骶和尾 5 部分，调节心脏及其他内脏器官的活动。

1.调节循环器官 交感神经对心脏活动具有兴奋作用，能加速心搏频率和加速心搏力量。对血管主要

是促进微动脉收缩，从而增加血流外周阻力，提高动脉血压。但实际情况比较复杂，必须区别对待。人体多数器官的血管只接受交感神经支配，交感神经对腹腔脏器的血管和皮肤的血管均具有显著的收缩作用；对骨骼肌的血管，既有缩血管的交感神经支配，又有舒血管的交感神经支配，对冠状循环的血管交感神经的直接作用是使血管收缩，但其间接作用则是使血管舒张。对外生殖器血管则起收缩作用，脑和肺的血管，虽也接受交感神经支配，但作用很弱。

2.对消化器官 交感神经对胃肠运动主要具有抑制作用，即降低胃肠平滑肌的紧张性及胃肠蠕动的频率，并减弱其蠕动的力量；但当胃肠平滑肌紧张性太低或活动很弱时，交感神经也可使其活动增强。对唾液腺能促进其分泌黏稠的唾液。

3.对呼吸器官和汗腺 交感神经对细支气管平滑肌具有抑制作用，可使细支气管扩张，有利于通气。汗腺只接受交感神经支配，交感神经兴奋引起汗腺分泌。

4.对眼球平滑肌 交感神经使虹膜辐射肌收缩，引起瞳孔扩大。

5.对内分泌腺 肾上腺髓质受交感前纤维支配。当交感神经兴奋时，肾上腺素与去甲肾上腺素的分泌增加。由于肾上腺髓质激素的作用大部分与交感神经系统的作用是一致的，因此，在生理学上称之为交感肾上腺髓质系统。

6.对泌尿生殖器官 交感神经的作用是抑制膀胱壁逼尿肌的活动和促进内括约肌的收缩，因而阻止排尿。对生殖器官，交感神经能促进怀孕子宫的收缩，但使未孕子宫舒张。交感神经还能促进男性精囊腺和射精管平滑肌收缩，从而引起射精动作。

7.对糖代谢 交感神经能直接作用于肝细胞，促进肝糖原分解，从而使血糖升高。但在整体内，交感神经的升血糖效应主要还是通过肾上腺素分泌增加来实现的。交感神经系统的活动比较广泛。交感神经的主要功能使瞳孔散大，心跳加快，皮肤及内脏血管收缩，冠状动脉扩张，心搏加强和加速，血压上升，小支气管舒张，胃肠蠕动减弱，膀胱壁肌肉松弛，唾液分泌稀薄，汗腺分泌汗液、立毛肌收缩等。

颈脊神经没有交感神经节前纤维，只有来自颈交感神经节的节后纤维。颈交感神经节节前纤维是来自上部胸脊神经（T1～5）的白交通支，其节后纤维组成灰交通支，分别与所有颈脊神经连结，并有吻合支与有关脑神经相连接。由灰交通支至脊神经的节后纤维，随脊神经分布到周围的器官，如血管、腺体和竖毛肌等；也随脊神经的脊膜支（窦椎神经）进入椎管内，分布到椎管内的血管和脊髓被膜血管上。颈交感神经的分布范围极为广泛，既分布到头部和颈部，也分布到上肢。颈交感神经还分布到咽部和心脏。颈内动脉周围的交感神经，伴随动脉的分支，分布到眼部，支配扩瞳肌和上睑的平滑肌。椎动脉周围的交感神经，进入颅内后伴随迷路动脉，分布到内耳；也伴随椎骨部椎动脉的分支，进入椎管内，分布到脊膜和脊髓。所以在颈交感神经受刺激时，能出现各种不同的症状，如视力模糊、耳鸣、平衡失调、手指肿胀等。

备注：①颈上神经节，呈梭形，长 2cm 以上，位于 C1-C3 椎体的前外方，头长肌前面，神经节的前面覆以椎前筋膜，膜之前有颈内动脉、颈内静脉、迷走神经、舌咽神经和副神经。并有以下分支：颈内动脉神经，颈外动脉神经，心上神经，入心浅丛。②颈中神经节，最小，常缺如，多位于第 6 颈椎平面。③星状神经节形状不规则，位于 C7 横突基部和第 1 肋骨颈之间的前方，向上由节间支与颈中节相连，下方和第 1 胸节相靠近，并常与颈下神经节第 1 胸节合并为一，也称为颈胸节。呈梭形或星状，大小约为（1.2～

2.5）cm×（0.3～1.0）cm×（0.2～0.5）cm。该节位于颈长肌的外缘，椎动脉起始部后方，神经节的前下方为胸膜顶（肺尖），后方为肋颈干、第 1 肋间后动、静脉经过星状神经节的外侧。锁骨下动脉的第 1 段及椎动脉的起始部位于星状神经节的前侧。前斜角肌腱膜几乎完全覆盖星状神经节。颈下神经节单独存在时，多位于第 7 颈椎横突根部和第一颈肋之间的前方，恰居椎动脉的后方，如与 T1 神经节融合为星状神经节时，其位置可抵达 T1-T2 椎间盘水平。颈总动脉、颈内静脉、迷走神经、膈神经、右淋巴导管或胸导管等结构都位于其前侧附近。其分支有：①灰交通支，连至第 7、第 8 颈神经和第 1 胸神经；②分支围绕锁骨下动脉及其分支组成丛，并随该动脉到达腋动脉第一段（上肢其余各段动脉，接受从邻近神经干来的交感纤维，即正中神经供应肱动脉及掌浅弓，尺神经供应尺动脉）。另一些分支围绕椎动脉组成椎动脉丛，沿椎动脉上行，进入颅腔，缠绕椎动脉及基底动脉，直到大脑后动脉，在此和起自颈内动脉的神经丛汇合；③心下神经，沿锁骨下动脉后方，气管的前方下降。椎动脉三角：外侧界是前斜角肌，内侧界是颈长肌，下界为锁骨下动脉第一段。其内有椎动、静脉，甲状腺动脉，交感干及颈胸神经节。

（二）副交感神经分为脑部和骶部

脑部的中枢位于脑干内，发出纤维走行在第 3 动眼神经、7 面神经、9 舌咽神经、10 迷走对脑神经内。周围的神经节有器官旁节和器官内节。颅部副交感神经的节前纤维在此交换后发出到所支配的器官。骶部的中枢，位于骶髓 2～4 节段灰质内的骶中间外侧核，发出节前纤维至脏器附近的器官旁节和脏器壁内的器官内节，组成盆神经，支配降结肠以下的消化管、盆腔脏器及外生殖器。副交感纤维不分布于四肢，汗腺竖直肌、肾上腺髓质、肾等不具有副交感神经分布处。

副交感神经的作用主要是分泌、合成、排泄三个方面：①增进胃肠的活动，消化腺的分泌，促进大小便的排出；②促进肝糖原的生成以储蓄能源；③心跳减慢，血压降低，支气管缩小；④协助生殖活动，如使生殖血管扩张，性器官分泌增加。

迷走神经为混合性神经，行程最长、分布范围最广的脑神经，含有四种纤维成分：①副交感纤维主要分布到颈、胸和腹部的多种脏器，控制平滑肌、心肌和腺体的活动；②一般内脏感觉纤维分布于颈、胸和腹部的脏器；③一般躯体感觉纤维分布于耳郭、外耳道的皮肤和硬脑膜；④特殊内脏运动纤维支配咽喉肌。迷走神经干在颈部位于颈动脉鞘内，在颈内静脉与颈内动脉或颈总动脉之间的后方下行达颈根部。由此向下，左、右迷走神经的行程略有差异。左迷走神经在颈总动脉与左锁骨下动脉间，越过主动脉弓的前方，经左肺根的后方至食管前面分散成若干细支，构成左肺丛和食管前丛，在食管下端延续为迷走神经前干。右迷走神经过锁骨下动脉前方，沿气管右侧下行，经右肺根后方达食管后面，分支构成右肺丛和食管后丛，向下延为迷走后干。迷走前、后干再向下与食管一起穿膈肌的食管裂孔进入腹腔，分布于胃前、后壁，其终支为腹腔支，参加腹腔丛。迷走神经在颅、胸和腹部发出许多分支，其中较重要的分支有：

1.折叠颈部的分支

（1）喉上神经始于下神经节，沿颈内动脉与咽侧壁之间下行，在平舌骨大角处分为内、外二支。内支含一般内脏感觉纤维，穿甲状舌骨膜入喉，分支分布于声门裂以上的喉黏膜；外支细小，含特殊内脏运动纤维，支配环甲肌。

（2）颈心支一般有上、下两支，下降入胸腔参加心丛的组成。

（3）咽支主含特殊内脏运动纤维，常为两支，起自下神经节，参加咽丛的组成。

（4）耳支含一般躯体感觉纤维，发自上神经节，向后外分布于耳郭后面及外耳道的皮肤。

（5）脑膜支含一般躯体感觉纤维，发自上神经节，分布于颅后窝硬脑膜。

2.折叠胸部的分支

（1）喉返神经发自迷走神经的胸段，但立即向上返至颈部，左右两侧的返回部位有所不同。左喉返神经发出的位置较低，从前向后绕过主动脉弓返至颈部。右喉返神经发出的位置略高，从前向后绕过右锁骨下动脉返至颈部。在颈部，喉返神经于气管与食管之间的沟内上行，经环甲关节的后方入喉，支配除环甲肌以外的全部喉肌并分布于声门裂以下的喉黏膜。喉返神经的末支称喉下神经。喉返神经含特殊内脏运动纤维和一般内脏感觉纤维，是喉肌的重要运动神经，在其入喉前与甲状腺下动脉的终支互相交错，神经多数经过动脉后方，但也有经过动脉前方的，所以在甲状腺手术结扎动脉或用止血钳夹血管时，应注意避免损伤此神经。

（2）支气管支、食管支和胸心支是迷走神经在胸部发出的数条小支，分别加入肺丛、食管丛和心丛。

3.折叠腹部的分支 迷走神经前、后干于贲门附近分别发出分支，分为胃前支和肝支、胃后支和腹腔支。含一般内脏运动和感觉纤维。

（1）胃前支在小网膜内循胃小弯向右行，分支分布于胃前壁和十二指肠上部。有以下诸分支：贲门支，分布于贲门附近；前胃壁支，常为3～4小支，分布到胃体前壁；“鸦爪”形支，分布于幽门窦、幽门管、幽门及十二指肠上部，此支与胃的排空运动有密切关系。前二支是重要的胃酸分泌神经。

（2）肝支行于小网膜内，随肝固有动脉走行，参与形成肝丛，分布至胆道和肝，与肝的分泌活动有关。

（3）胃后支循胃小弯深面向右行，分支分布至胃后壁。有以下诸分支：胃底支，后胃壁支，常为数支，分布于胃后壁；“鸦爪”形支，分布于幽门窦和幽门管。前二支是胃蠕动、胃感觉和胃酸的分泌神经。

（4）腹腔支较粗大，行向后下方，加入腹腔丛。以后与交感神经纤维一起随腹腔干、肠系膜上动脉和肾动脉及它们的分支分布于肝、脾、胰、小肠、结肠左曲以上的大肠、肾以及肾上腺等（图1-1-7）。

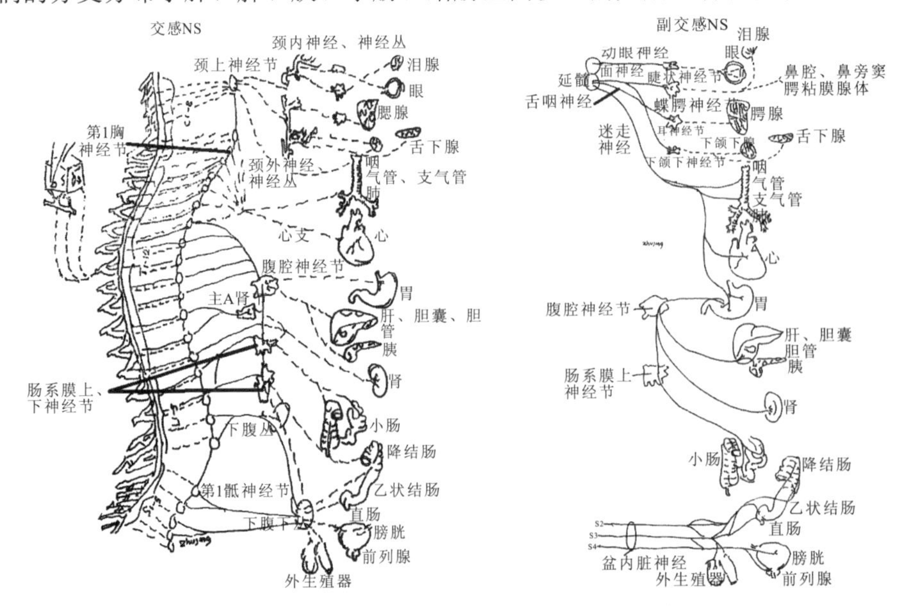

图1-1-7 交感神经与副交感神经支配脏器示意图

十一、躯体-体壁与躯体-内脏反射

（一）躯体-体壁反射

躯体神经分支受到刺激时，躯体-体壁反射激活，从而影响同一神经的另一分支或邻近神经的分支。来自体壁结构持续性活动可对运动神经元池产生一种接通效应，可延长躯体-体壁反射，这将改变其他体壁结构的传出活动。这将引起肌肉的一系列反应，如骨骼肌张力增高、肌肉僵硬、扳机点等。局部的刺激作用越强，所引起的牵涉痛就传递得越远。

脊柱运动单位中的各种组织结构受到刺激时也可诱发假性根性疼痛。如硬脑膜、脊神经背根神经根袖、中下段颈椎间盘纤维环外神经纤维受刺激均可引起肩胛区、上臂牵涉痛。

（二）躯体-内脏反射

躯体-内脏反射的结果依赖于脊柱受损节段所影响的神经、所支配的区域。胸、腰椎脊神经很可能控制着躯体内脏的交感神经活动，上段脊神经、脑神经、下腰及骶椎脊神经很可能控制躯体内脏副交感神经活动。

躯体-内脏反射可能来自关节内、关节周围的一种体壁结构，其原因是绝大多数呈持续性放电的感受器都是关节、肌肉本体感受器。它是非适应性感受器，只要处于张力和或压力环境下，它就会一直发送传入冲动。脊髓不仅能组织神经的传入，还能放大并延长异常反射是非常重要的。传入信号之所以放大是基于传入神经纤维和传出纤维之比为32∶1，脊髓对连续的传入冲动做出反应，产生接通状态，导致反射的延长。

躯体-体壁反射、躯体-内脏反射对指导临床治疗大内科疾病具有十分重要的意义！

传统西医治疗躯体性疼痛是以麻药、激素、神经营养药为主的硬膜外封闭、神经支/干阻滞、局封来治疗疼痛，是以局部消炎和或阻断机体对疼痛的感觉为目的，忽视了机体局部的损伤或仍保留局部的损伤。诚然治愈了一部分原发灶性疼痛，但对牵涉性痛（某块肌肉、肌群、神经）的疗效就不理想，甚至无效，使患者的病痛得不到根治。

黄枢提出脊神经背根反射学说新概念：初级传入神经元可传出神经元传出冲动，但是通过轴突反射和背根反射引起初级传入神经纤维逆向传出冲动，并引致外周终末释放递质，从而导致外周神经元性炎症反应，通过交通支与交感神经节的联系，引起脊椎相关病、内脏病与内脏病外在的表现。

通过针刺内脏器官相对应的周围肌肉或肌群的触发点、调节交感和或副交感神经是触发点疗法治疗大内科（包括妇科、男科、五官科、眼科等）疾病的根本，是被业界一贯反复强调的重点。

局部有明显压痛的疾患局封效果不佳者，往往提示相应脊神经病变（根性、干性）。无论是软伤痛性疾病，还是其他科室的疾患，都应该遵循这一思维理念，即局部与整体（肌肉、神经）的思路：①局部有明显疼痛感、又有明确的压痛点、硬结或条索——先在病患的局部找病变治疗点；②再上下扩展寻找局部附着起止肌肉的病理阳性点；③最后是经过或支配该部位（器官）相应的神经（根、干）——进行治疗，就能取得理想效果。

适当配合手法矫正关节位置对牵涉到关节的慢性软组织损伤性疼痛疾病具有很好的辅助治疗作用。如推正偏歪的颈、胸、腰椎棘突（王燮荣：椎间盘是磨盘，棘突是磨杆），不仅可以恢复椎间关节的正常位置，还可以影响椎间的形态学改变，这对于因椎间孔狭窄（关节突关节错位）引起的神经根性卡压、因椎间盘变性导致的椎间盘膨出、突出的好转，甚至恢复都有益处。

第二章　运动（神经）系统病症

该篇章就骨骼肌运动系统常见病、部分神经系统性疾病进行论述。包括头面、颈；肩、肘、腕、手；胸、背、腹部；腰、臀、下肢、膝、踝、足部疾病。

第一节　头部功能障碍与损伤的常见类型

1.头部疾病　包括颈源头痛（头晕）、三叉神经痛、面瘫（面肌痉挛）、颞颌关节功能紊乱；睡眠障碍、中风后遗症、帕金森（上肢震颤）、抑郁症、精神分裂症。

2.颈椎疾病　包括颈型颈型、神经根型、脊髓型、椎动脉型、交感神经型、混合型、食管压迫型颈椎病。

首先介绍最先将触发点疗法引入国内并加以推广第一人上海体育学院教授黄强民老师首次提出的三个重要的命名、定位、针法及其主要作用。

（1）“颈 8 针”定位与针法。

1）上颈部胸锁乳突肌后，横着进针，斜向内上、后穿刺头上下斜肌、头后大直肌。

2）颈中下部胸锁乳突肌后肩胛舌骨肌下腹上，横着进针，然后斜向后中、下穿刺斜角肌、提肩胛肌、颈夹肌、斜方肌颈角和颈后肌下部触发点。

3）定位在锁骨上窝，用手抓住斜方肌，针刺手抓部分向中内外的斜方肌触发点。

4）定位胸锁乳突肌中内侧，用手抓提该肌，向中上下穿刺该肌触发点。

双侧共 8 点，故称颈 8 针，是针刺调节交感、副交感神经系统的重要方法。

备注：颈 8 针、全椎多裂肌触发点针刺后：①有可能突然出现全身发冷、发抖现象，不必惊慌，饮温水，休息几分钟后，即可缓解。②头痛或头晕，拉伸胸锁乳突肌、颈后肌可即可缓解。

（2）“面 3 针”（相当“瞳子髎、颧髎、下关”）定位与针法。

1）翼外肌长头止点。

2）翼内外肌短头止点。

3）翼外肌起点。

可用于治疗：面肌痉挛、面瘫、三叉神经痛、颞颌关节紊乱、磨牙、鼻炎、耳鸣等。

备注：“颈 8 针”+“面 3 针”是几乎所有头面疾病必选的基础针法。

（3）“颈后 8 针”定位与针法。

1）枕角。

2）C4、7 棘突旁 1cm。

3）上斜方肌。

可用于治疗：枕后、颈后部疼痛为主的上背部疼痛。

一、肌源性头痛

（一）症状、体征

疼痛首发于颈部，随之至同侧的额、颞及眶部，多为单侧头痛；间歇性发作，劳累加重，后期可持续发作；呈钝痛或胀痛，以额颞、眼眶部为重；颈部活动、不良姿势以及按压所支配区域（C1-3）可诱发；颈部僵硬，活动受限，可伴有同侧肩及上肢痛；同时伴有其他相关症状和体征，如恶心、呕吐、畏光、视力模糊、流泪、眩晕等。

（二）病因病机

1.颅内因素

（1）颅内疼痛敏感结构的牵引、移位、炎症刺激均可引起。小脑幕疼痛敏感结构受刺激产生的疼痛经三叉神经反射至额、颞、前顶；小脑幕上、大脑镰由三叉神经分支小脑幕神经传导疼痛，这些部位的病变引起疼痛反射于同侧眼眶、前额；小脑幕下疼痛敏感结构受刺激引起的疼痛多由舌咽、迷走神经、上颈神经节反射至枕、上颈、耳后。

（2）颅内动脉牵引、移位、扩张等刺激也可引起头痛：大脑前、中、后动脉受刺激，离中线较远则眼、额、颈疼痛；中线处则双侧头痛。后交通支动脉瘤可引起同侧额、眼周、眼深部疼痛（时常误诊为三叉神经痛、偏头痛）。

胚胎发生学：头由胚胎 1/2 颈节，下颌由 3 颈节形成，故上颈部的病变可产生任何部位的头痛。三叉神经脊髓束核与颈髓后角相连，把三叉神经通路与 C1～3 后角联系起来，故枕部病变可引起前额痛；反之额部病变可引起颈部疼痛。

含有传入头部感觉纤维的 5/7/9/10 脑神经、上颈神经根本身的刺激、附近肿瘤、炎症等亦可引起头痛。

2.头部表面结构都对疼痛敏感　头皮及其动脉、骨膜、头及上颈部肌肉、眼、耳、鼻、牙的病变均可引起头痛。

颈椎或颈部软组织的器质性或功能性病损会导致颈部肌筋膜触发点的产生，致使颈部肌肉软组织痉挛、紧张，压迫头颈部的神经和血管，从而引起颈源性头痛。

（三）相关解剖

（1）主要涉及项部肌群、神经：斜方肌、头夹肌、头颈半棘肌、椎枕肌。

（2）头面表浅、深层结构由三叉神经、C1-4 脊神经分布，上部项神经和三叉神经核团间具有联系。

1）枕大神经：自第 1、2 颈椎间黄韧带裂隙中穿出，于寰椎后弓与枢椎椎板之间，经头下斜肌下方穿出，分为较小的外侧支和较大的内侧支。内侧支即枕大神经，先斜向后内上，穿过头半棘肌，斜向外上，神经干与后正中线的夹角为 40° 角，在斜方肌腱膜深面潜行 2.4cm 后，穿出该肌腱膜及项部深筋膜至皮下。分成数支，与枕动静脉的分支伴行，分布于上项线至颅顶部的皮肤。

2）枕小神经：胸锁乳突肌后缘中点附近浅出，沿胸锁乳突肌后缘向上行走，至耳垂下 3～5cm，横过胸锁乳突肌转向外上，在耳垂水平发出 3～4 支向上内、上外走行分布，其中内侧支与枕大神经外侧 2～3

分支重叠分布。部分分支与枕大神经分支一起向上走行，末梢形成吻合。外侧支向外上行走，沿途分支于耳郭、颞部，与耳大神经形成密集重叠。

3）第 3 枕神经：主由第 3 脊神经后支组成：其沿项部中线旁上升，管理枕后部其邻近的皮肤和肌肉（如斜方肌上部纤维）的感觉、运动功能。

4）耳大神经：胸锁乳突肌后缘中点附近浅出，以胸锁乳突肌纤维呈 45° 角斜行或横行越过该肌，向耳垂方向行走，接近耳垂时，发出分支（3～4 支）。最大、走行最长的一支行走于耳郭前，分布于颞部、耳郭上部，接近颅顶区域与枕小神经外侧支重叠分布（图 2-1-1）。

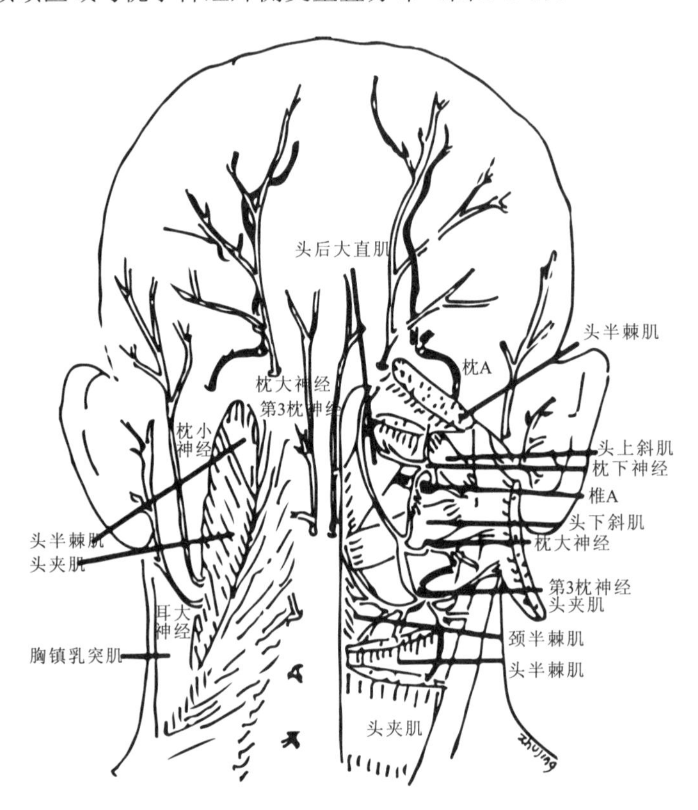

图 2-1-1　枕下三角肌肉神经解剖示意图

（四）头痛的主要激痛点分布

①斜方肌；②胸锁乳突肌（胸骨侧）；③颞肌；④头夹肌；⑤颈夹肌；⑥枕下肌群；⑦头半棘肌；⑧头、颈最长肌；⑨颈髂肋肌；⑩肩胛提肌；⑪额肌；⑫颧大肌。

（五）触发点治疗

1.前额痛

（1）触发点治疗：①胸锁乳突肌，锁骨部中段，胸骨部中段——眉棱骨—太阳穴—下关区“C”字型头痛；②头半棘肌（后枕、头顶疼痛、麻木、烧灼感——枕大神经受卡压）；③上斜方肌；④额肌；⑤颞肌（前部）；⑥枕后肌群；⑦内收肌；⑧腹直肌。

（2）针刀治疗：项韧带（枕骨、C2 及 C7 棘突是治疗的重点部位）。

2.颞区痛

（1）触发点治疗：①斜方肌 [1]；②胸锁乳突肌；③颞肌；④颈夹肌；⑤头半棘肌 [1、2]；⑥翼内、外肌；⑦枕下肌群；⑧颈部深层；⑨冈下 3 肌；⑩胸脊柱段；⑪腹直肌；⑫内收肌；⑬腰骶后部；⑭臀旁侧；⑮腹内、外斜肌。

3.耳上横行头痛

（1）触发点治疗：①头后大直肌；②头下斜肌。

4.侧头痛

（1）触发点治疗：①颞肌；②头最长肌；③胸锁乳突肌；④椎枕肌；⑤头、颈夹肌；⑥上斜方肌。

5.侧顶痛

（1）触发点治疗：①头半棘肌；②斜方肌。

（2）针刀治疗：枕后腱弓。

6.头顶痛

（1）触发点治疗：①头夹肌；②颈夹肌；③胸锁乳突肌；④斜方肌；⑤额肌、枕肌；⑥颞肌；⑦内收肌；⑧腹直肌；⑨腰骶后部。

7.后枕部疼痛

（1）触发点治疗：①斜方肌；②胸锁乳突肌；③头半棘肌；④颈夹肌；⑤枕下肌群；⑥二腹肌；⑦肩胛提肌；⑧冈下 3 肌；⑨颈部深层（下颈段）；⑩腹内外斜肌；⑪内收肌；⑫腰骶后部。

备注：寰枢关节病变是颈后上部疼痛和枕下头痛的常见病因。此关节易于发生关节炎或由于突然加减速而受伤。这种损伤性疼痛通常属于软组织损伤引起，疼痛呈难以描述的钝痛。睡眠障碍、恶心和难以集中注意力很常见。

8.枕骨嵴痛

（1）触发点治疗：①胸锁乳突肌（胸骨部上段）；②枕肌。

9.风池穴区头痛

（1）触发点治疗：①斜方肌[2]（肩胛骨内上角上方）；②枕下肌群；③颈部深层；④冈下 3 肌；⑤腹直肌；⑥内收肌；⑦腰骶部；⑧臀旁侧；⑨腹外斜肌。

10.颅底、颈上疼痛

（1）触发点治疗：斜方肌[2]、斜方肌[3]（肩胛骨内侧缘中部斜形）。

11.颅内（后头延伸至前额）疼痛、头紧箍

（1）触发点治疗：①枕下肌群；②颈夹肌；③头半棘肌（C2 以上）。

12.典型紧张性头痛

（1）触发点治疗：①斜方肌[1]；②胸锁乳突肌；③枕下肌群（尤其头后小直肌<持续收缩对硬脑膜产生栓系力与拉力导致头痛>）；④颞肌。

13.全头痛

（1）触发点治疗：①肩胛舌骨肌；②颈部深层；③冈下 3 肌；④胸脊柱段；⑤腹直肌；⑥内收肌；⑦枕肌、额肌；⑧枕下肌群。

（2）针刀治疗：枕大、小神经，耳大神经、第 3 枕神经受刺激引起相关部位的头痛症状，它们的易卡压点如下：①枕大神经的第一卡压点：C2 下关节突内侧缘（棘突旁 2-2.3 厘米）；第二卡压点：枕外隆凸外约 3cm 处（枕外隆突、乳突内 1/3）；第三卡压点：斜方肌-胸锁乳突肌联合腱处（乳突-C2 棘突中点）；第四卡压点：枕额肌（帽状腱膜）。②枕小神经的第一卡压点：C3 横突；第二卡压点：项线间由后正中线至颞骨乳突中外 1/3 交界处（枕外隆突旁开约 5cm）。③耳大神经的第一卡压点：C4 横突；第二卡压点：胸锁乳突肌后缘颞骨乳突。④第 3 枕神经第一卡压点：C3 横突；第二卡压点：斜方肌上项线近正中线。

相应的神经卡压点、肌肉中触摸到的硬结（压痛点）、头皮局部（推移不动的对侧）进行针刀切割松解。

14.体会 ①紧张的肌束只要在任一部位松解，则该肌肉就会放松，所以不要追求针针必须针到骨面，甚至是非常危险的部位进行松解。②所有部位的针刀操作技巧：快速进皮，分层次突破。每到达一个层面，稍做停顿，体会针下组织的硬度，遇到艰涩组织，寸劲发力突破，切割 1～3 刀即可，以酸胀效果最佳。如患者感觉疼痛，一般是碰到了血管，触电感则一般是碰到了神经，应调整进针方向，再次进入。③颈源性头痛绝大多数与寰枢关节紊乱有关，配合手法整复可取得长远疗效。其他颈椎、T1、2 的错位也应引起注意。④C2 的头半棘肌（有强健的腱划：应属二腹肌）在其肌腱上，横向定 3 点，排切的松解会更彻底一些。

附：偏头痛

（一）临床表现

发作性的一侧或双侧颞部搏动性疼痛，常伴有恶心、呕吐、畏光、畏声、出汗、全身不适、头皮触痛等症状。分为普通型偏头痛、典型偏头痛。疼痛多始于一侧眶上，太阳穴，眶后部或额颞区，逐渐加重可扩展至半侧头部，甚至整个头部及颈部，头痛为搏动性，呈跳痛或钻凿样。疼痛程度逐渐加重发展成持续性剧痛。一般可出现先兆期和头痛期，但是大多数患者可不经历先兆期直接出现偏头痛。

1.先兆期 视觉症状最常见，如畏光，眼前闪光，火花，或复杂视幻觉，继而出现视野缺损，暗点，偏盲或短暂失明，少数病人可出现偏身麻木，轻度偏瘫或言语障碍，先兆大多持续 5～20 分钟。

2.头痛期 常在先兆开始消退时出现。

（1）后枕部头痛伴血管搏动性头痛。后枕部阵发性或持续性疼痛，也可在持续痛基础上阵发性加剧。在枕外隆凸与乳突连线的内 1/3 处（即枕大神经穿出皮下处）及第 2 颈椎棘突与乳突连线中点有深压痛。在其上的上项线处有浅压痛。各压痛点可向枕颈放射，有时在枕大神经分布区尚有感觉过敏或感觉减退。

（2）一侧头痛伴血管搏动性头痛。发作开始时仅为轻到中度的钝痛或不适感，几分钟到几小时后达到严重的搏动性痛或跳痛，约 2/3 为一侧性头痛，也可为双侧头痛，有时疼痛放射至上颈部及肩部。

头痛可持续 4～72 小时，睡眠后常见缓解，体力活动使头痛加剧。除外颅内外各种器质性疾病后方可做出诊断（颅脑 CT 或 MRI 检查，具有重要的鉴别诊断意义）。

慢性偏头痛则表现为头沉重紧箍感、压迫感及昏沉不适，以全头部或后枕部为主的不适感。

（二）病因病理

颈肌痉挛，深筋膜肥厚，炎症渗出，粘连，压迫枕大神经、枕动脉、耳颞神经、耳颞动脉，引起以上神经及血管支配区域的感觉及营养障碍，因此产生后枕部及一侧头痛。

（1）触发点治疗：①头半棘肌；②头夹肌；③颞肌；④颞顶肌；⑤枕额肌（枕腹）；⑥胸锁乳突肌；⑦椎枕肌；⑧上斜方肌。

（2）针刀治疗

1）后枕部头痛伴血管搏动性头痛

A.枕大神经卡压点：①C2 下关节突内侧缘（棘突旁 2～2. 3cm）；②枕外隆凸外约 3cm 处（枕外隆突、乳突内 1/3）；③斜方肌-胸锁乳突肌联合腱处（乳突-C2 棘突中点）；④枕额肌（帽状腱膜）；

B.枕小神经卡压点：①C3 横突；②项线间由后正中线至乳突中外 1/3 交界处（枕外隆突旁开约 5cm）

2）一侧头痛伴血管搏动性头痛：患侧颞下颌关节与耳屏前耳颞神经卡压处（屏前摸出颞浅动脉的搏动，标记，在颞下颌关节与耳屏前定点）。

（三）体会

（1）偏头痛多与颈椎病相关联，枕项部软组织劳损、变性，导致肌肉、筋膜紧张、挛缩卡压枕大、枕小、耳颞神经有密切关系。

（2）蝶腭神经节（针刺、阻滞）对急性偏头痛（持续状态）、急慢性丛集性头痛有较好疗效。

二、头晕（颈性眩晕、晕车）

（一）病因病机

椎枕肌触发点形成，使得其挛缩，刺激、压迫椎动脉、颈交感神经，引发大脑供血不足而导致头晕是发病的关键。

颈部肌群尤其椎枕肌痉挛导致枕下三角变小，直接压迫椎动脉最为常见；枕后肌群损伤导致寰枕间隙变窄，间接压迫椎动脉，也是引起颈性眩晕的常见原因。各种原因引起颈椎椎体错位、钩椎关节增生，刺激、牵拉、压迫交感神经或直接挤压椎动脉、颈内动脉，发生椎-基底动脉等颅内血供不足，出现头晕。

颈椎退变，椎间隙狭窄，椎动脉迂曲加重而易受压迫、刺激。随年龄增长，动脉硬化，血管周围的交感神经末梢敏感性增加，易压迫脊神经，反射性引起椎动脉痉挛。

颈椎交感神经节、椎动脉周围交感神经丛受压迫、刺激引起椎动脉供血不足引起眩晕。

大脑供血 30%由椎基底动脉提供，其余由颈内外动脉供给。椎动脉行程分 4 段：锁骨下动脉发出至 C6 横突孔（椎前部）；穿 C6-C1 横突孔（横突部）；枕下三角部分（寰椎部）；椎动脉经枕骨大孔入颅部分（颅内部）——椎动脉经 4 个近乎 90° 角的弯曲，由 C2 横突孔出，穿 C1 横突孔，经枕骨大孔入脑。横突、寰椎最易发生病变，横突部以 C5-6 最易发生；寰椎部以寰枕、寰枢关节错位最多见（图 2-1-2）。

目前认为椎基底动脉供血不足、颈交感神经功能亢进及颈部本体感觉紊乱是颈性眩晕发生的重要机制。

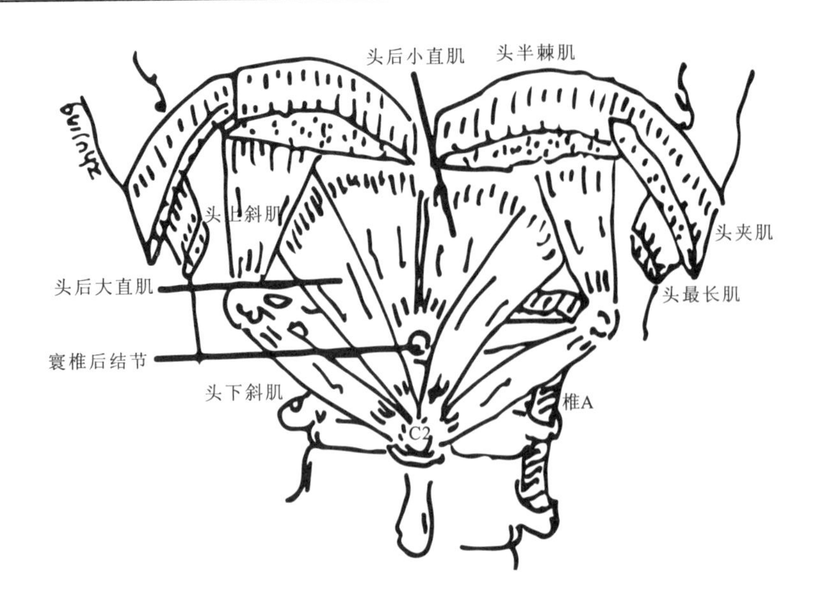

图 2-1-2　枕下肌群示意图

（二）触发点治疗

（1）颈 8 针。

（2）颈后 8 针。

（3）枕下肌群。

（4）颈多裂肌（颈上胸段）。

（5）肩胛提肌。

（6）胸锁乳突肌（锁骨部）。

（7）头、颈夹肌。

（8）头、颈半棘肌。

（9）斜方肌[1]。

（10）二腹肌后腹。

（11）冈下 3 肌。

（12）内收肌。

（13）腰骶后部。

（14）臀大肌。

（15）臀旁侧。

（三）针刀治疗

（1）C1 横突尖。

（2）C2 棘突（C2 棘突外、上缘松解，棘突旁至横突排切）。

（四）体会

（1）配合手法整复可取速效。

（2）转头，眩晕：多为寰枢关节错位；卧位，起立眩晕：多为寰枕错位（注意排除耳石症）。

三、三叉神经痛

（一）病因病机

各种原因导致的三叉神经局部脱髓鞘引起周围性、异位性、复发性电活动及三叉神经核节段性抑制丧失，神经元阵发性释放，致使传入纤维活性增加。当累及三叉神经易损伤性三叉丘脑转换神经元时，发生神经元活性阵发性爆发而出现三叉神经痛。

颈部肌群形成的肌紧张带牵拉寰枕、寰枢关节或 C2、3 椎体错位刺激、压迫：①上颈段颈上交感神经节脊神经，引起动脉痉挛、管腔狭窄、血流减少，造成三叉神经脊髓束、核（接受 C1-3 传入纤维，三叉神经脊髓束纤维——颈-头神经反射）供血不足及通过神经反射导致本病；②椎动脉发生扭曲、受压，使管腔狭窄，血流减少，亦可致引发本症。

（二）相关解剖

三叉神经是最粗大的混合性脑神经，主要是一般躯体感觉纤维，小部分为特殊内脏运动纤维。自半月神经节分 3 支（眼支、上颌支：仅由感觉神经纤维组成；下颌支：既有感觉神经，又有运动神经纤维组成），出颅支配头面部感觉（①眼支：头皮、前额、眼及眶内<上眼睑、眼结膜、角膜>；②上颌支：下眼睑、面颊、鼻翼、上唇、上牙列及牙龈、鼻黏膜、上颚、上颌窦、筛蝶窦、部分脑膜等；③下颌支：下唇、下牙列及齿龈、下颚、部分外耳、部分脑膜，舌体前 2/3 背侧、口腔黏膜感觉）和运动。

特殊内脏运动纤维起于脑桥中段的三叉神经运动核，纤维组成三叉神经运动根，由脑桥基底部与小脑中脚交界处出脑，位于感觉根下内侧，最后进入三叉神经的下颌神经，经卵圆孔出颅，随下颌神经分支分布于咀嚼肌、下颌舌骨肌、二腹肌前腹、鼓帆张肌、腭帆张肌。

传导痛温觉的纤维主要终止于三叉神经脊束核，传导触觉的纤维主要终止于三叉神经脑桥核（图 2-1-3）。

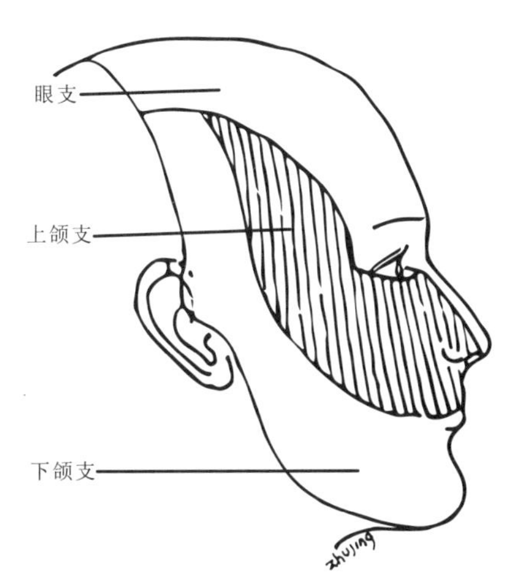

图 2-1-3　三叉神经面部感觉支配区示意图

（三）触发点治疗

（1）颈 8 针。

（2）面 3 针（翼内外肌：钳夹三叉神经）。

（3）头夹肌。

（4）颈部深层。

（5）上胸段。

（6）冈下3肌。

（7）内收肌。

（8）臀旁侧。

（9）枕下肌群。

（10）臀大肌臀中肌交界处。

第一支：①枕肌；②头半棘肌；③颞肌[1]；④咬肌（下颌起点）；⑤翼外肌（上头）；⑥颈夹肌；⑦头后大直肌；⑧头下斜肌。

第二支：①咬肌（肌-腱移行部）；②翼外肌（下头）；③颧肌；④二腹肌（后腹）。

第三支：①咬肌（肌腹）；②二腹肌（前腹）；③颊肌；④笑肌。

（四）针刀治疗

（1）蝶腭神经节（上牙、上腭疼痛）。

（2）茎突后缘（面神经）。

（3）翼腭窝上颌神经、眶上孔（眼支）、眶下孔、后上齿槽孔（上颌支）、下齿槽孔、颏孔（下颌支）。

（4）星状神经节。

（5）C1-4（5-7）后结节。

（6）小拨针松解面部浅筋膜。

（五）体会

局部触发点（针刀通透剥离）

四、面瘫、面肌痉挛

（一）面瘫的病因病机

寰椎错位导致茎乳突孔出口处的面神经受刺激；其他颈椎错位刺激、压迫颈交感神经、椎动脉，引起椎-基底动脉供血不足，造成脑桥面神经核血循环障碍，或交感神经鼓室丛受刺激，使迷路动脉反射性痉挛，致内耳面神经径路血循环障碍而致面神经麻痹。

（二）面肌痉挛的病因病机

膝状神经节因炎症、压迫等病理性刺激，精神紧张、疲劳、用眼过度等造成。面神经为混合性神经，于延髓脑桥沟外侧部附于脑，穿颞骨内耳岩部面神经管，经茎乳孔出颅（乳突前缘中点深面 2cm），继而向前内经耳垂下方，向前横过颈外动脉、下颌后静脉浅面，至下颌颈后，分为上下2支，反复分支，最终形成5个终支。

（1）颞支：越过颧弓至颞部，支配眼轮匝肌、额肌、耳廓。

（2）颧支：颧弓下缘向前达外眦，支配颧肌、眼轮匝肌。

（3）颊支：常为2支：眼、口裂间，水平向前，支配颊肌、口轮匝肌、上唇提肌、提口角肌；眶下支，颊支的分支。

（4）下颌缘支：沿下颌底前行，支配降口角肌、降下唇肌、颏肌；

（5）颈支：沿颈阔肌深面行走，支配颈肌。

面神经呈网状交织，每条肌纤维均有来自不同方向的神经多重支配，故当面神经分支横断性损伤后，该神经支配的肌肉不至于麻痹瘫痪，而仅仅表现为功能减弱，并可能在以后得到功能代偿，以至恢复正常。利用面神经末梢在面部的分布特殊解剖结构、功能特点，有选择性地切断部分神经末梢，既能削弱神经兴奋性过高所引起的面肌痉挛，又不至于引起面肌功能障碍性瘫痪和表情肌功能异常。

（三）相关解剖

面神经是以运动神经为主的混合性脑神经，主要支配面部表情肌和传导舌前 2/3 的味觉及支配舌下腺、下颌下腺和泪腺的分泌。含有 4 种纤维成分：①特殊内脏运动纤维主要支配面肌的运动；②一般内脏运动纤维属副交感神经节前纤维，在有关副交感神经节换元后的节后纤维分布于泪腺、下颌下腺、舌下腺及鼻、腭的黏膜腺，控制上述腺体的分泌；③特殊内脏感觉（味觉）纤维分布于舌前 2/3 黏膜的味蕾；④一般躯体感觉纤维传导耳部皮肤的躯体感觉和表情肌的本体感觉。

1.颅内分支　①鼓索：传导味觉冲动及支配下颌下腺和舌下腺的分泌；②岩大神经（岩浅大神经）含副交感分泌纤维，支配泪腺、腭及鼻黏膜的腺体分泌；③镫骨肌神经：支配鼓室内的镫骨肌。

2.颅外分支　经岩骨管，由茎乳突孔出颅后即发出 3 小支，支配枕肌、耳周围肌、二腹肌后腹和茎突舌骨肌。面神经主干前行进入腮腺实质，在腺内分支组成腮腺内丛，分上下两干，再分数支，相互交互成丛，最后呈扇形形成 5 组分支支配面部诸表情肌。

（1）颞支：常分 2 支，腮腺上缘穿出，斜越颧弓后段浅面行向前上，支配额肌、眼轮匝肌上份。

（2）颧支：常分 2～3 支，腮腺前缘穿出，支配颧肌、眼轮匝肌下部、提上唇肌；颞支、颧支共同管理眼睑开合，对保护眼球起重要作用。

（3）颊支：常分 3～5 支，腮腺前缘穿出，支配颊肌、口角周围诸肌。

（4）下颌缘支：常分 1～3 支，腮腺下缘穿出，沿下颌下缘前行，越面动、静脉浅面，支配下唇诸肌、颏肌。

（5）颈支：常分 1～2 支，腮腺下端穿出，在下颌角附近至颈部，支配颈阔肌。

与面神经中内脏运动纤维有关的副交感神经节有以下两对。

（1）翼腭神经节（蝶腭神经节）为副交感神经节，位于翼腭窝上部，上颌神经的下方，为一不规则扁平小结，有 3 个根：①副交感根，来自面神经的岩大神经，在节内换元；②交感根，来自颈内动脉交感丛随岩深神经而来；③感觉根，来自上颌神经向下的几条短的翼腭神经。由翼腭神经节发出一些分支分布于泪腺、腭和鼻的黏膜，传导黏膜的一般感觉和支配腺体的分泌。

（2）下颌下神经节为副交感神经节，位于下颌下腺与舌神经之间，也有 3 个根：①副交感根，来自鼓索的副交感纤维伴舌神经到达此节内交换神经元；②交感根来自面动脉的交感丛；③感觉根，来自舌神经。自节发出分支分布于下颌下腺和舌下腺，传导一般感觉和支配腺体分泌。

面神经的行程复杂，损伤可发生在脑桥小脑角区、鼓室附近的面神经管及腮腺区等处。在面神经管内和管外，面神经损伤的表现不同。面神经管外损伤主要表现为损伤侧表情瘫痪，如笑时口角偏向健侧、不能鼓腮；说话时唾液从口角流出；伤侧额纹消失、鼻唇沟变平坦；眼轮匝肌瘫痪使闭眼困难、角膜反射也消失等症状。面神经管内损伤同时伤及面神经管段的分支，因此除上述面肌瘫痪症状外，还出现听觉过敏、舌前 2/3 味觉障碍、泪腺和唾液腺的分泌障碍等症状（图 2-1-4）。

舌咽神经为混合性神经，含 4 种纤维成分：①特殊内脏运动纤维支配茎突咽肌；②副交感纤维分布于腮腺，司腺体分泌；③一般内脏感觉纤维分布于舌后 1/3 的味蕾；④特殊内脏感觉纤维分布于咽、舌后 1/3、咽鼓管、鼓室等处的黏膜以及颈动脉窦和颈动脉小球；⑤躯体感觉纤维分布于耳后皮肤。

面动脉体表投影：咬肌前缘-下颌底交点-口角外 1cm-内眦。

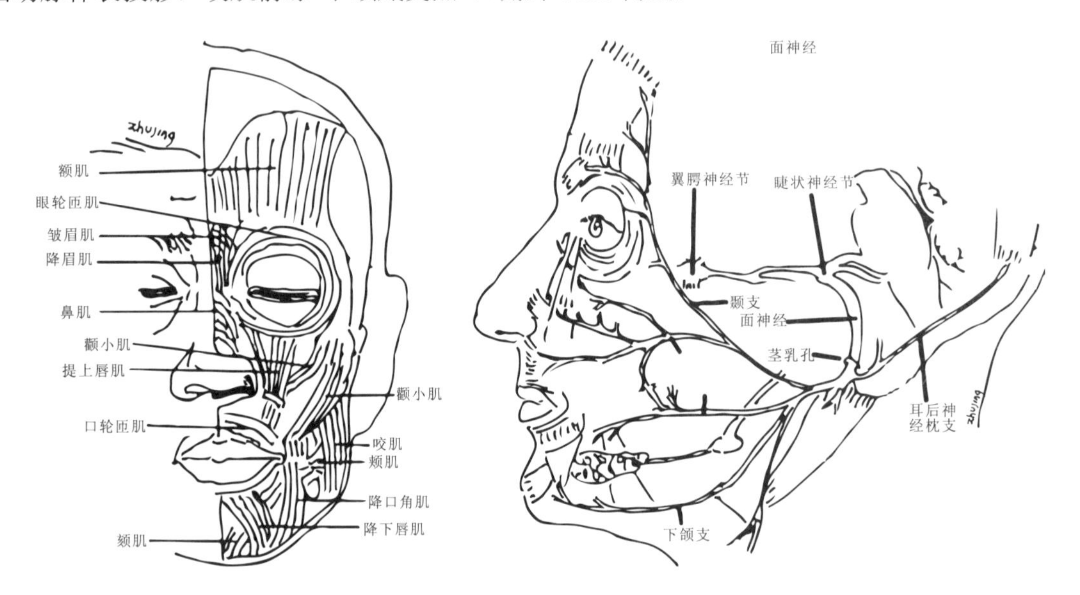

图 2-1-4　面部肌群与面神经走行示意图

（四）面瘫治疗

1.触发点治疗

（1）颈 8 针。

（2）面 3 针。

（3）相应头面肌：①颧大、小肌；②咬肌；③提上唇肌、提口角肌；④降唇肌、降口角肌；⑤笑肌、颊肌；⑥二腹肌后腹；⑦额肌。

（4）颈椎及上胸段多裂肌。

（5）乳突 3 肌（胸锁乳突肌、头夹肌、头最长肌）。

（6）枕下肌群。

（7）冈下 3 肌。

（8）内收肌。

（9）腰骶后部。

2.针刀治疗

（1）茎突后缘（面神经）。

（2）三叉神经（面部感觉、运动）。

（3）蝶腭神经节。

（4）眶上孔、眶下孔、颏孔。

（5）C1-4（5-7）后结节（颈椎侧面）。

（6）对侧颏肌。

（7）胸锁乳突肌（乳突附着处很重要!）。

（8）真皮层通透。

眼睑闭合不全：眼轮匝肌、额肌瘫痪：①眶上、眶下孔（眶上、下神经：神经触及术）；②平刺（刺激额肌）

鼓风不能、漏水：口轮匝肌（平刺）、笑肌，颧大、小肌，降唇肌、降口角肌、颊肌。

口角歪斜：笑肌，颧大、小肌，降唇肌、颏肌。

3.体会 ①周围型面瘫一般1～3周开始恢复，1～2月可明显缓解或痊愈。病后10天，面神经出现失神经电位，通常需3月恢复；诱发电位M波波幅是健侧30%或以上，约2月内恢复；10%～30%约2～8月恢复；10%或以下，月6～12月恢复，可伴面肌痉挛、联带运动等合并症。②乳突骨减压术（可减轻面神经骨性管道内的水肿，有一定程度的扩张作用）：对顽固性面瘫可以考虑应用。③耳后金三角（顾雪忠老师首先提出）茎突（后缘，面神经）、C1 横突、乳突（胸锁乳突肌附着处）：对面部、耳部疾病有较好疗效。

（五）面肌痉挛治疗

1.触发点治疗

（1）颈8针。

（2）面3针。

（3）相应面肌。

（4）斜角肌。

（5）颈、上胸短多裂肌。

2.针刀治疗

（1）局部触发点（针刀通透剥离）。

（2）C1-7后结节。

（3）T1-5（棘间韧带、外口）。

五、自觉头皮肿胀、面麻

1.针刀治疗

（1）茎突前缘（迷走神经）。

（2）茎突尖部（茎突舌骨肌斜行卡压迷走神经）。

（3）胸锁乳突肌（颞骨乳突下缘）。

（4）C1横突、C2棘突、C2-6后结节。

（5）T1-4 棘间韧带、外口。

（6）局部（力学平衡思路：上下、左右推，紧的一侧，松解）。

2.体会 针刀治疗较好，仔细查找扳机点，针刀切断部分细神经支、表情肌肌纤维：①眼部宜选眼眶外周缘、颧弓上；②口角宜选咬肌前缘。切割三叉神经束，应选眶上、下孔周边，效果好、安全。

六、抽动症（眼）

1.触发点治疗

（1）颈 8 针。

（2）面 3 针。

（3）眼周肌。

七、睡眠障碍

1.病因病机 睡眠是中枢神经系统发生的主动过程，睡眠中枢发出冲动向上传导，作用于大脑皮质，与保持觉醒状态的上行激动系统对抗，调节睡眠与觉醒相互转化。失眠是上行抑制系统功能减弱或上行激动系统功能亢进。除躯体、精神及药物因素，心理性因素为主。焦虑，入睡困难；抑郁，凌晨易醒。

C1-3 错位损害颈上交感神经节，常出现日间头晕脑胀、精神疲惫、易瞌睡，但卧床后，却难以入睡，头脑清醒，无睡意。

颈胸交界错位刺激星状神经节，常见多汗、胸闷气短、上肢无力、手怕冷，时有心悸、多梦易醒。T5-8 错位多表现为睡眠不安、夜间常突然醒来，多梦、胃肠不适等。颈胸段多裂肌、回旋肌触发点形成致肌短缩，牵引小关节错位，直接压迫、刺激椎动脉、颈交感神经节，导致椎动脉痉挛，椎-基底动脉供血不足，反射性使大脑兴奋性增高或影响到自主神经次高级中枢——下丘脑功能所致。

颈部肌肉痉挛、僵硬导致颈曲改变，颈部血管、神经受牵拉、挤压，造成交感神经功能紊乱、血管痉挛，大脑血供受影响（血循减慢，血量减少），脑内二氧化碳浓度增高致中枢兴奋性增加，导致失眠。

2.相关解剖

（1）颈交感神经节：颈上、颈中、颈下神经节。节前纤维起自上胸段脊髓，经 T1-6 及其交通支至胸段交感干，在交感神经干内上行达颈部交感干至各神经节，与各节内的神经细胞形成突触联系。各节细胞发出纤维形成分支，支配其效应器官。

颈上神经节在 3 个颈神经节中最大，梭形，2cm 以上，位于 C2-3 椎体前外，头长肌前，颈内动脉后、迷走神经内侧。

备注：穿刺点——后入路颈上神经节阻滞：枕下触及 C2 棘突，C2、C3 棘突间隙外侧 2. 5～3cm 处。针向乳突下 1. 5cm 高度，即 C2 横突水平，进针约 3cm 可触及横突，并滑过尾侧若出现异感，说明针触及 C3 神经根，再稍进针便穿过颈长肌，即到达注射点。

（2）星状神经节：颈下交感神经节、第一胸交感神经节结合体，位于 C7 横突、第一肋骨头前。节后有 C8 前支，节下为胸膜顶；节前下方紧贴椎动脉在锁骨下动脉起始部，节前为颈动脉鞘；节外侧为斜方肌；节内侧为椎体。椎动、静脉紧靠神经节前端。星状神经节接受来自 T1（T2）的白交通支，与膈神经、迷走或喉返神经有交通，最后分布至心脏、食管、喉；发出分支至 C6-8 灰交通支，至椎动脉从并进颅，至锁骨下动脉丛、颈下心神经，故可调节颅内、上肢、心血管功能。

备注：星状神经节阻滞主要可用于如下疾病的治疗——面神经炎、偏头痛、椎动脉型颈椎病、雷诺氏症、脑血管意外、心绞痛、带状疱疹、顽固性瘙痒、原发性痛经、早泄等。

（3）胸交感神经节～位于胸椎两侧稍前，即肋骨小头前方，沿脊柱行走，紧贴胸膜。一般有 10～12 对，以节间束相连接。上胸段的与相应肋间神经、肋间血管靠近，下胸段的与肋间神经、血管游离。

3.触发点治疗　①颈 8 针；②颞肌；③颈后 8 针；④椎枕肌；⑤颈、上胸段多裂肌。

4.针刀治疗　①C2-7 后结节（颈髂肋肌的松解很重要）；②C1-3 关节囊；③T1-4（棘间韧带、外口）。

5.体会　坐着困，卧不能睡——C1 横突尖（恐高、胆小者在此处针治，可获效）。

八、中风后遗症

中风分为 4 期——10～28 天，危险期；2～3 个月，快恢复期；3～6 个月，慢恢复期；6 个月以上，后遗症期。

1.病因病机　蛛网膜下腔出血、脑出血、脑血栓形成导致一侧肢体废用。分为轻偏瘫、弛缓性偏瘫、痉挛性偏瘫、意识障碍性偏瘫。

2.相关解剖

1）大脑血液供应：

（1）脑主要由颈内动脉和椎基动脉系统供血。主要供应大脑前部、内囊，椎基动脉则主要供应大脑后部、小脑，脑干两系统通过后交通动脉相连，而左右两侧通过大脑前交通动脉相连，这便构成了颅底的 willi' s 环，是脑血供代偿的解剖基础，也是代偿综合征（盗血）的解剖基础。

（2）颈内动脉进入颅腔，分为眼动脉，脉络膜前动脉，大脑前动脉，后交通动脉，大脑后动脉。①眼动脉：供应视网膜，闭塞后出现失明，故单眼失明是颈内动脉闭塞的特征之一。大脑前动脉：有的作者称之为大脑内动脉，皮层支主要供应基底（前 4/5）、内侧包括旁中央小叶（前 3/4），深穿支为 Heubuer 动脉（内侧纹状体动脉），主要供应尾核前部，壳核前部、内囊前肢。②大脑中动脉：是颈内动脉直接的延续，是大脑最重要动脉之一，深穿支为豆纹动脉主要供应壳核内侧和苍白球下方（内侧纹状体动脉），内囊前肢，尾核头部，豆状核外侧包括外囊（外侧纹状体动脉）皮层支包埋于大脑外侧裂，发出 2～3 支供应额、顶、颞叶、岛叶支--向额叶前部至枕叶后外侧的半球大部分外侧面供血。

（3）椎动脉通过上部 6 个颈椎的横突孔后于寰-枕关节后方组成环状由枕骨大孔入颅，长旋支为小脑后下动脉供应延髓后外侧和小脑半球下部，闭塞产生所谓 wallenberg' s 征短旋支，旁正中支支配延髓内侧。

两侧椎动脉于发出平面融合，分为小脑前下动脉，小脑上动脉和数支旁正中动脉。椎基动脉主干供应桥脑腹侧部，桥脑后部和小脑上部由小脑上和小脑前下动脉供血。皮层支供应大脑枕部，颞叶底面，膝-距状裂。深穿支分为丘脑膝状体动脉，丘脑穿通动脉和供应中脑的旁正中动脉。

3.触发点治疗　①椎枕肌；②颈、上胸段多裂肌；③胸大、小肌（抬上肢）；④肱二头肌；⑤掌长肌；⑥腕屈肌；⑦冈上、下肌；⑧大、小圆肌；⑨肱三头肌；⑩腕伸肌；⑪腰大肌；⑫股四头肌；⑬胫骨前肌；⑭趾长伸肌；⑮腓骨 3 肌；⑯踇、趾长伸肌；⑰臀中、小肌；⑱腘绳肌，

（1）吞咽不利：①颈 8 针；②舌骨肌；③上腹直肌。

（2）足下垂：①腓肠肌；②胫骨后肌；③趾长屈肌。

（3）足内翻：①踇长屈肌；②比目鱼肌；③蚓状肌；④趾短屈肌；⑤胫骨前肌；⑥胫骨后肌；⑦趾长屈肌。

（4）趾不能屈：①踇短伸肌；②趾短伸肌。

附：偏瘫上肢痛

①斜方肌；②斜角肌；③冈上、下肌；④肩胛下肌（肩痛，且肩关节活动范围〈特别是外展、旋外〉丧失是其主要特征）。

4.针刀治疗 ①C1 横突尖、C2 棘突，项线间椎枕肌；②C 3-7 后结节；③T1-4 棘间韧带、外口；④T12-L5 棘间韧带、外口、横突；⑤腰方肌（竖束）；⑥S1-4 骶后孔；⑦吞咽不利（茎突前后缘，C4-7 后结节）；⑧切掌腱膜（放开 5 指）；⑨屈髋：刺激腰大肌、切断部分腘绳肌；⑩直腿（膝关节僵直）：股直肌（松解至髂前下棘骨面，并切铲）；⑪趾抓地：踇、趾长屈肌（刀刃与小腿三头肌肌纤维平行，刺入达骨面，沿骨缘二侧铲切 1-3 刀；调转刀刃与踇、趾长屈肌肌纤维走行方向垂直，横行切 1-3 刀）。

5.体会

（1）双下肢麻木，行走有绊足或跌倒；一侧上肢或下肢明显无力（不一定是一侧肢体）：警惕有中风发生的可能：治疗颈椎横突，改善脑供血。

（2）中风早期，小腿麻木、行走不踏实、路面平整却跌倒：治疗 C1-7 后结节。

（3）病程 3 月以内：①颈椎基础治疗；②主动肌，刺激。病程 3 月以上：治疗拮抗肌。

（4）助手反向对抗，使得治疗肌紧张，再切割松解，效果好。

九、帕金森

1.病因病机 年龄老化、遗传因素、环境毒物、感染、氧化应激及自由基形成等因素——共同导致黑质、纹状体多巴胺神经元发生退行性改变并大量变性丢失、路易小体（Lewy 体）沉积，色素颗粒及神经细胞脱失而发病。

2.相关解剖 运动系统的高级中枢是大脑皮质，随意运动的运动性冲动大部分产生于大脑皮层额叶的中央前区（初级运动区）及邻近的皮质区（一级神经元），通过锥体束传导至脑干和脊髓前角，大多在此通过中间神经元交换到二级神经元，此外还有其他皮质区和位于皮质下的神经核区（尤其是基底节）参与调控活动，它们相互与初级运动区和小脑一起构成复杂反馈回路，再经过多个脊髓束影响前脚细胞，它们主要作用是调整运动和影响肌张力。然后运动性冲动再经过前根、在四肢范围内的神经丛和周围神经到达肌肉，把肌肉内的冲动传导至运动终板区域，从而产生运动。

基底节是运动系统的一部分，是大脑深部一系列神经核团组成的功能整体，位于大脑皮质底下一群运动神经核的统称，与大脑皮层，丘脑和脑干相连。主要功能为自主运动的控制、整合调节细致的意识活动和运动反应。它同时还参与记忆、情感等高级认知功能。基底节及与其功能联系的神经核团（如黑质）损害，则会相应的表现为运动性冲动过多或缺乏和/或肌张力的改变。基底节的主要神经核团有尾状核、豆状核（壳核、苍白球的部分）、屏状核和杏仁核等。中脑的一些核团，即黑质（与纹状体之间双向连接，是脑内合成多巴胺的主要核团）和红核以及间脑的底丘脑核（与苍白球之间双向连接）与基底节之间有密切功能联系。基底节具有复杂的纤维联系，主要构成 3 个重要的神经环路。①皮质-皮质环路：大脑皮质-尾壳核-内侧苍白球-丘脑-大脑皮质；②黑质-纹状体环路：黑质与尾状核、壳核间往返联系纤维；③纹状体-苍白球环路：尾状核、壳核-外侧苍白球-丘脑底核-内侧苍白球。这些核团或环路的病变与运动障碍疾病的产生密切相关。其中，黑质-纹状体神经环路退行性变与帕金森病密切相关。

新纹状体（尾状核、壳核）与维持机体的固定姿势有关，旧纹状体（苍白球）的功能与肢体的肌张力姿势反射有关。帕金森病患者到了中晚期几乎都有苍白球的变性。

患者大脑内调控运动、情绪等功能的关键神经递质——由黑质合成分泌的多巴胺（DA）分泌减少，导致黑质致密带多巴胺能神经元死亡、α 突触核蛋白错误折叠形成路易小体，这些结构被认为是帕金森病形成的病理学标志。

多巴胺和乙酰胆碱是纹状体（基底神经节中结构）中最重要的两种神经递质，功能相互拮抗，正常人维持一种平衡状态。纹状体中的多巴胺是由黑质中的细胞所分泌的。帕金森患者脑中的黑质变“白”，大量细胞丢失（变性或者死亡），使得多巴胺的分泌显著降低（>80%），造成纹状体中多巴胺浓度降低，不足以抑制乙酰胆碱的作用，致使乙酰胆碱功能相对亢进，导致黑质—多巴胺的运动控制失调，出现震颤麻痹的结果，导致多动或者患者出现运动不协调的结果，便出现了帕金森病相关症状。

3.触发点治疗

（1）第一次：①颈 8 针；②斜角肌；③胸大、小肌；④肱二头肌、屈腕肌群；⑤髂腰肌、长短收肌、大收肌、股薄肌，胫骨前肌。

（2）第二次：①椎枕肌；②颈后 8 针；③颈、上胸段多裂肌；④竖脊肌；⑤腰方肌、腘绳肌、腓肠肌、比目鱼肌、胫骨后肌。

4.针刀治疗 ①茎突前缘（迷走神经）；②C1-7 后结节；③T1-4（棘间韧带、外口）；④颈椎病基础治疗（重点：哑门穴、椎枕肌、C2 棘突及椎板、关节突关节）。

5.体会 无论用何种治疗方法，改善大脑血供、调节神经功能是第一要务。

十、上肢震颤

1.病因病机

（1）下段颈椎、颈胸椎交界处的交感神经节受刺激和椎动脉受压迫，产生直接或间接脑缺血、缺氧而导致震颤。

（2）前臂旋前圆肌、旋后肌肌筋膜、肌肉挛缩卡压神经，尤其做功时，震颤加重。

2.触发点治疗 ①后斜角肌；②C5-T2 多裂肌；③冈上肌；④大、小圆肌；⑤三角肌；⑥旋前圆肌、旋后肌。

十一、抑郁症、精神分裂症

外侧缰核的一种特殊放电方式——簇状放电是抑郁症发生的充分条件。外侧缰核是大脑中海马体下方一个小核团，是大脑的“反奖励中枢”，被认为介导了人的大部分负面情绪：恐惧、紧张、焦虑。它与中脑“奖励中心”的单胺核团相互“拮抗”，左右着我们的情绪。簇状放电这种放大的信号强化了外侧缰核对“奖励中心”的抑制。

1.触发点治疗 ①颈 8 针；②椎枕肌（提高脑血供）；③斜角肌；④胸锁乳突肌；⑤颈、上胸段多裂肌；⑥面 3 针；⑦颞肌；⑧枕额肌。

2.针刀治疗 ①C1-7 后结节，颈椎（后、侧方）；②T1-4（棘间韧带、外口）；③茎突前缘（迷走神经）。

十二、疲劳综合征

1.针刀治疗 ①颈椎病治疗；②C1-7 后结节，颈椎（后、侧方）。

备注：总感觉累——颈椎关节囊，尤其 C2（棘突-关节突）。

第二节　颈椎功能障碍与损伤常见类型

颈椎髓核突出或脱出、韧带肥厚和继发的椎管狭窄、关节突关节囊变性、椎周肌及颈肩部相关肌群和韧带的痉挛、挛缩等刺激或压迫邻近的神经根、脊髓、椎动脉及颈部交感神经等组织，引起一系列症状和体征。

颈椎病可分为：颈型、神经根型、脊髓型、椎动脉型、交感神经型、混合型、食管压迫型颈椎病。

1.颈部肌肉 起源于腮弓的肌肉有下颌舌骨肌、二腹肌、茎突舌骨肌、颈阔肌，斜方肌和胸锁乳突肌；由躯干肌节腹侧部向上延伸的肌肉有肩胛提肌、肩胛舌骨肌，胸骨舌骨肌，胸骨甲状肌和甲状舌骨肌；起源于颈部肌节腹侧部的肌肉有斜角肌和椎前肌；颈后部深层颈部肌节固有肌有多裂肌、回旋肌，椎枕肌、头颈半棘肌（图 2-2-1）。

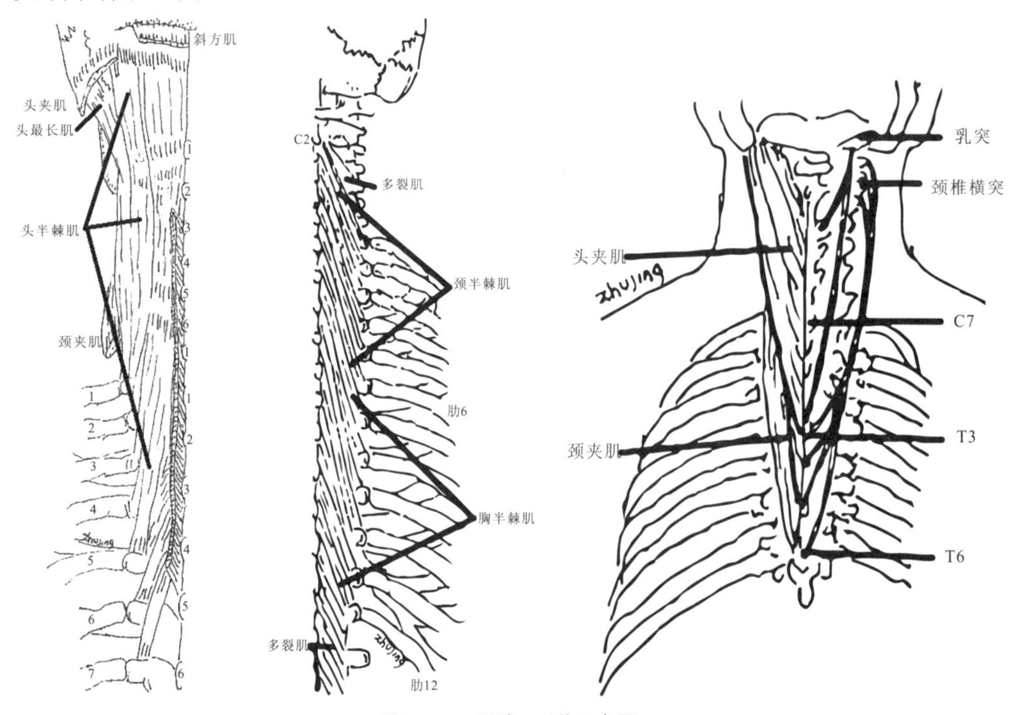

图 2-2-1　颈部肌群示意图

2.椎动脉　椎动脉，一般发自锁骨下动脉第一部分的后上方，是锁骨下动脉的第一个分支，有时发自主动脉弓成无名动脉。椎动脉一般都自第六颈椎横突孔穿入，跨经上位六个颈椎的横突孔，但亦见有自第五，第四，第三或第七颈椎横突起穿入者。椎动脉自寰椎横突孔穿出后，绕过寰椎侧块后方，跨过寰椎后弓的椎动脉沟，转向上方，经枕骨大孔进入颅腔。椎动脉，根据其行程的位置，分为四段：第一段是自锁骨下动脉发出后，至穿入颈椎横突孔以前的部分；第二段是穿经颈椎突孔的部分；第三段是位于枕下三角的部分；第四段是进入颅腔的部分。左右两侧的椎动脉常大小不一致，左侧的椎动脉多较右侧者为大。

3.颈部交感神经　颈脊神经没有交感神经节前纤维，只有来自颈交感神经节的节后纤维。颈交感神经节前纤维来自上部胸脊神经的白交通支，其节后纤维组成灰交通支，分别与所有的颈脊神经连结，并有吻合支与有关脑神经相连接。由灰交通支至脊神经的节后纤维，随脊神经分布到周围的器官，如血管、腺体和竖毛肌等；也随脊神经的脊膜支进入椎管内，分布到椎管内的血管和脊髓被膜血管上。颈交感神经的分布范围极为广泛，既分布到头部和颈部，也分布到上肢。颈交感神经还分布到咽部和心脏。颈内动脉周围的交感神经，伴随动脉的分支，分布到眼部，支配扩瞳肌和上睑的平滑肌。椎动脉周围的交感神经，进入颅内后伴随迷路动脉，分布到内耳；也伴随椎骨部椎动脉的分支，进入椎管内，分布到脊膜和脊髓。

4.脊神经　脊神经出椎间孔后，有交感神经的节后纤维参与，立即分为三支，一小支为脊膜支，两大支为前支和后支。

第一颈脊神经和第二颈脊神经分别由枕骨寰椎间和寰枢椎间走出，与下位脊神经不同，不是由椎间孔穿出，而是由狭窄的骨骼间隙穿出。以下各颈脊神经都是在相应颈椎椎弓上方穿出，第一颈脊神经的前根较大，其后根很小成缺损。

第二颈脊神经，为混合神经；其后支较前支为粗大，是颈脊神经中后支最大者。

脊神经的分布，按照脊髓节段，呈节段性分布。皮肤的神经支配，虽是按节段分布，但每一皮节的带状区有相邻的上位皮节的神经纤维和下位皮节的神经纤维参加，形成相互重叠掩盖现象。

5.脊神经根　脊神经的前根和后根，在椎管内向椎间孔延伸，穿过各层脊膜时，各层脊膜分别呈鞘状包于前根和后根的周围，称为脊膜袖；袖内的软脊膜和蛛网膜之间仍有间隙，此间隙与蛛网膜下腔相通连。前根和后根在椎管内的排列是前根在前面后根在后，神经根穿出硬脊膜后发生扭转，在椎间孔的中部呈上下排列，后根在上，前根在下。前根和后根穿出硬膜后，在两根的覆被硬膜之间有一裂隙，称为脊膜囊。前根和后根在椎间孔内，脊神经节在外方，合在一起组成脊神经；硬膜亦在该部与椎间孔的骨膜和脊神经的外膜融合在一起，将脊神经予以固定，并对脊髓有固定作用。在颈部，脊神经的神经根较短，其走行近于水平方向，故对脊髓的固定作用较大。在颈部，椎间孔的前壁由椎体的一部分，椎间盘的一部分和钩椎关节组成，后壁由上关节突和下关节突组成。

6.颈部脊髓　脊髓，位于椎管的中央，呈扁圆柱状。脊髓上部，在枕大孔处，始自延髓；其下部，由第十二胸椎以下逐渐变尖，形成脊髓圆锥。脊髓全长粗细不等，有两个膨大处，称颈膨大和腰膨大，始自颈髓第三节段至胸髓第二节段，在颈髓第六节段处最粗。脊髓发出脊神经共31对：颈8对，胸12

对，腰 5 对，骶 5 对，尾 1 对。脊神经根自脊髓发出后，在椎管内的走行方向随脊髓节段不同而各异，上部两个颈脊神经的神经根走向外上方，其余者均走向外下方，位置越低斜度越大。每一对脊髓神经与脊髓相对应的部分，称为脊髓节。一般来说，脊髓颈节（4-8 颈节）比相应的脊椎高出一个椎骨。颈膨大，是脊髓最粗大的部分，是臂丛发出的部位。其最粗大的部分，位于颈椎 5-6 之间，颈髓的横径为 12～14mm，前后径为 7～9mm，横径约等于前后径的 2 倍。颈脊髓的横切面为扁椭园形，而椎管的横断面为三角形，其三角形的底在前方。

7.脊髓的血液循环 脊髓的动脉来源有二个：一是来自椎动脉的脊髓前动脉和脊髓后动脉；一是来自椎动脉、颈深动脉、肋间动脉、腰动脉和骶动脉的椎间动脉脊膜支。颈脊髓的血循环主要由椎动脉的分支供应。脊髓前动脉，发自椎动脉的末端，左右脊髓前动脉下降至锥体交叉附近合为一支，沿脊髓前正中裂迂曲下降，沿途接受 6～8 支前根动脉。

脊髓后动脉，是小脑下后动脉的分支，很少是椎动脉的直接分支，左右两条脊髓后动脉沿脊髓后外侧沟下降，沿途接受 5～8 支后根动脉，脊髓后动脉在后根的侧方进入脊髓，分布于后索和后柱。动脉冠的分支进入脊髓后，分布于侧索的浅层。

椎间动脉，根据部位不同，可发自椎动脉，颈深动脉，肋间动脉，腰动脉或骶中动脉。在颈部，主要发自椎动脉，而颈髓的下端部，是发自颈深动脉。

前根动脉达到脊髓前正中裂时，向上下分出升支和降支，与相邻前根动脉的降支和升支吻合成为脊髓前动脉。后根动脉达到脊髓后外侧沟时，在后根丝的侧方，向上下分出升支和降支，与相邻的降支和升支吻合，成为脊髓后动脉。

脊髓静脉的分布大致与其动脉相似。在脊髓前面，有 6 至 11 条前根静脉，在脊髓后面，有 5 至 10 条后根静脉，收集脊髓表面静脉丛静脉回流。

项伸肌群浅层（多裂肌、回旋肌以外）肌群为主的损伤是导致颈椎曲度增加的主要原因，与之相反，多裂肌何回旋肌为主的损伤是可导致颈椎曲度减少、变直甚至反张。

值得引起注意的是肩胛缘之间、下背、甚至腰臀部的顽疾，松解颈部是治疗的关键。

颈丛（C1-4）——颈部所有肌肉、颈项头面疾患（图 2-2-2）。

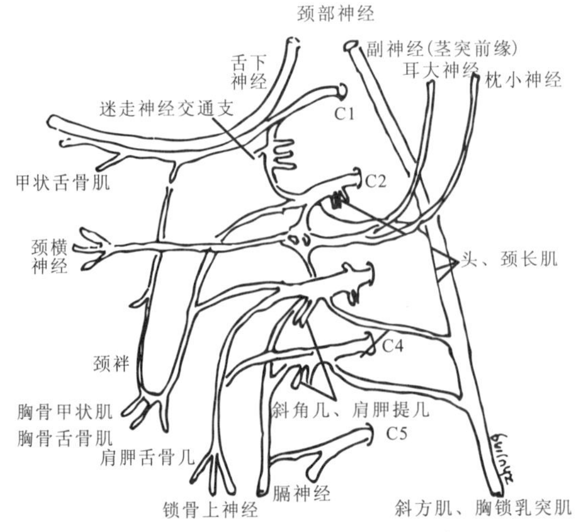

图 2-2-2　颈部神经肌肉支配示意图

颈部疼痛大多数情况之下，由位于上背、肩部触发点所致。后颈部肌群内的触发点固然参与颈背部疼痛的发生，但其仅是斜方肌中心触发点附属的卫星病灶。

头颈各向运动所涉及的肌群如下。

低头颈——斜角肌、头/颈长肌。

仰头颈——胸锁乳突肌、头/颈夹肌、斜方肌。

头侧屈——胸锁乳突肌、斜角肌、斜方肌。

转头颈——胸锁乳突肌、斜方肌、头下斜肌、头夹肌。

一、胸锁乳突肌损伤（落枕）

1.症状、体征　①落枕为其急性发病；②颈侧酸痛，尤以旋转受限为重；③起止点、肌腹压痛+。

2.相关解剖　受副神经（运动）、C2–3 前支（感觉）支配，副神经进入胸锁乳突肌的“入肌点”在长轴上看，多在肌腹上中 1/3 交界处。胸锁乳突肌的深面、内侧有颈动脉鞘，鞘内有颈总动脉、颈内动脉（内侧）、颈内静脉（外侧）、迷走神经（后侧）（图 2-2-3）。

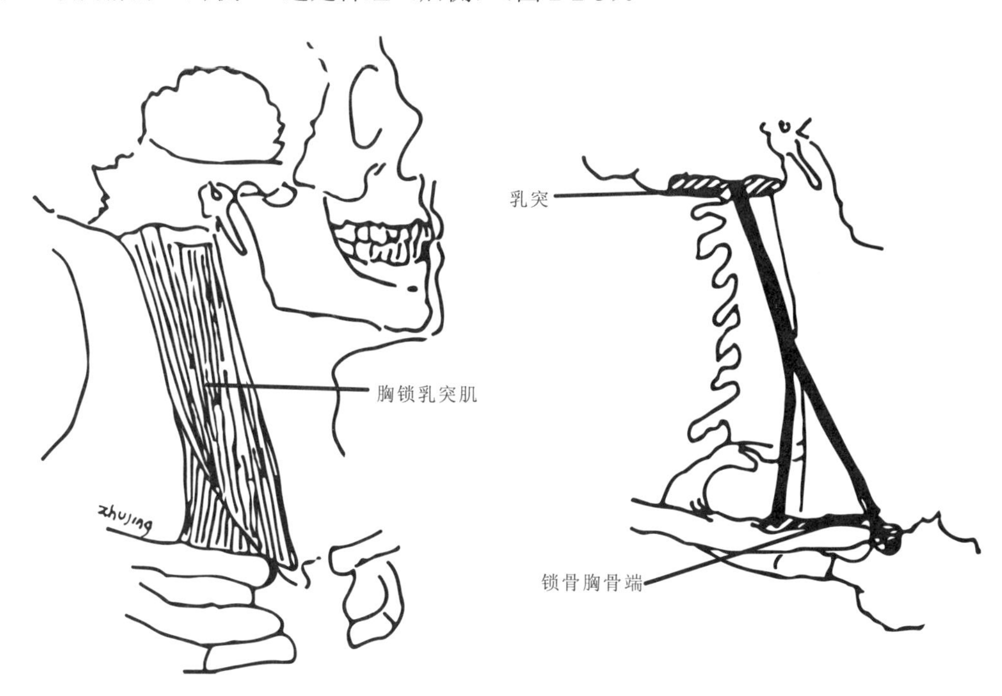

图 2-2-3　胸锁乳突肌解剖与起止点示意图

3.触发点治疗　①胸锁乳突肌；②肩胛提肌（肌腹中心——颈角僵痛，无法转头向后看）。

4.针刀治疗　①胸锁乳突肌（起点：乳突尖、后；止点：胸骨头、锁骨头）、肌腹；②茎突前后缘（副神经主要分布于茎突前，部分在其深面）；③C1–7 后结节；④肩胛提肌（先松解止点，未愈：松解起点——C1–4 后结节后缘）；⑤肋 2 骨面。

5.体会　胸锁乳突肌产生触发点可以造成副神经支配的上斜方肌肌支受卡压，是导致上斜方肌触发点无法治愈的原因之一。

附：胸锁乳突肌症状、激痛点检查与治疗

1.症状、体征

（1）急性发作者，晨起后，突然感觉颈后部，肩背部疼痛不适，以单侧者为多。重症者，颈肩部疼痛严重，不敢活动，颈部僵直。

（2）疼痛轻者，颈部活动受限。尤以旋转受限为重，转头时，躯干随之旋转。重者脊柱屈伸受限，颈项强直，头偏向患侧，此症俗称“落枕”，往往是胸锁乳突肌慢性损伤的急性发作。

（3）慢性损伤者，无明显外伤史，但有经常转头，抬头或突然过度旋转头部的劳损史，颈部活动受限，颈部僵硬，旋转不灵活，颈部呈后仰状态，向健侧转头受限，或头前屈明显受限。

（4）被动转头或颈部做过伸活动时，引起胸锁乳突肌疼痛或痉挛。症状重者，影响全身活动。胸锁乳突肌附着点或肌腹有明显压痛点，累及副神经者，斜方肌可有放射痛和压痛。

胸锁乳突肌的锁骨头受累，患者会出现三大症状：前额痛（累及斜方肌卡压枕大神经）、姿势性眩晕和姿势不平衡、辨距困难和失重感（颈外动脉卡压引发脑供血不足）。这种患者最易晕车和晕船，伴有恶心呕吐。夜间或平卧时翻身和头部旋转引发眩晕；白天行走和开车时姿势改变均会发生头昏头晕，干扰直立平衡，导致摔倒和车祸。有少数患者还会有听力障碍（乳突后方有耳大神经）。

2.触发点检查 仰卧位，头稍偏向患侧（完全转向对侧，胸骨部前缘激痛点转入深面而不容易触及）。锁骨部触诊，头转向对侧。

胸锁乳突肌受损往往是双侧，有症状的或症状严重的一侧肌束粗大、硬实、紧绷。

沿肌纤维前后缘，行上下平滑式触诊，确定紧绷肌带内局限性硬结（最硬、最痛点）即为触痛点。

3.治疗 示指、中指固定触发点针刺，最好引出跳动（抽搐）。其深层的头、颈夹肌、肩胛提肌、头最长肌、斜角肌如存在关联激痛点时，一并治疗。

4.注意事项

（1）在胸锁乳突肌后缘中、上段治疗时，可刺激到颈丛皮支：乳突、侧头部有窜麻放电感；在锁骨头中下段深层治疗时，可刺激到臂丛神经，上肢有窜麻感。

（2）在胸锁乳突肌下段治疗时，注意避免发生气胸（肺尖胸膜顶高出锁骨内侧 1/3 段上缘约 2～3cm，正位于胸锁乳突下段后方）。

压迫止血：胸骨部中下段向外侧按压，不可向内侧的颈动脉方向按压，按压力度适中（①颈动脉窦；②中老年可有颈动脉粥样斑块）。

5.适应证

（1）颈椎病：有头面部症状（尤其有头痛、头晕），同时检查斜方肌、肩胛提肌，头、颈夹肌、头半棘肌、椎枕肌等。

（2）循环系统疾病：中风、血压异常、心律失常等。

（3）甲状腺疾病：胸锁乳突肌中下段肌腹常可查找到多个激痛点。同时检查舌骨下肌群（胸骨舌骨肌、胸骨甲状肌、肩胛舌骨肌、甲状舌骨肌）。

胸锁乳突肌的深面有交感神经、迷走神经和甲状腺上动脉（源于颈外动脉）通行，胸锁乳突肌的紧张可刺激支配甲状腺的神经，压迫供血的血管（下丘脑—垂体供血不足，下丘脑神经内分泌细胞分泌促甲状腺激素释放激素减少，则垂体分泌促甲状腺激素受影响，甲状腺分泌甲状腺素不足）。

备注：皮神经切断后，一般在6～10个月内会由皮肤感觉消失，慢慢变为感觉异常或过敏（皮区感觉支再生的前驱临床表现），直至完全恢复正常。

二、颈型颈椎病（项肌损伤、关节突综合征）

1.症状、体征　①颈后僵硬、酸痛，可及肩部甚至及麻刺感可放射至臂手。晨起、夜间加重，活动后好转。特定运动（旋转、侧屈、后伸）明显减弱；②棘上韧带、项沟两侧、乳突上外、枕后隆突两侧、上下项线间，有压痛、硬结、条索，关节突压痛（图2-2-4）。

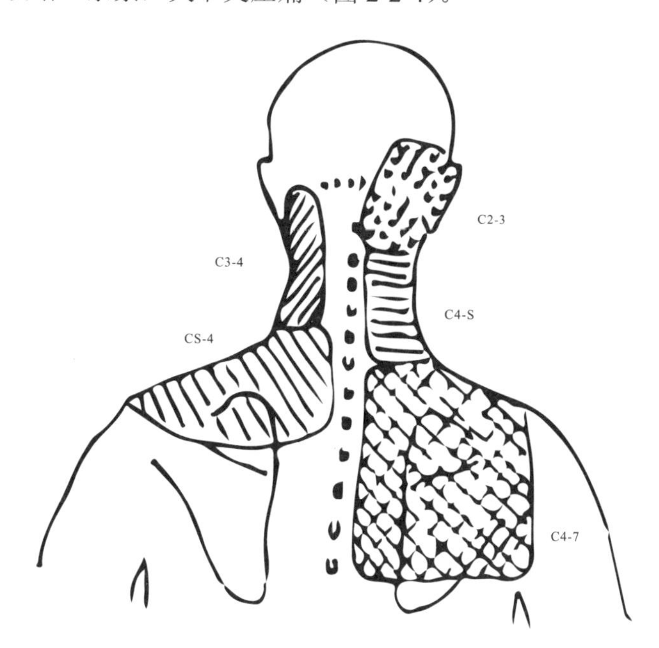

图2-2-4　相应关节突病变牵涉痛区

2.触发点治疗

（1）斜方肌[3]（上斜方肌：频繁活动颈椎，以求缓解不适）。

（2）颈多裂肌、回旋肌。

（3）头、颈夹肌。

（4）肩胛提肌。

（5）冈下肌。

备注：颈、肩同时疼痛，其根源更可能是肩胛提肌、冈下肌和斜方肌[3]，而非上斜方肌。

3.针刀治疗

（1）C1-4后结节（颈丛）。

（2）项韧带起点（隆突下0.5cm、旁0.5 cm各一针）、止点（C7棘突）。

（3）C2棘突-椎板-关节突（头半棘肌）、肋2骨面：双2综合征——头颈肩侧方疼痛、上肢酸痛不适。

（4）棘突旁开 1.5cm（窦椎神经）及相应关节突关节。

（5）颈髂肋肌（十分重要！侧卧，斜向后松解 C4-7 后结节至关节柱）。

附：顾雪忠老师经验

（1）颈肩部酸痛者——“3 点”针法：①天柱，膀胱经阳热之气上传天部（头）——头颈之枢纽；②大椎，手足三阳经阳热之气汇入本穴，并与督脉之阳气上行头颈——颈胸之枢纽；③天髎，收引天部湿浊。上连头颈，下达肩胛——颈肩之枢纽。

*可加针：颈百劳——大椎穴上 2 寸，后正中线旁开 1 寸（C5 椎板）。

（2）症状顽固的患者——“9 点”针法：①先行肌肉、筋膜、项韧带的软组织松解（C4/5，C5/6，C6/7 棘间韧带及两旁 1.5cm，肌肉、筋膜为主）。②仍不能痊愈者，行相应患病部位的棘间韧带、关节囊、黄韧带松解。

（3）肩部酸痛伴头晕者：“3 点”针法基础上，加 C2 棘突、椎板，C 1 、 2 横突，项线间松解。

（4）颈肩部酸痛伴头痛者：“3 点”针法基础上，加项线间、枕下神经、枕大神经、枕小神经、第 3 枕神经松解，另外注意对帽状腱膜及项筋膜的松解。

（5）颈肩部酸痛伴上肢麻木者：“3 点”针法基础上未愈者，可加用“9 点”针法 I 式或者 II 式，或者再加颈椎横突松解术。

若伴有头皮紧、推不动者，可应用帽状腱膜挛缩症的方法进行针刀松解。

备注：肩胛背三肌（冈下肌，大、小圆肌）、下颈上胸段（可至 T7）棘突-椎板-后关节附着的伸肌群损伤可引起——前胸，肩、上肢背侧、肱骨内外上髁，前臂、腕、手、指的酸胀疼痛、麻木等不适（软外）。

1）低头受限（前屈痛）

（1）触发点治疗：①头、颈半棘肌（C5 以上）；②上斜方肌；③头、颈长肌；④枕下肌群（上颈或枕颈疼痛）；⑤头夹肌、头半棘肌（颈胸交界或上胸段疼痛）；⑥冈下 3 肌（下颈段疼痛）。

2）后昂头，侧颈痛

（1）触发点治疗：①头半棘肌；②胸锁乳突肌；③头、颈夹肌；④上斜方肌；⑤颈部深层；⑥胸段；⑦冈下 3 肌；⑧腰骶后部、臀旁侧；⑨内收肌（跗骨窦：对颈痛有显效）；⑩腹直肌、腹外斜肌。

（2）针刀治疗：C2-T8 关节突关节。

3）转头受限

（1）触发点治疗：①同侧上斜方肌；②对侧头、颈夹肌；③同侧肩胛提肌；④同侧胸锁乳突肌；⑤同侧头下斜肌；⑥多裂肌、回旋肌；⑦腹内外斜肌；⑧冈下 3 肌；⑨臀大肌；⑩臀中肌后束；⑪内收肌。

（2）针刀治疗：关节突关节（关节囊、韧带）。

4）转头，颈部作响

（1）针刀治疗：①项韧带（枕外隆突、C2 及 C7 棘突为主，棘突上下缘、侧面都要松解）；②C2（棘突-横突-后结节：排切）；③C4-6 棘突旁。

5）颈角酸痛

（1）触发点治疗：①斜方肌[2]；②肩胛提肌；③冈上肌[1]；④颈夹肌（下部）；⑤颈多裂肌。

（2）针刀治疗：C2 肋骨面。

6）颈侧方痛（侧弯痛）

（1）触发点治疗：①翼内肌；②胸锁乳突肌；③肩胛提肌；④二腹肌（后腹）；⑤颈部深层（多裂肌、回旋肌）；⑥冈下 3 肌；⑦内收肌（跗骨窦）；⑧臀旁侧。

（2）针刀治疗：关节突关节（关节囊、韧带）。

7）自觉痛

（1）触发点治疗：①枕颈部；②颈部深层；③胸段；④腰骶部；⑤内收肌（跗骨窦）；⑥冈下 3 肌。

8）扁担疙瘩（富贵包）

（1）触发点治疗：①颈后 8 针；②T1-3 多裂肌。

（2）针刀治疗：①捏提扁担疙瘩，通透剥离（2 次）；②C6-T2 棘突（顶部、上下缘、侧面）、棘间韧带；③头夹肌；④颈夹肌；⑤上斜方肌。

4.体会　①颈胸腰筋膜：上起于枕骨，下止于骶骼。当胸腰部位的颈胸腰筋膜病变时，产生挛缩，从而出现异常拉力，通过筋膜传导至颈部筋膜，引起症状：针刀松解颈部软组织病灶后，仍有部分症状者，可治疗胸腰筋膜高应力点而愈（L3 横突是重点）。②颈枕部严重的症状可由腰骶部骶棘肌触发点引起。

附：肩胛背神经卡压

1.症状、体征　颈肩上背不适、酸痛，上臂后伸、上举时，颈肩部牵扯感。睡眠时，感觉上肢不适，但又指不出疼痛的具体部位。

2.相关解剖　肩胛背神经发自 C4、5，穿中斜角肌向后，越肩胛提肌，在肩胛骨内侧缘和脊柱之间的菱形肌与上后锯肌之间下行，分布于肩胛提肌、菱形肌。

3.触发点治疗　①胸小肌；②中斜角肌；③肩胛提肌；④菱形肌。

4.针刀治疗　C4、5 横突。

三、神经根型颈椎病

1.症状、体征

1）颈部症状：因髓核突出所致者，由于局部窦椎神经直接遭受刺激而多伴有明显的颈部痛、椎旁肌肉压痛及颈部立正式体位，颈椎棘突或棘突间的直接压痛或叩痛多为阳性。如系单纯性钩椎关节退变及骨质增生所致者，则颈部症状较轻微，甚至可无特殊发现。

2）根性痛：最为多见，其范围与受累椎节的脊神经根分布区域相一致。与根性痛相伴随的是该神经根分布区的其他感觉障碍，其中以手指麻木、指尖感觉过敏及皮肤感觉减退等为多见。

3）根性肌力障碍：以前根先受压者为明显，早期肌张力增高，但很快即减弱并出现肌萎缩。其受累范围也仅局限于该脊神经根所支配的肌组。在手部以大、小鱼际肌及骨间肌为明显。

4）腱反射改变：受累脊神经根所参与的反射弧出现异常。早期活跃，中、后期则减退或消失。单纯根性受累不应有病理反射，如伴有病理反射，则表示脊髓同时受累。

5）体征：牵拉性试验大多阳性，尤其急性期及以后根受压为主者。颈椎挤压试验阳性者多见于以髓核突出、髓核脱出及椎节不稳为主者，而因钩椎增生所致者大多为弱阳性，因椎管内占位变所引起者，大多为阴性。

2.病因、病机 髓核的突出或脱出，后方小关节和或钩椎关节的骨刺形成，以及相邻的三个关节（椎体间关节、钩椎关节及后方小关节）的松动与移位等均可对脊神经根造成刺激与压迫；斜角肌痉挛压迫臂丛神经引起症状（图 2-2-5，2-5-6）。

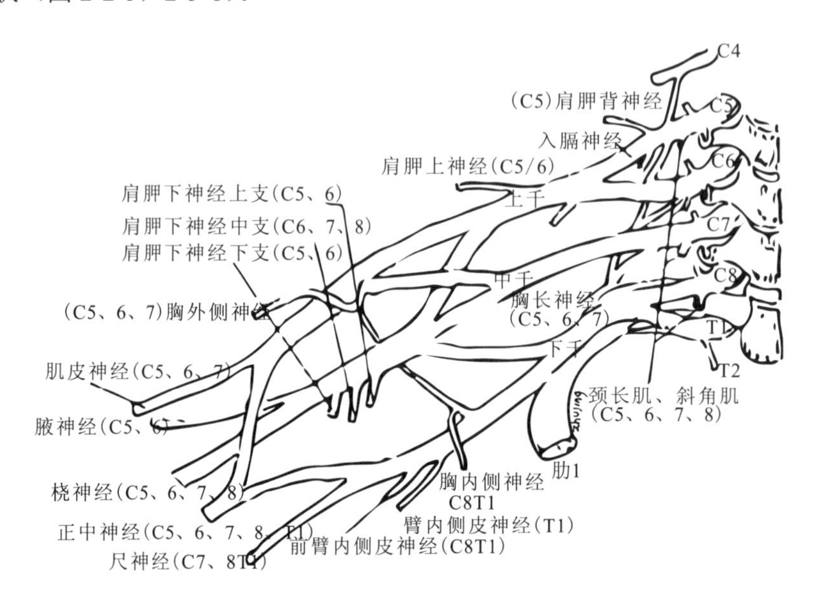

图 2-2-5　臂丛神经示意图

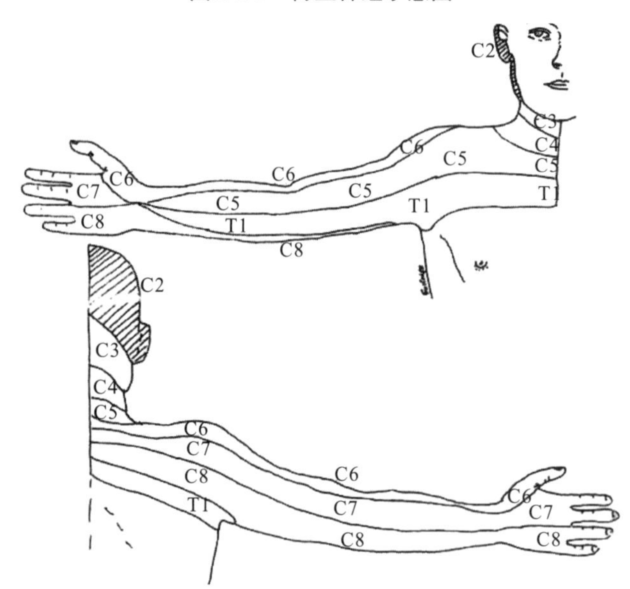

图 2-2-6　上肢皮肤节段性神经支配

肌皮神经 C5–7 发自臂外侧束。自外下方走行斜穿喙肱肌，后于肱二头肌与肱肌之间下行，沿途发支支配以上三肌。在肘关节稍下方，部分纤维从肱二头肌下端外侧穿出深筋膜，分布于前臂外侧的皮肤，称为前臂外侧皮神经。肱骨中上段骨折时可导致该神经的损伤，表现为屈肘无力以及前臂外侧部皮肤的感觉障碍（表 2-1-1）。

表 2-1-1

节段	受累 N	症状（疼痛、麻木）
C3-4	C4	颈后、肩、后肩胛
C4-5	C5	肩、上臂外
C5-6	C6	颈、臂内侧、拇食指
C6-7	C7	肩背、臂外侧、中指
C7-T1	C8	肩背、臂后侧、小指

1）触发点治疗

（1）仰卧位：①斜角肌（颈肩-上臂疼痛）；②锁骨下肌；③胸大、小肌；④喙肱肌（背侧臂、手、中指疼痛）；⑤大圆肌；⑥旋前圆肌；⑦桡侧腕屈肌；⑧掌长肌；⑨尺侧腕屈肌；⑩指浅屈肌。

（2）俯卧位：①相应颈多裂肌；②冈下肌；③小圆肌；④肱三头肌（外侧束：卡压桡神经）；⑤旋后肌；⑥指伸肌群。

2）针刀治疗：①C5-7 后结节、T1-2（棘间韧带、外口，甚至 T3-5 的外口）。②肋 2 骨面。③喙突（胸小肌）。④上臂桡侧麻木，松解三边孔（三角肌后缘，平盂下结节下 3 厘米处，扎到肱骨后，沿肱骨干下滑，扇形切 3 刀）。⑤上肢尺侧麻木，松解 C 7/6/5 关节囊、棘突、横突，选择松解刺激七星台穴（肩中俞、肩外俞、曲垣、秉风、臑俞、天宗、肩贞），小海、支正、阳谷。⑥整条手臂麻木，松解四边孔（盂下结节，大圆肌起止点）。⑦前臂尺侧麻木，松解肱骨内上髁处尺神经沟，旋前圆肌起止点、肌腹。⑧手掌麻木，松解腕管（彻底松解腕横韧带后，避开正中神经，竖切其下腱鞘几刀，并左右铲撬）。⑨豌豆骨腕横韧带附着点松解目的（小指、无名指外侧感觉异常，尺神经浅支受卡压；桡侧手掌、大鱼际感觉异常，尺神经深支受卡压）。⑩指端麻木，松解指固有神经（近节指关节侧面正中纵向松解、上下铲撬）。⑪侧卧位时，手麻（腋神经受卡压<腋神经、尺神经存在吻合支>），松解四边孔（小圆肌、肱骨、肱三头肌长头腱、大圆肌）。

3.体会

1）臂丛神经根受压迫：椎间孔狭窄，关节囊松解（正后方的关节囊定位：正中线旁开 2～2. 5cm）后，配合牵引下手法整复（手法整复错位的颈椎同时，不要忽视 T1、2 的错位）。

备注：颈椎关节突线（侧方），后正中线旁开约 3～4cm（颈部肌肉最薄弱处），于矢状位 45° 进针，先松解肌筋膜，再达关节突骨面，松解关节囊，可沿关节突骨面向内外铲拨。

2）臂丛神经干受挤压：斜角肌痉挛——松解横突后结节斜角肌起点。

针刀松解颈椎关节突关节配合手法、松解相应神经根横突尖附着的斜角肌可以十分有效地扩大、松动椎间孔，解除斜角肌对臂丛神经的卡压，是治疗神经根型颈椎病的关键所在。

3）内侧臂、尺侧手、无名指、小指感觉异常，不要遗忘背阔肌。

4）臂丛神经易卡点：①斜角肌；②锁骨下肌；③胸小肌；④喙肱肌。

顾雪忠老师经验：①一般情况，“9 点”针法Ⅰ式或Ⅱ式松解，再加相应节段颈椎横突刺激松解（后入路斜刺法比较安全、疗效更佳!)，加手法整复。用“3 点”针法收尾，必要时配合穴位刺激。②神经根型（上肢麻木为主，颈肩痛不明显者）、脊髓型颈椎病（顽固性颈肩痛、上肢酸痛、无力，下肢乏力）——朱汉章“9 点”针法：病变椎间盘所在节段及上下节段的棘间、关节突关节。对棘间韧带（黄韧带）、颈固有肌（头、颈半棘肌、棘肌、多裂肌）、关节囊进行松解，配合手法、牵引。

附 1：斜角肌综合征

（1）锁骨下动脉受压：其疼痛为缺血性跳痛，起病可以是骤然的，伴有酸痛与不适。开始于颈部放射到手与手指，以麻木及麻刺感明显，疼痛的部位没有明确的界限。颈椎的活动可使疼痛加重，颈部伸直时使斜角肌间隙变小因而加重疼痛，颈部屈曲能使斜角肌间隙加大，疼痛可得以缓解。牵引患肢使肩胛下降则可使症状加重。

（2）臂丛神经受压：这种情况发生于长期的病变，臂丛的下干受压，为锐性疼痛并向前臂内侧以及 4、5 手指放射。

（3）锁骨下动脉与臂丛神经同时受压：这种情况与颈肋的症状相同。患者常用手支撑头部，使之向患侧倾斜，借此缓解前斜角肌的张力。在锁骨上窝可扪及前斜角肌紧张、压痛。压迫肌肉引出重压痛与放射痛，颈部伸直加重疼痛。有时手部出现过敏与寒凉、运动障碍及反射消失。

颈前可触及紧张、肥大而硬韧的斜角肌肌腹，局部明显压痛，并向患侧上肢放射；局部及患肢的疼痛症状高举患肢时可减轻，向下牵拉患肢症状明显加重；五项症状激发试验：肩外展试验 Wright 征、斜角肌挤压试验 Adsen 征、上臂缺血试验 Roose 征、肋锁挤压试验 Eden 征及锁骨上叩击试验 Moslege 征中的三项或三项以上阳性（图 2-2-7）。

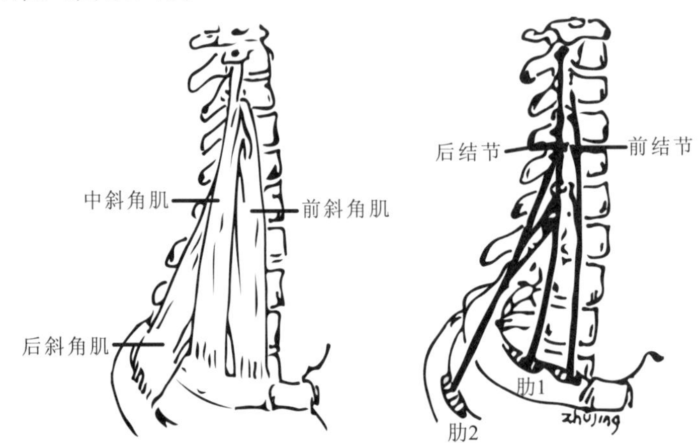

图 2-2-7　斜角肌解剖与起止点示意图

附 2：胸廓出口综合征

1.病因、病机　主要包括以下四个方面：①第一肋骨畸形，正常的第一肋骨向前向下，但在变异的情况下第一肋骨呈水平位或者较高，会压迫其上的神经血管束；②颈胸段的脊柱侧弯或先天性的半椎体畸形，可以使胸廓上口扭转，第一肋骨向上；③锁骨与第一肋骨骨折，愈合后出现大量骨痂或错位愈合、肋锁间隙减小，甚至锁骨粉碎性骨折折片错位刺伤神经或血管；④锁骨下肌肥大，压迫神经血管。

先天性或外伤因素导致解剖异常或动脉硬化所致。常见的压迫因素有颈肋、第 1 肋、前斜角肌、锁骨、硬化的动脉血管等。颈肋，为常见原因，起自第 7 颈椎，游离端位于前、中斜角肌之间。压迫臂丛神经，发生颈肋综合综合征。第 1 肋畸形，同时伴前、中斜角肌肥大，腱样化，或附着部位异常，使斜角肌三角间隙变小，引起前斜角肌综合征。肋锁间隙狭窄，肩后伸牵拉时，锁骨下血管受挤压，引起肋锁综合征。上肢过度外展时，胸小肌外缘压迫锁骨下动脉，引起过外展综合征。

2.症状、体征 臂手广泛性疼痛、麻木，尤其尺侧。按压胸小肌，EAST 试验（屈肘 90°，外展、外旋肩关节 90°，握拳、伸开 3 分钟，手麻、发冷、无力症状复现或加重为阳性）诱发症状。

3.相关解剖 胸廓出口：锁骨下血管和臂丛神经通过颈腋管到达上肢。颈腋管近侧段为斜角肌三角和肋锁间隙，远侧段为腋段，其分界为第 1 肋骨的外侧缘。颈腋管的近侧段上界是锁骨和锁骨下肌肉；下界是第 1 肋骨；前内侧界是胸骨缘，胸锁筋膜和肋喙突韧带；后外侧界是中斜角肌和胸长神经。前斜角肌插入附着在第 1 肋骨的斜角肌结节，将肋锁间隙分成两部分，前部内有锁骨下静脉；后部内有锁骨下动脉和臂丛神经。远侧段是腋管，解剖结构有胸小肌，喙突，肱骨头。该区域也是潜在的神经血管受压区。胸廓出口综合征神经血管受压常发生在颈腋管的近侧段。

肋锁肌：该肌双侧均起自 4-6 肋的前端，双侧肌腹长度均为 7.3cm，左侧宽度为 2.7cm，右侧宽度为 3.5cm。左侧肌有两条肌腱，分别止于锁骨内侧端和胸骨柄，两肌腱的长度分别为 9.4cm 和 4.2cm；右侧肌腱的长度为 10.2cm，先止于胸骨柄，继而向上止于锁骨内侧端。在临床上，若实施乳腺癌根治术切除胸肌时，应考虑该肌存在变异的可能性。前斜角肌在 C3-C6 颈椎横突的前后结节均有起点，特别是在 C3、4 横突的后结节的起点，其中显著者形成一条肌束从 C5 神经根下方由后上向前下汇入前斜角肌肌腹。止点：第一肋骨上面的斜角肌结节。

中斜角肌起点：中斜角肌起于 C2-C6 或 C2-C7 横突的前后结节，在前结节的起点，有的位于结节顶部，有的位于结节中部，有的位于结节沟底前面，有的位于沟后侧。横突后结节均有腱性起点。止点：第一助骨上面，锁骨下动脉沟以后的部分。

后斜角肌（在中斜角肌的后方，可认为是中斜角肌的一部分）起点：自下 3 个颈椎（4-6 颈椎）横突的后结节，肌纤维斜向外下方。止点：第 2 肋骨外侧面中部的粗隆。

胸小肌部位：胸大肌深层。起点：第 3～5 肋骨前面。止点：肩胛骨喙突。

锁骨下肌：锁骨下肌是位于肩下部第一肋骨到锁骨拉伸的一小块肌肉，与胸大肌、胸小肌、锁胸筋膜共同形成腋窝前壁。正常人群中此肌肉可缺如，也可有两块。此肌在四脚行走时代起作用。直立行走后对人体功能作用不大。

小斜角肌肌纤维起自 C7 横突与第一肋内侧缘之间，止于斜角肌结节外侧后方，并且附着于胸膜顶。

斜角肌间隙：斜角肌间隙是指前、中斜角肌与第一肋之间形成一呈三角形的间隙。内有锁骨下动脉和臂丛通过，故临床上可将麻药注入此间隙，进行臂丛神经组织麻醉。当前斜角肌肥厚或痉挛可压迫臂丛，导致患侧肢体麻木、疼痛或运动障碍等，称“前斜角肌综合征”。

肋锁间隙：锁骨与第一肋骨之间的间隙较小，在解剖上是一个弱点，其间有通至上肢的神经血管束。如果锁骨或者第一肋骨有形态上的异常改变，会使锁肋间隙进一步变小，压迫其间的神经血管束所产生的症状，称为肋锁综合征。

4.触发点治疗 ①斜角肌；②锁骨下肌；③胸小肌；④大圆肌；⑤肩胛下肌；⑥前锯肌；⑦颈多裂肌；⑧肱三头肌；⑨尺侧腕屈肌；⑩指浅屈肌；⑪小指展肌（短屈肌）。

5.体会 任何使胸廓出口通道变狭窄的因素均可导致其间穿行的神经血管受压迫而产生症状，最易受压的部位：①斜角肌间隙；②肋锁间隙；③胸小肌后间隙。

附3：C5横突综合征

1.症状、体征 颈背部酸胀痛；颈肩背部不适（酸重为主），肩部无力，C6横突、T3-4棘突旁3厘米压痛（肩胛背神经卡压）；肩肘疼痛、手麻（C5-6脊神经卡压）；胸前不适、刺痛（胸长神经卡压）；患侧上肢酸胀痛、乏力冷麻（斜角肌病变）；运动性眩晕（椎体错位）；出汗、血压、心率异常（交感神经）。

2.针刀治疗 松解C5横突尖斜角肌。

四、脊髓型颈椎病

1.症状、体征 临床表现因病变脊髓被侵袭的程度、部位和范围而异。感觉障碍多不规律，手臂的麻木多见，但客观上浅痛觉障碍与病变所支配皮节不一定对应，深感觉少有受累者，可有胸或腹束带感，此时常伴有腹壁反射增强。

手笨拙，无力，表现为写字、系鞋带纽扣、用筷子等精细动作困难，随病情发展可有手内在肌萎缩，可出现上位其他上肢肌力减退。Hoffmann征（霍夫曼征）多显示阳性，可有反向桡反射，即敲击肱桡肌腹或肱二头肌腱致手指快速屈曲，与Hoffmann征阳性意义相同，或出现更早。

下肢多表现为肌张力不同程度的增高和肌力减损，膝反射和跟腱反射活跃、亢进，出现踝阵挛、髌阵挛、Babinski征呈阳性。肌张力增高，腱反射亢进导致走路不稳，如踩厚地毯或棉花感，尤其快走易跌倒、步态蹒跚、可出现痉挛步态。

2.病因病机 椎间盘变性，高度下降和周缘突出，椎间盘后部被覆的后纵韧带的增厚骨化，椎体边缘骨质增生，相应椎板间黄韧带及椎间关节应力增加，韧带关节囊增厚，弹性减少，造成椎管径线减少，尤其是前后径，即矢状径的减少构成了脊髓压迫症的静态因素。动态性因素主要是指颈椎的伸屈活动加重脊髓的应力、变形。颈椎伸展时，椎管长度缩短，脊髓松弛，脊髓组织变“短粗”，截面积增大，黄韧带自侧后方折入椎管，纤维环及被覆的后纵韧带后突，脊髓受压增加；颈椎屈曲时，椎管拉长，脊髓变扁、变宽，弓弦作用使其前移，椎管前方之骨赘和突出的椎间盘组织抵压脊髓，加重脊髓损害。脊髓的功能障碍病理在于脊髓受压和脊髓血供障碍所致，脊髓内神经纤维数量减少，轴浆流阻断、扭曲变形，脱髓鞘变化，神经细胞坏死，凋亡，脊髓炎症缺血等，少有胶原增生、瘢痕形成或囊性变。

3.触发点治疗 ①颈8针；②颈多裂肌；③相应肌群。

4.针刀治疗 ①C1横突尖；②C2棘突至横突（排切）；③C2-7棘间韧带、关节囊。

顾雪忠老师经验：以四肢乏力、麻木、下肢发飘为主的患者，往往为脊髓型颈椎病，应慎重接诊。一部分针刀治疗有效，极少部分在针刀治疗过程中病情加重。对于伴有枕颈部软组织损伤者，即用手触摸压痛明显，肌肉紧张明显者，针刀治疗往往有较好的疗效，可用“9点”针法为主进行松解，加用“3

点”针法及横突松解术。

对于肌肉痿软无力，而骨关节增生明显，椎管狭窄者，往往预示针刀治疗的效果不是太理想，可用“9 点”针法Ⅱ式作尝试治疗，针刀松开棘间韧带，黄韧带及关节囊，观察是否见效。

5.体会　黄韧带增厚节段的下一椎板上缘骨面黄韧带不全松解（黄韧带厚度的 1/2），再行重量 15～20kg、前屈 15° 角的持续牵引 5 分钟，间歇 2 分钟，3 个反复即可，使得黄韧带拉长变薄，相对狭窄的椎管矢状径增大，被挤压的硬膜囊解除压迫或压迫得到缓解，则症状减轻或消失。

五、椎动脉型颈椎病

1.症状、体征

1）颈椎病的一般症状：如颈痛、后枕部痛、颈部活动受限等。如波及脊髓或脊神经根，则出现相应的症状。

2）椎-基底动脉供血不全症状：①偏头痛：以颞部为剧，多呈跳痛或刺痛。②迷路症状：主要为耳鸣、听力减退及耳聋等症状。③前庭症状：主要表现为眩晕。④记忆力减退。⑤视力障碍：出现视力减退、视物模糊、复视、幻视及短暂的失明等。⑥精神症状：以神经衰弱为主要表现，多伴有近事健忘、失眠及多梦现象。⑦发音障碍：主要表现为发音不清、嘶哑及口唇麻木感等，严重者可出现发音困难，甚至影响吞咽。⑧猝倒：在某一体位头颈转动时，突感头昏、头痛，双下肢似失控状发软无力，随即跌（坐）倒在地。

3）自主神经症状：临床上以胃肠、心血管及呼吸系统症状为多，个别病例可出现瞳孔缩小、眼睑下垂及眼球内陷等。

2.病因病机　枕下三角肌群损伤是引起椎动脉型颈椎病的一个十分关键的因素：枕下三角由头下斜肌、头上斜肌、头后大直肌构成三边，其上覆盖头半棘肌，其下由寰枕后膜、寰枕后弓构成。椎动脉经 C1 后弓表面的沟槽横越其底部，枕大神经跨越三角顶部。头后大、小直肌和头半棘肌主管颈的伸直，头上、下斜肌和头颈夹肌主管颈的旋转。点头、抬头主要发生在寰枕关节，头的旋转则在寰枢关节。如枕下肌群长期处于被动牵拉、紧绷状态，就会发生累积性损伤，组织的粘连、挛缩对经过的神经、血管可产生直接的刺激和压迫，引起椎动脉的收缩、管径变小，出现椎-基底动脉供血不足的症状。

3.触发点治疗　①颈 8 针；②颈后肌；③椎枕肌；④颞肌；⑤内收肌（筋膜链理论）。

4.针刀治疗　①颈椎病基础治疗；②C1 横突尖；③C2 棘突。

顾雪忠老师经验：一般诊断为交感神经型颈椎病或者椎动脉型颈椎病，也可统称为枕颈综合征，以枕颈交界处的病变为主，引起一系列影响交感神经和椎动脉为主的临床表现。

治疗以松解枕后部为主，先行“T”型松解术：项线间（项线间枕外隆突下 2cm、旁开 2. 5cm 或再旁开 2. 5cm 选点）、项韧带（C2-7 棘突选点），配合“3 点”针法，再颈 2 棘突及两侧椎板，再加颈 1、颈 2 横突，有时可加用朱氏“9”针法松解术。①若伴记忆力下降者——百会、四神聪针刀刺激松解。②针刀治疗结束后，环枕关节、环枢关节的手法复位尤为重要。

六、交感型颈椎病

1.症状、体征　多数表现为交感神经兴奋症状，少数为交感神经抑制症状。

1）交感觉神经兴奋症状。

（1）头面部症状：①头痛：头疼和偏头痛，部位主要位于枕部和前额，性质为钝痛；②头晕：常伴有头晕、头脑不清、昏昏沉沉；③神经症群：记忆力减退、失眠、多梦。

（2）五官症状：①眼部：视力模糊、视力减退、眼球胀痛、瞳孔扩大、眼睑无力或眼裂变宽。②耳部：听力减退或耳聋。③鼻咽喉部：鼻咽部不适、疼痛、流涕、声嘶甚至失音、咽喉不适、发干、异物感。

（3）周围血管症状（血管痉挛症状）：肢体发冷、远端苍白、发木（呈间歇性）。

（4）心脏症状：心悸、阵发性心动过速、心律失常、心前区疼痛。

（5）血压异常：血压升高。

（6）括约肌症状：主要抑制膀胱收缩，表现为无尿或者少尿。

2）交感神经抑制症状（副交感神经兴奋症状）

（1）头部症状：①头昏眼花、头沉；②面部：发热、充血、麻木等。

（2）五官症状：眼睑下垂、眼球内陷、瞳孔缩小、流泪、鼻塞、流涎。

（3）周围血管症状（血管扩张症状）：指端发红、发胀，或有烧灼感、怕热喜冷、项胸背亦可有灼热感。

（4）心脏症状：心动过缓。

（5）血压异常：低血压。

（6）出汗异常：无汗或少汗，多在夜间或晨起时较重。

（7）括约肌症状：急性发作前有尿频，尿急，排尿不尽，发作过后症状消失。

体征较少，一般查体颈部可扪及棘突、横突旁肌及肩胛上区等部位僵硬及压痛。屈颈试验及臂丛牵拉试验可为阳性，可能有颈部屈伸或旋转时活动受限。

2.相关解剖 神经系统分为中枢神经和周围神经。中枢神经分为脑和脊髓，脑包括端脑、间脑、脑干、小脑；间脑包括丘脑、丘脑下部和延髓；脑干包括脑桥和中脑。整个中枢分为躯体神经和内脏神经，躯体神经分布到骨骼肌和皮肤，内脏神经只分布在内脏、心血管平滑肌和腺体。内脏神经可以分为内脏运动神经和内脏感觉神经，其中内脏运动神经是指能够调节内脏、心血管平滑肌的运动和腺体的分泌的神经，通常不受人的意志控制，又称自主神经（植物神经），内脏运动神经分为交感神经和副交感神经（多数内脏器官同时接受交感和副交感神经的双重支配）。躯体运动神经由脊髓前角的前根发出传出神经，直达效应器（骨骼肌）；而内脏运动神经由脊髓灰质中间外侧核经前根发出，中间间隔一个神经节，在此节换元后发出节后纤维，到达效应器（心血管平滑肌和腺体）。

交感神经的低级中枢：节前神经元位于脊髓 T1-12、L1-3 灰质侧角内的中间带外侧核，自此核发出节前纤维经前根而出。

交感神经节包括椎旁神经节和椎前神经节，节前神经元、节前纤维和节后神经元及节后纤维。

（1）椎旁神经节又称交感干神经节：一侧大约 19 到 24 个，由节间支串连构成左右成对的交感神经干。椎旁神经节上起于颅底，沿脊柱两旁排列，下端直达尾骨。

（2）椎前神经节：位于脊柱的前方，与椎旁节距离较近，彼此之间由丰富的纤维连接。包括腹腔神经节、主动脉肾神经节、肠系膜上、下神经节等，分别位于同名动脉根附近。

（3）节前纤维三种去向：①终止于相应的椎旁神经节，于此交换神经元。②先至相应的椎旁神经节，在交感神经干内上行至颈部或下行至骶部，在高位或者低位的神经节终止和换元。③穿经椎旁神经节未换元，直达椎前神经节终止并换元。

（4）节后纤维的三种去向：①由灰交通支返回脊神经，随脊神经分布到不同节段的皮肤血管、汗腺及竖毛肌等。②缠绕动脉随其分支走行，最终至动脉营养的器官。③由神经节发出节后纤维直达靶器官。

颈交感神经干位于颈部脊柱前方，颈血管鞘后方，头长肌和颈长肌的浅面，椎前筋膜深处，左右各一个，呈对称存在，颈交感干分为颈上、颈中、颈下 3 个神经节，有时也存在椎动脉神经节。各交感神经节除发支攀附动脉表面组成动脉丛，也发支组成一些重要神经丛。

（1）颈上神经节：位于 C2-3 横突孔前，是颈神经节中最大的一支，多呈梭形，其前面为颈鞘。其主要分支有灰交通支、颈内动脉神经、颈内静脉神经、颈外动脉神经、心上神经、喉咽支。①支配上部颈脊柱的韧带和骨骼的灰交通支至上 4 对颈神经，随其分支分布到颈部皮肤的血管、立毛肌和汗腺。②自节上部发颈内动脉神经至颈内动脉，形成颈内动脉丛（颈内动脉周围的交感神经，伴随动脉的分支，分布到眼神经，支配扩瞳肌和上睑的平滑肌，可出现眼部发干，发涩感）。③由节下端发颈外动脉神经至颈外动脉，形成颈外动脉丛，并伴颈外动脉分支，形成各动脉支的同名丛。④发出颈静脉支随颈内静脉经颈静脉孔连于舌咽神经和迷走神经。⑤自颈上神经节发出喉咽支后进入咽壁，与迷走神经和舌咽神经的咽支组成咽丛。⑥自节的下段发心上神经，沿颈总动脉后方入胸，加入心丛。

（2）颈中神经节：由 C4-5 交感神经节合并而成，位于 C6 横突水平，它是颈交感神经节中最小的一个，呈圆形、三角形、棱形或星形，有时可缺如。其主要分支有灰交通支、心中神经、甲状腺下支。①该节发灰交通支至 C5、6 神经，随其分支分布到颈部皮肤的血管、立毛肌和汗腺。②节中分出甲状腺下支后，呈丛状缠绕甲状腺下动脉，分发至甲状腺。③还分出心中神经（心神经中最粗大者）入胸腔加入心丛。

（3）颈下神经节：是由 C6-8 颈交感神经节合并而成，位于 C7 横突与第 1 肋骨颈之间，约 63%～80%者与 T1 神经节合并为星状抻经节，分支有交通支、心下神经、锁骨下动脉分支。星状神经节与颈中节之间有两条节间支相连。①发灰交通支至 C7、8 神经和 T1 神经，随其分支分布到相应部皮肤的血管、立毛肌和汗腺。②自节内经锁骨下动脉后方发出心下神经，与迷走神经的心支入胸腔加入心丛。③发出锁骨下动脉分支，围绕锁骨下动脉形成锁骨下动脉丛，随动脉分布到上肢。

（4）椎动脉神经节：出现率为 74%，位于颈中、下神经节之间，椎动脉根部的前方，有时和颈中神经节合并，发出纤维多与星状神经节及锁骨下神经相连。①灰交通支与 C4-5 脊神经相连，随其分支分布到颈部皮肤的血管、立毛肌和汗腺。②由其或者星状神经节发出椎动脉神经行成椎动脉丛可延伸至基底动脉和大脑后动脉（椎动脉周围的交感神经进入颅内后伴随迷路动脉，分布于耳，出现耳鸣，听力减退）。

3.发病机制　目前主要存在三大假说，分别是交感神经受刺激说、椎间盘炎性因子说和椎动脉受刺激说。

（1）交感神经受刺激说：颈椎骨质增生、颈椎退行性变、颈椎间盘突出、颈椎不稳学说及椎间隙变窄等病变可直接压迫、刺激颈部交感神经而产生交感神经功能紊乱的症状；颈椎后纵韧带上分布有密集的交感神经节后纤维，且与颈交感神经节具有一定传导通路，正是由于交感神经节后纤维受刺激才产生一系列交感神经症状。

（2）椎间盘炎性因子说：退变的颈椎间盘可产生炎性因子，刺激了外层纤维环和后纵韧带中的交感神经末梢或刺激到交感神经节，从而引起颈部交感神经兴奋。

（3）椎动脉受刺激学说：交感神经主要集中于椎动脉后内侧，紧邻钩椎关节，当颈部外伤、颈椎失稳、钩椎关节的增生以及寰椎的椎动脉沟环对椎动脉的机械性挤压或刺激时，均可激惹椎动脉壁上的交感神经，引起相应症状。

4.诊断

（1）常规颈椎病症状：如颈项部僵硬、疼痛，活动不利等。

（2）交感神经受刺激或抑制的症状：且症状的产生与颈部症状保持一致。

5.触发点治疗 ①颈8针；②斜角肌；③胸锁乳突肌；④椎枕肌；⑤颈后8针（颈后肌群）。

6.针刀治疗 ①颈椎病基础治疗；②C2-6前结节。

7.体会 ①进针时需谨慎，避开颈部血管，不要直接刺激交感神经节，针刀松解颈椎前结节的筋膜、斜角肌起点即可。②针后，配合手法矫正颈椎小关节错位，疗效更好。③牵引治疗可减轻椎间盘压力，使椎间隙、椎间孔和钩椎关节得到扩大，同时还能稳定颈椎，使得颈椎内平衡得到恢复。更重要的作用是使椎间盘、钩椎关节内的交感神经纤维减少压迫和刺激，从而有利于功能的康复。④必要时，可行交感神经节阻滞治疗：一般对星状神经节进行阻滞（可使交感神经的节前纤维和节后纤维受到阻滞，从而使其支配区域的肌肉收缩、血管运动、腺体分泌等受到抑制；调节自主神经系统的平衡，改善大脑血液循环，改善临床症状）。⑤最后可行颈前入路脊髓减压，可获优良效果（MRI：脊髓存在明显压迫，并且大多压迫来自于前方的椎间盘或推体后缘的骨刺以及骨化的后纵韧带）。

第三节　肩部功能障碍与损伤常见类型

一、冈上、下肌损伤

冈上、下肌受肩胛上神经（C5-6）冈上肌支支配，其末梢紧贴骨面，触发点形成后，肌紧张带使得肌挛缩，压迫神经末梢，产生剧烈疼痛。

（1）冈上肌损伤的症状、体征：肩上、外侧钝痛，可放射至上臂外侧，主要以外展时诱发，通常夜间加重。钙化性肌腱炎可引起灼热性疼痛。肱骨大结节或肩峰下压痛；疼痛弧（60～120°，冈上肌腱被挤压在肩峰与肱骨头之间）；抵抗外展15°疼痛（冈上肌肌腱试验+）。

（2）冈下肌损伤的症状、体征：①冈下窝、肱骨大结节酸胀疼痛或有麻木感；②冈下肌可及多个压痛点或条索状硬结；③患肢内收位主动外展时，疼痛加剧或根本不能完成此动作（图2-3-1）。

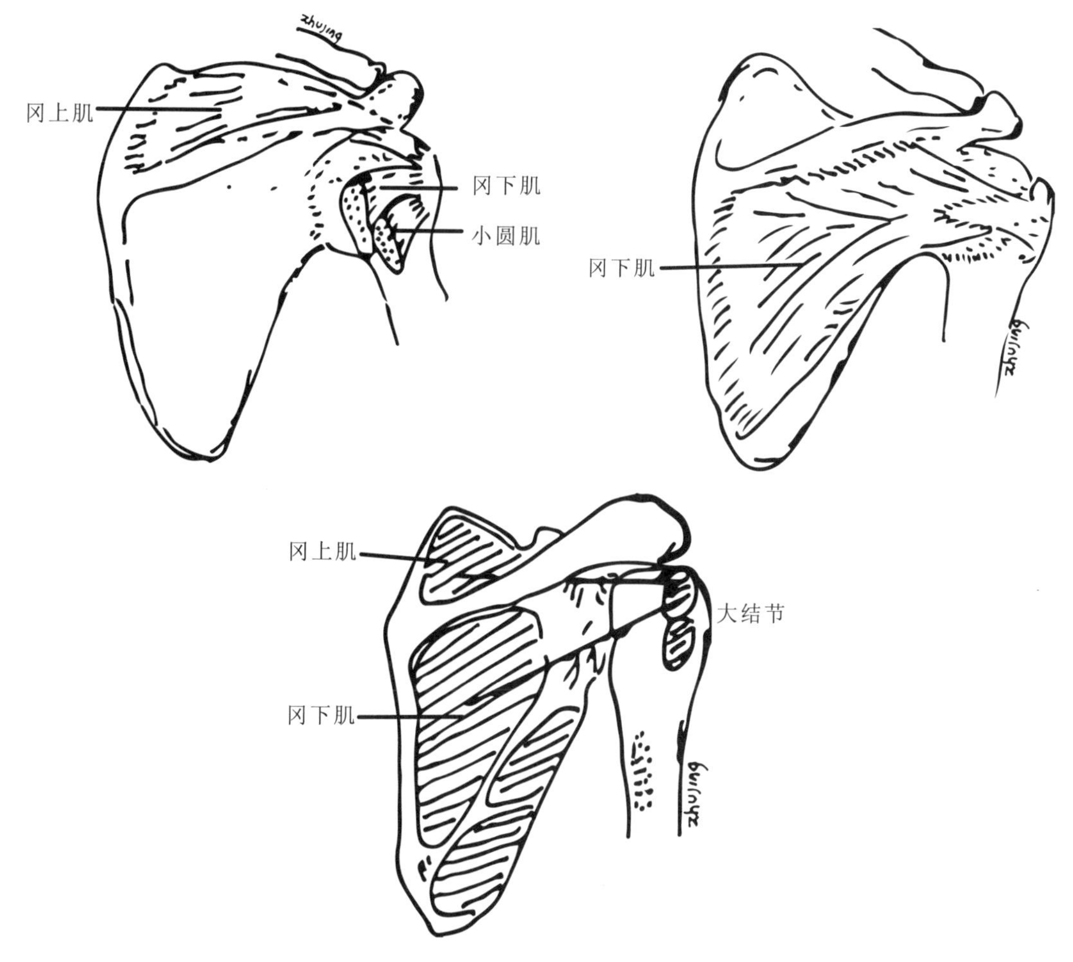

图 2-3-1　冈上肌、冈下肌解剖与起止点示意图

（3）触发点治疗：①冈上肌（肌-腱移行部）；②冈下肌；③C4-7 多裂肌；④C4-7 横突尖（斜角肌）。

肩胛骨中区有的菲薄成空洞样缺损，应引起重视。

附：肩胛上神经卡压综合征

1.症状、体征　颈肩背部不适，酸胀钝痛且部位不清，夜间尤甚，可沿肩肱后放射至手。肩胛冈上下窝压痛，肩关节活动受限（外展及外旋无力、上举困难），被动活动正常，上臂交叉试验阳性。

2.相关解剖　臂丛上干神经发出的 C5、6 脊神经组成。与肩胛上动静脉一起循行，穿肩胛切迹，与肩胛上静脉一起走行，分成 2 支：较大的一支向内侧转，支配冈上肌；较小的一支支配冈下肌、三角肌下滑囊。

3.针刀治疗　①松解冈上肌；②松解肩胛切迹横韧带（超声引导下操作：精准、安全、效果好）。

二、肩周炎

（一）病因病机

1.关节和韧带结构紊乱　关节盂小，肱骨头大，肩周韧带结构薄弱，关节囊松弛——具有极大的不稳定性，不稳定则易损伤，易形成软组织广泛粘连。

2.自主神经功能和内分泌功能紊乱 更年期性自主神经系统和内分泌系统功能发生紊乱，使血液循环减慢，部分毛细血管网关闭，血液供应差，导致肩部软组织新陈代谢减退，出现退行性变。此时再有任何伤害性刺激作用于肩部，均可导致泛发性的炎症和变性，出现炎性渗出，纤维组织增生和导致组织间粘连，进一步继发疼痛性挛缩或废用性萎缩，表现为肩臂活动受限和肌肉萎缩。女性易患本病是因为雌性激素、孕激素（对韧带、肌腱等软组织的调节具有重要作用）水平急剧降低，会导致高密度脂蛋白（代谢多余血脂）水平的下降，会导致血脂沉积在血管内壁，尤其容易沉积在受过风寒、得过炎症的关节组织内，造成关节组织的血管阻塞、气血不通，并加重炎性反应，导致疼痛。

3.C4-T1 节段异常 C4-T1 节段的多裂肌、斜角肌触发点形成，造成相应椎体移位，压迫、刺激交感神经、脊膜返支的运动根，导致肩部肌群运动功能障碍，肌营养不良而出现肌萎缩。

（二）相关解剖

1）附着肩胛骨：菱形肌，肩胛提肌，斜方肌，前锯肌，胸小肌，锁骨下肌。

2）附着肱骨：胸大肌，背阔肌，大圆肌。

3）连接肱骨与肩胛骨：小圆肌，冈下肌，冈上肌，肩胛下肌，三角肌，喙肱肌，肱二头肌，肱三头肌。

4）控制肩胛骨的肌肉：①上提肩胛骨：上斜方肌、肩胛提肌、菱形肌。②下降肩胛骨：下斜方肌、背阔肌、胸小肌、锁骨下肌。③后缩肩胛骨：菱形肌、中下斜方肌。④前拉肩胛骨：前锯肌（唯一前伸肩胛骨肌肉）⑤外旋肩胛骨：上斜方肌、下斜方肌、前锯肌。⑥内旋肩胛骨：肩胛提肌、菱形肌、背阔肌、胸小肌。

5）盂肱关节周围肌群

（1）上举（肱骨外展或前屈、肩胛骨上回旋）：①肱骨外展：三角肌中束、冈上肌。②肱骨前屈：胸大肌锁骨部、三角肌前部、喙肱肌、肱二头肌长头。③肩胛骨上回旋：上斜方肌、下斜方肌、前锯肌。

即三角肌前中束、胸大肌锁骨部、肱二头肌长头、喙肱肌、冈上肌、上下斜方肌、前锯肌。

（2）搭肩（肱骨前屈和内收、肩胛骨前移）：①肱骨前屈：胸大肌锁骨部、三角肌前部、喙肱肌、肱二头肌长头。②肱骨内收：三角肌前束、后束、背阔肌、胸大肌、喙肱肌、大圆肌、肱三头肌长头。③肩胛骨前移：前锯肌。

即三角肌前束、后束，胸大肌锁骨部、肱二头肌长头、喙肱肌、大圆肌、肱三头肌长头、背阔肌、前锯肌。

（3）摸背（肱骨后伸和内旋、肩胛骨下回旋）：①肱骨后伸：肱三头肌长头、三角肌后束、冈下肌、小圆肌、背阔肌。②肱骨内旋：胸大肌、三角肌前束、大圆肌、背阔肌、肩胛下肌。③肩胛骨下回旋：肩胛提肌、菱形肌、背阔肌、胸小肌。

即三角肌前、后束，大、小圆肌，肱三头肌长头、背阔肌，胸大肌、肩胛下肌、肩胛提肌、菱形肌、胸小肌。

肩关节上举、后伸、搭肩所涉及的肌肉如下：①.三角肌（前中后束）、胸大肌（锁骨部）、胸小肌、肱二头肌长头、喙肱肌。②肩胛提肌、冈上肌、大小圆肌、菱形肌。③肱三头肌长头、上下斜方肌、背阔肌。④肩胛下肌、前锯肌。

盂肱关节的神经支配：盂肱关节的运动和感觉支主要来自 C5、C6 水平；盂肱关节囊主要由肩胛上神经（C5、C6）和腋神经（C5、C6）支配（图 2-3-2）。

肩关节复合体主要由肱骨，肩胛骨，锁骨和胸骨组成。分别构成盂肱关节，肩锁关节，胸锁关节和肩胛胸壁关节。肩胛胸壁关节的稳定性是肩关节灵活运动的根基，其灵活性又是肩关节灵活性的一个重要组成部分。临床治疗肩关节活动受限时，评估肩胛胸壁关节动作的质与量及附着在肩胛骨上的肌肉的功能状况也是必不可少的环节。

肌肉之间形成了交错复杂的力线关系，共同使肩关节完成各类复杂的动作。上斜方肌、下斜方肌、前锯肌形成力偶关系；胸小肌、斜方肌下束、菱形肌、前锯肌形成交叉力线关系。

多半的症状、疼痛都体现在肩外展。

①肩外展的整个过程中，肩锁关节基本全程协作，肩锁关节的上下旋转给肩胛骨与胸廓之间的最大活动性提供了支持。它的损伤会产生肩锁关节囊的经常不适，并且在肩外展的最后阶段常产生卡顿或疼痛。②肩峰撞击综合征典型疼痛孤：外展＜60°，无痛；60～120°，疼痛；＞120°以上疼痛消失。一个原因是肱骨滚动过度，没有滑动；另一个原因是肱骨在盂肱节律的规则里运动量过大。③外展＜30°，肩胛骨不启动；＞30°，启动。在肩胛骨的最后阶段，其下角与胸廓侧中线齐平。

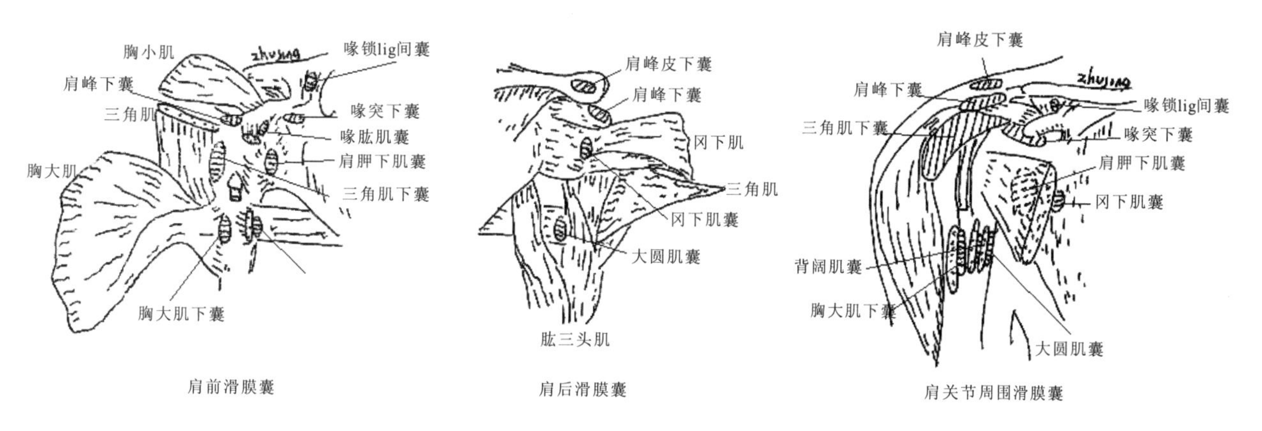

图 2-3-2 肩滑膜囊结构示意图

（三）触发点治疗

肩周炎 3 部曲（黄强民老师首提）：①侧卧，肩胛提肌、菱形肌、冈上肌、肱三头肌，冈下肌、三角肌后束、小圆肌（肩外旋痛）。②仰卧，肩胛下肌、大圆肌、背阔肌。③仰卧，前斜角肌、三角肌前束、喙肱肌、胸大/小肌。

（1）颈部深层。

（2）枕下肌群。

（3）臀旁侧。

（4）内收肌（跗骨窦）。

（5）腰骶后部。

（6）前锯肌。

（7）腹外斜肌。

（8）下斜方肌。

（9）上胸段。

（四）针刀治疗

1）上举困难

（1）前部肌群：三角肌前中、束，胸大肌锁骨部、喙肱肌、肱二头肌（长、短头腱）。

（2）后部肌群：上、下斜方肌，冈上肌，背阔肌（止点）及前锯肌（往往被遗漏、忽视）。

2）外展困难：①肩胛提肌、冈上肌、三角肌中束、肱二头肌长头、喙肱肌。②肩峰下滑囊（弹响肩胛）、三角肌滑囊。

3）后伸摸背困难

（1）前部肌群：三角肌前、后束，胸大、小肌，肱二头肌（长、短头腱）。

（2）后部肌群：肩胛提肌、菱形肌、冈下肌，大、小圆肌，肩胛下肌、肱三头肌长头、背阔肌。

（3）双 2（C2 横突、肋 2）。

4）搭肩困难

（1）前部肌群：三角肌前束、后束，胸大肌锁骨部、肱二头肌长头、喙肱肌。

（2）后部肌群：大圆肌、肱三头肌长头、背阔肌、前锯肌。

（五）体会

1）肩胛下肌是肩周炎发病的最重要肌肉（摸后枕部、后伸摸背困难）。

（1）肩胛下肌内侧针法：俯卧位，患肢尽量做摸脊动作使肩胛骨向后翘起（术者可下压患者肘关节），从翘起的肩胛骨旁平刺进针，针尖斜向肩关节方向，紧贴肩胛骨前面刺入 1. 5～3 寸。

（2）肩胛下肌外侧针法：仰卧位，患肢尽量外展上举或将手置于头后，从腋窝内后壁循肩胛骨前缘进针，向内后上方紧贴肩胛骨面刺入 1. 5～3 寸。

（3）肩胛下肌止点针法：肱骨小结节压痛处。

2）肱二头短头、长头腱的病变是肩关节疼痛、肌无力、关节制动的重要原因。

3）喙突下滑囊炎临床发病率极高，也是冻结肩的重要因素。

4）肩峰下滑囊（弹响肩胛）、三角肌滑囊的松解对肩关节深部及肩外侧疼痛有很好的效果。

5）背阔肌持续性收缩使肱骨内旋，导致盂肱关节功能障碍。治疗点选择：T7-12，L 1-S4 棘突（背阔肌起点）、肩胛下角。

另外，上举不能，处理了相关肌群，仍然不能全好，可以考虑背阔肌在下 4 肋面上的附着点及移行部（侧卧，患肢上举）。还不能完全好，考虑后肩关节囊松解。

6）侧卧时，肩关节疼痛——松解三边孔、四边孔。

7）糖尿病、甲亢患者需积极治疗原发病。

8）自然转归期为 6～24 个月。

9）与颈椎病的关系密切（病人可以没有任何颈部症状，颈部的治疗不能遗忘，尤其 C 4-7 后结节）。

两个月迅速出现的冻结肩一定要考虑颈部软组织损害。肺尖部肺癌、肝癌亦可引起类似肩周炎的症状要注意鉴别诊断，临床上并非少见。

10）解剖注意事项：喙突内下，臂丛神经、腋动脉；三角肌肱骨外科颈，腋神经；三角肌下端后侧缘，桡神经。

11）关节囊松解很重要（顾雪忠）

（1）前侧：喙突外（或小结节内侧）排切，1～2cm长度，进关节腔。

（2）外侧：肩峰下、大结节之间（前、外、后弧形3点，扇形横切，进关节腔）。

（3）后侧（上举至150度左右，不能再上举）：肩峰最外侧，向内向下2cm，松解肱骨头与肩关节盂之间的关节囊，排切1cm，进关节腔。

术后，侧卧位，上臂贴耳，上举位，牵拉一下；前臂后伸摸背姿势，医者一手扶持患肩，一手拉腕关节，贴背部过度后伸一下即可。

12）冈上肌、肩胛下肌激痛点及肩胛下囊（非常靠近肩胛下肌肌腱肱骨附着处）的黏连很可能是黏连性肩关节炎的一个主要原因。

附1：无功能障碍肩痛

1.触发点治疗　①颈部深层；②枕下肌群；③上胸段；④腰骶后部；⑤内收肌（跗骨窦）；⑥臀旁侧（臀内侧臀大肌）；⑦斜角肌；⑧腹直肌；⑨腹外斜肌；⑩四边孔；⑪锁骨下肌；⑫冈下3肌。

备注：腋神经损伤——肩外展障碍，前伸高举正常。

附2：肱喙冲击症

1.症状、体征　肩痛（夜间为重），患侧卧位疼痛加剧。肩关节被动活动时，可闻及明显的捻发音。压痛范围主要在肩峰前下至肱骨大结节区域。

肱喙冲击试验：患肢前举至水平位，极度内收（肱骨头挤向喙突），挤压病变部位引起疼痛（肩关节伸、屈限制轻微）。

2.针刀治疗　①肩峰；②肱骨头；③喙突。

备注：仰卧，患肢外展，助手将患肢向外拉展（外展外旋——使肱喙间隙增宽，拉紧肱喙韧带）

附3：肩四边孔综合征

1.症状、体征　①肩部不适、肩部疼痛、肿胀、困乏无力，肩主动或被动外展均可加重症状；②外展、上举受限；③肩后外侧、三角肌及上臂后外侧皮肤麻木/不同程度萎缩；④四边孔处有固定压痛。

2.病因病机

（1）肩部外伤后遗：肩部被牵拉、撞击或跌伤致肩部严重损伤后，可使四边孔周围的组织发生创伤性炎症，而修复不全后会产生粘连、瘢痕等病变；另一方面，四边孔处小血管尤其小静脉很多，创伤后机化等原因易形成瘢痕粘连，致使四边孔变小并压迫腋神经。

（2）慢性劳损：肩关节过度劳作、运动（或使用腋杖等），腋神经受到反复摩擦，造成慢性损伤，致局部（包括四边孔的软组织和神经本身）充血、水肿，以致形成粘连或瘢痕，压迫腋神经（图 2-3-3）。

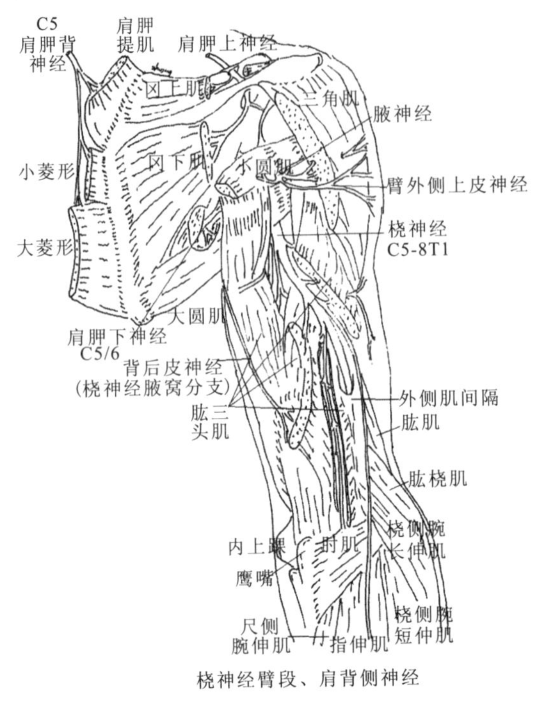

图 2-3-3　桡神经臂段与肩部背侧面神经示意图

3.触发点治疗　①大圆肌；②小圆肌；③肱三头肌长头；④肱三头肌外侧头。

4.针刀治疗　大圆肌（肩胛骨下角、小结节嵴）；小圆肌（肩胛骨外缘、大结节附着）

三、肩前痛

1.触发点治疗　①冈下肌、冈上肌；②三角肌（前束，后束起止点：肩胛冈下缘、三角肌粗隆）；③胸大、小肌；④肱二头肌；⑤喙肱肌；⑥肱肌；⑦肩胛下肌；⑧斜角肌；⑨锁骨下肌；⑩背阔肌。

附 1　肩峰撞击综合征

1.症状、体征　肩峰、大结节前方疼痛。疼痛弧（90～120°）、撞击试验+。

2.病因病机　喙肩弓、近端肱骨间空间减小，肩袖、肩峰下滑囊、肱二头肌腱在肱骨头、肩峰或喙肩韧带之间受压形成。①结构性因素：肩袖肌腱增厚、滑囊发炎、钩状肩；②功能性因素：肩袖萎缩、肩胛骨失稳、胸椎后凸畸形、肌肉失调。

3.触发点治疗　①上斜方肌；②肩胛提肌；③大圆肌；④背阔肌；⑤肩胛下肌；⑥三角肌（外、前束）；⑦冈上肌；⑧肱二头肌。

附 2　肱二头肌长头腱肌腱炎

1.症状、体征　①肩前疼痛（尤其肱骨大小结节间沟间），压痛明显；②屈肘，内外旋疼痛加剧；肘伸直、前臂旋后、抵抗肩部前屈、抵抗旋后疼痛；③上肢后伸、摸背明显受限。

附 3　肱二头肌短头损伤、喙突下滑囊炎

喙突下滑囊炎临床发病率极高，也是冻结肩的重要因素。

1.症状、体征　①上肢后伸、摸背及上举受限；②喙突明显压痛。

四、肩外侧痛

1.触发点治疗　①冈下肌；②斜角肌；③外三角肌；④冈上肌。

附 1　肩峰下滑囊炎

1.症状、体征

（1）一般症状：疼痛、运动受限和局限性压痛是肩峰下滑囊炎的主要症状。疼痛为逐渐加重，夜间痛较著，运动时疼痛加重，尤其在外展和外旋时（挤压滑囊）。疼痛一般位于肩部深处，涉及三角肌的止点等部位，亦可向肩胛部、颈部和手等处放射。

（2）局部症状：肩关节、肩峰下、大结节等处有压痛点，可随肱骨的旋转而移位。当滑囊肿胀积液时，整个肩关节区域和三角肌部均有压痛。为减轻疼痛，患者常使肩关节处于内收和内旋位，以减轻对滑囊的挤压刺激。随着滑囊壁的增厚和粘连，肩关节的活动范围逐渐缩小以致完全消失。晚期可见肩胛带肌肉萎缩。

2.针刀治疗　扇形切开滑囊，并通透剥离（超声引导下操作，精准，基本无副损伤；若同时伴有冈上肌腱钙化，一并治疗）。

附 2　三角肌损伤

1.症状、体征　①肩外侧痛，外展加重；②起止点压痛，肌腹可及多个压痛点或条索样硬。

五、肩后侧痛

1.触发点治疗　①斜角肌；②肩胛提肌；③后三角肌；④冈上肌；⑤大、小圆肌；⑥胸髂肋肌；⑦肩胛下肌；⑧上后锯肌；⑨背阔肌；⑩肱三头肌[1]；⑪斜方肌；⑫表浅脊柱肌群。

六、肩后下疼痛（肩胛下肌损伤）

1.症状、体征　肩前（肱骨小结节）典型疼痛，肩胛部沉重、酸痛、牵拉感，肩胛骨前与胸壁间疼痛不适，患者不能确切指出疼痛的部位，疼痛常向患侧胁肋部、肩后部及上肢后侧放射，常可伴有呼吸时牵拉不适感。上肢劳累、受凉则症状加重，严重者不能侧卧并影响睡眠。

俯卧位用手掌向前方按压患者的肩胛骨可有酸痛甚至响声，肩关节内收、内旋抗阻力试验阳性；患肢后背、被动后伸疼痛加剧；肩胛骨后翘时，术者用手指沿肩胛骨脊柱缘向前外侧抠压，肩胛骨的肋骨压痛明显。

①疼痛弧：附着点上侧损伤；②被动水平内收：喙突卡压引起（图 2-3-4）。

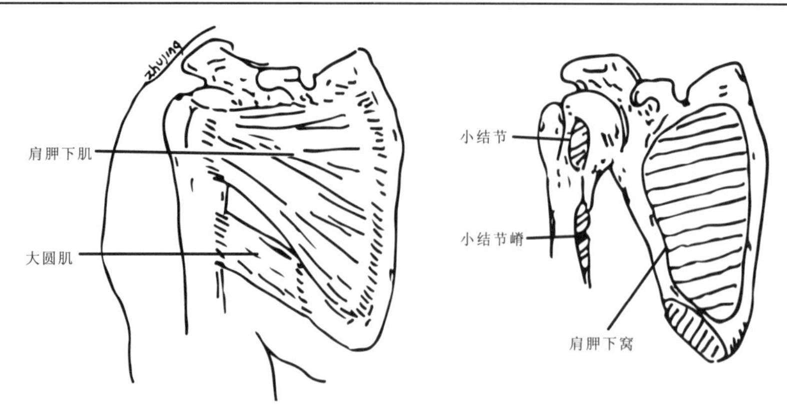

图 2-3-4　肩胛下肌与大圆肌解剖、起止点示意图

2.触发点治疗　肩胛下肌

3.针刀治疗

（1）俯卧，患肢做后伸摸背动作，医者用胸腹部下压患者肘部，使肩胛骨尽可能翘起，抠触激痛点，针刀松解。

（2）肱骨小结节（喙突外侧压痛点）

七、肩上方痛

1.肩锁关节后上区（巨骨穴）疼痛

1）触发点治疗

（1）斜方肌 3。

（2）斜方肌 6。

2.肩胛骨上方（肩井穴区）（肩胛提肌损伤）

症状、体征：①颈肩部酸痛不适，时常活动颈肩部；②肩胛内上角、C1-4 横突后结节、肌腹压痛或可及硬结、条索。

1）触发点治疗：

（1）斜方肌 3。

（2）肩胛提肌。

（3）颈后 8 针。

（4）后斜角肌（C3-5 后结节）。

2）针刀治疗：①C2（棘突-椎板-后关节-横突）；②肋 2：治疗体位——无枕、侧卧、立正式（手臂紧贴躯干）。超声引导下，操作更安全。

八、高低肩

较高一侧相关肌群紧张（头痛、颈肩酸痛），脊柱侧弯、骨盆倾斜、长短腿（低侧腰痛为主）

1.触发点治疗

1）高肩：①上斜方肌；②肩胛提肌。

2）低肩：①菱形肌；②腰方肌；③髂腰肌；④竖脊肌（多裂肌）；⑤背阔肌；⑥下后锯肌；⑦侧腹肌；⑧臀大、中、小肌；⑨阔筋膜张肌；⑩腘绳肌。

2.针刀治疗

1）肋 2 骨面。

2）C2（棘突-椎板-后关节-横突：排切）。

九、弹响肩

1.触发点治疗　①三角肌（外、前束）；②上斜方肌；③肩胛提肌；④大圆肌；⑤肩胛下肌；⑥冈上肌；⑦肱二头肌。

2.针刀治疗　①肩胛下肌滑囊；②肩峰下滑囊。

第四节　臂、肘常见功能障碍及损伤

一、上臂前侧疼痛

1.触发点治疗　①斜角肌；②冈上肌；③胸大肌（锁骨部）；④三角肌前束；⑤肱二头肌；⑥肱肌。

二、手臂前侧痛

1.触发点治疗　①斜角肌；②冈下肌；③肱二头肌；④肱肌；⑤三头肌；⑥冈上肌；⑦锁骨下肌。

三、手臂后侧痛

1.触发点治疗　①斜角肌；②三头肌；③后三角肌；④肩胛下肌；⑤冈上肌；⑥大圆肌；⑦小圆肌；⑧背阔肌；⑨上后锯肌；⑩喙肱肌。

四、桡神经卡压

桡神经在肱骨髁上 10cm 左右从后向前进入远端。在肱桡关节处分为深支、浅支。浅支为感觉支，经肱桡肌深面达前臂桡侧；深支为混合性神经，穿旋后肌两个头间至前臂后区，改名为骨间后神经。在肘下方 6～8cm 处出现在旋后肌中显露出来，再进行分支支配前臂诸伸肌（小指伸肌、尺侧腕伸肌、拇长展肌、拇长伸肌、食指伸肌）（图 2-3-4、2-4-1）。

1.桡神经的易卡压点　①三边孔（盂下结节、大圆肌、肱三头肌外侧头）；②桡神经沟；③旋后肌。

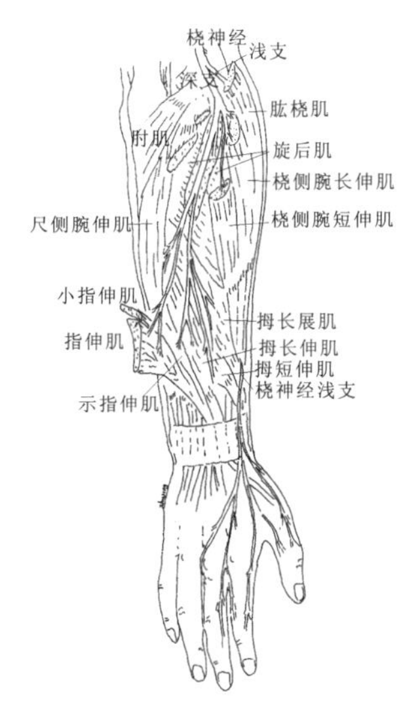

图 2-4-1　桡神经前臂段示意图

附：骨间后神经综合征

骨间后神经在旋后肌腱弓附近被卡压，以前臂伸肌功能障碍为主要表现。通常表现为骨间后神经支配的肌肉不完全麻痹，包括拇外展、伸直障碍，2-5 指掌指关节不能主动伸直及前臂疼痛。桡神经深支即在分支处被外侧肌间隔压迫，肱骨外上髁下 4cm 处。骨间后神经主要为运动支，主要症状为肌力减弱。

如果出现症状，则需要从压迫入口肌肉松解到压迫出口肌肉，即肱骨外髁上 5cm 至相应的出口肌，从肱桡肌、肱肌、旋前圆肌之间进行松解。肘部疼痛的主要激痛点分布如下：①旋后肌；②肱桡肌；③桡侧腕长伸肌；④肱三头肌；⑤冈上肌；⑥第四第五指伸肌；⑦肘肌；⑧胸大、小肌；⑨前锯肌；⑩上后锯肌；⑪肱肌；⑫肱二头肌。

五、肘关节外侧疼痛（肱骨外上髁炎）

1.症状、体征 ①局部疼痛，压痛明显（肱骨外上髁、旋后肌、桡侧腕长短伸肌，环状韧带、肱桡关节间隙等）；②前臂旋前疼痛加重；③Mills 试验、伸肌紧张试验+。

2.病因病机 ①桡侧腕短伸肌腱骨膜（撕裂：急性；疲劳、变性紊乱：慢性）；②颈源性压迫造成该病约占 60%～70%，故顽固性的必须考虑颈椎病变。倪家骧指出：颈神经根自椎间孔出椎管后，组成的臂丛对上肢疼痛具有重要意义。

3.相关解剖 外上髁在肘关节囊之外，其前外侧的浅压迹为前臂伸肌总腱的起始部。其上方（肱骨下段）从上向下，依次为肱桡肌腱、桡侧腕长伸肌腱、桡侧腕短伸肌腱的起始部；其下方为尺侧腕伸肌腱起始部。

4.神经支配 肱骨外上髁的神经支配主要有桡神经的前臂背侧皮神经及由桡神经分出的肘肌支的分支。

5.触发点治疗 ①旋后肌、旋前圆肌；②指伸肌（桡侧腕长、短伸肌，中、环指伸肌<肱骨外上髁与鹰嘴之间疼痛>）；③肱桡肌（肘伸不直，提重物痛）；④肘肌；⑤胸小肌；⑥肱二头肌；⑦喙肱肌、肱肌；⑧上后锯肌；⑨冈上、冈下肌；⑩小圆肌；⑪肱三头肌（肘外侧肌腹）；⑫斜角肌；⑬三角肌后外侧束（桡神经）；⑭颈部深层；⑮腰骶后部；⑯内收肌；⑰臀旁侧；⑱上胸段；⑲腹外斜肌；⑳臀大肌臀中肌交界。

备注：斜角肌、冈上肌、上后锯肌的关键激痛点可诱发桡侧、尺侧腕伸肌卫星激痛点。

5.针刀治疗 ①肱桡肌；②桡侧腕长伸肌；③桡侧腕短伸肌；④指总伸肌；⑤尺侧腕伸肌。

肱骨外上髁顶点处定 A 点，其远端 4cm 处定 B 点（桡侧腕长、短伸肌肌间隙——做伸指、伸腕动作，可定位），在 B 点下方定 C 点（桡侧腕短伸肌、指总伸肌肌间隙），针刀纵疏横剥（图 2-4-2）。

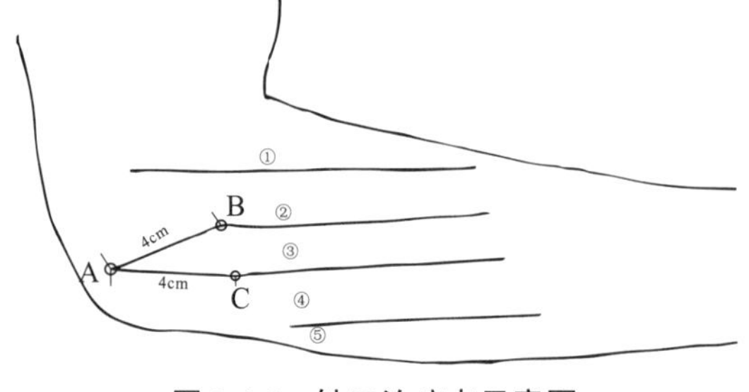

图 2-4-2　针刀治疗点示意图

（1）血管神经束卡压（旋后肌与肘肌之间的骨间膜神经血管束）：患肢屈肘，握拇握拳，腕背伸。助手与之对抗（使腕掌屈），医者仔细触摸伸肌总腱起始部，找到最痛点（条索、硬结最明显处），排切；退针至皮下（不出针），再找病灶，同法操作。

（2）臂丛卡压：先松解 T1、2 外口（上位棘突下缘旁开 2cm：肋横关节。向下探 3cm，突破感，即停），再向上治疗 C7、6、5、4 横突。

（3）松解三、四边孔。

6.体会　不是肱骨外上髁这一个压痛点，旋后肌是重点，其次是桡侧腕长、短伸肌，肱桡肌。另外不同的动作引起的疼痛，又有侧重点。肩胛、上臂涉及的肌肉还有冈上、冈下肌，小圆肌，颈椎要考虑的神经节段和松解部位是 C4/5/6/横突附着的斜角肌，可以有意识地轻刺激一下神经，窜麻带肘外侧，效果更好。①旋转前臂痛（写字、手掌旋转痛）：环状韧带（伸直肘关节，肘后肱桡关节缝下 0.5cm，将肌肉向前推，平行切）。②肘关节伸屈，伸直痛：肱二头肌止腱下滑囊（桡骨粗隆）——切开松解。③肘肌、旋后肌之间的血管神经束（切断）。④神经思路：臂丛（C4-T2）、三边孔（桡神经卡压）。

附：旋后肌综合征

1.症状、体征　肘外侧疼痛为主（与网球肘症状颇相似），尤其在休息时疼痛明显，夜间可痛醒。伸腕、伸指无力（前臂、手指感觉无异常），掌指关节最后 45° 伸直不能。手腕部特殊姿势：腕背伸、桡侧倾斜。肘关节前外侧桡骨小头处（相当 Frohse 腱弓）压痛或可及索条样结节，重压可引起远端疼痛加重。另外，在前臂背侧桡侧腕长伸肌、指总伸肌腱间隙处压痛或可及硬性肿物。前臂肌肉萎缩：旋后、伸腕、伸指抗阻试验+。旋后肌综合征加重诱发试验+：患肘屈曲 90°，检查者一手拇指用力压在桡骨小头颈的前内侧（相当于骨间背侧神经入旋后肌腱弓处），另一手把持患肘的上臂，使患者快速、最大限度旋转前臂 15～20 次，感觉伸指力更弱，伸指角度较前减少。

六、肘关节内侧疼痛

1.触发点治疗　①肱三头肌（肱骨内上髁上方肌肉）；②尺侧腕屈肌；③旋前圆肌（起点：内上髁偏上，对称着检查）；④胸大、小肌；⑤前锯肌；⑥上后锯肌；⑦喙肱肌；⑧冈下肌、小圆肌；⑨颈部深层；⑩腰骶后部；⑪内收肌；⑫臀旁侧；⑬上胸段；⑭腹外斜肌；⑮臀大肌臀中肌交界。

2.针刀治疗　①肱二头肌腱膜（伸肘时，肘内侧疼痛）。

附：肱骨内上髁炎（高尔夫球肘）

1.症状、体征　①局部疼痛，压痛明显（桡、尺侧腕屈肌、掌长肌、旋前圆肌、指浅屈肌）；②前臂屈肌试验+。

2.病因病机　腕关节反复屈曲与旋前致使旋前圆肌、桡侧腕屈肌肱骨前内上髁腱骨膜连接处损害。肘部伸展、旋后时，感觉腕部屈曲受阻且疼痛。

七、尺神经卡压

在肘关节下方，紧邻内上髁远端常有第一关节分支，再往下可能有尺侧腕屈肌和 4、5 指屈肌分支。

触诊尺神经一般选取伸直位，可触及三头肌内侧头、内上髁。

尺神经发自臂丛内侧束，在腋动、静脉之间出自腋窝，沿肱二头肌内侧缘伴肱动脉下行，至臂中穿内侧肌间隔至臂后面，再下行穿过内上髁后面的尺神经沟，在此处，其位置表浅。尺神经在前臂尺侧腕屈肌深面伴尺动脉下行，至桡腕关节上方发出尺神经手背支，本干下行经豌豆骨桡侧分为浅支、深支入手掌。

尺神经在肘上 10cm 至肘下 5cm 共 5 处可发生卡压，最易发生卡压的 2 处为内上髁沟和尺侧腕屈肌两头处（即狭义的肘管处。）

1.部位

1）内上髁沟/鹰嘴沟：内上髁沟是一个骨纤维性沟，前界为内上髁，外界为鹰嘴和尺肱韧带，内界为纤维腱膜性结构。

这个部位的卡压原因可分为 3 类：

（1）沟内病变：包括骨折、关节炎、骨刺、骨肥大，软组织肿瘤、囊肿、骨软骨瘤、创伤后或血友病性血肿等等。

（2）沟外因素：长时间、经常反复用肘关节，尤其是屈曲关节的情况。

（3）使神经易于脱位的因素：一些异常结构因素使神经在屈肘时易于前移脱位，伸肘时又回复原位。神经可以滑脱至内上髁上方或前方。

2.部位　尺侧腕屈肌的肱骨头和尺骨头之间的肘管。

基底为肘内侧副韧带，顶为与内上髁沟纤维腱膜性结构相延续的纤维带（名为三角韧带）。

尽管目前肘管综合征指的是肘部任意处的卡压，狭义的“肘管”应是指这个特殊部位。

屈肘时，三角韧带被牵拉发生紧张，而位于基底的内侧副韧带松弛、褶皱，造成肘管狭窄，发生神经卡压。

肘管断面形状于伸肘时是椭圆形，屈肘时变扁。屈肘时肘管内压增加 7 倍，如果同时有尺侧腕屈肌收缩，会导致内压增加超过 20 倍。这些因素造成了神经的机械性变形和神经内灌注的改变。

3.部位　Struthers 弓（近端）至内上髁（远端）。

Struthers 弓是肘管近端肱三头肌内侧头与喙肱肌之间的深筋膜增厚部位。Struthers 弓的出现易导致尺神经卡压。不出现 Struthers 弓时，内侧肌间隔可造成卡压（常见于尺神经向前脱位和手术前移时没有充分切除内侧肌间隔）。肱三头肌内侧头也可造成卡压（如果肱三头肌肌肉肥大，会造成摩擦性神经炎）。

4.部位　内上髁周围。当肱骨髁上骨折和外髁骨折后的肘外翻畸形会导致肱骨骨折后的尺神经病变。

5.部位

1）穿出尺侧腕屈肌处：神经从肘管处进入尺侧腕屈肌，在肌内走行 10cm 左右，穿出筋膜层，位于屈指深、浅层肌肉之间。穿出点可被筋膜组织卡压。正常情况下，肘关节活动时，尺神经于内上髁近侧可运动 10mm 左右的距离，内上髁远侧有 6mm 左右的活动距离。屈肘时，神经本身可以牵长 4. 7mm，肩外展、外旋并伸腕时可以牵得更长。

在整个神经行程中，任何一处瘢痕限制神经正常的滑动而导致神经滑动受限均可造成牵拉损伤。（图 2-4-3）

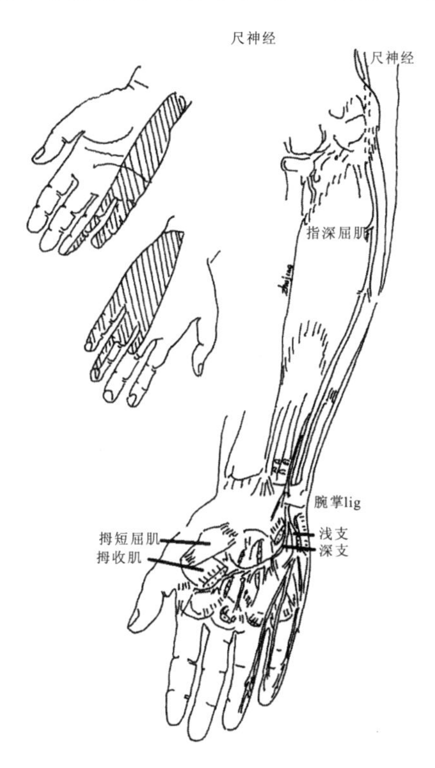

图 2-4-3　尺神经肘前臂循行示意图

尺神经卡压后的损伤会导致三方面受损：

（1）尺神经支配感觉区域消失：尺神经损伤后，手的尺侧、小指全部、环指尺侧感觉均消失。

（2）尺神经支配肌节灵活性降低：各手指不能内收外展，夹纸试验阳性。拇指和食指不能对掌成完好的“O”形，此两指对捏试验显示无力，是由于拇内收肌瘫痪、不能稳定拇指掌指关节所致。小指与拇指对捏障碍。因手内肌瘫痪，手的握力减少约 50%，并失去手的灵活性。

（3）尺神经支配的肌肉活动迟缓：尺神经在肘上损伤，尺侧腕屈肌和指深屈肌尺侧半瘫痪、萎缩，不能向尺侧屈腕及屈环小指远侧指关节。手指平放时，小指不能爬桌面。手内肌广泛瘫痪，小鱼际、骨间肌及第 3、4 蚓状肌、拇内收肌及屈拇短肌内侧头均瘫痪。

2）尺神经的易卡压点：①Struthers 拱廊；②内侧肌间隔；③内侧韧带；④Osborne 韧带（尺神经沟上支持韧带）：最容易造成卡压；⑤深屈肌旋肌腱膜；⑥豌豆骨。

八、肘关节屈、伸不全

1.肘关节伸直不全

1）触发点治疗：①肱二头肌；②肱肌；③肱桡肌；④旋前圆肌；⑤肘肌；⑥肱桡肌；⑦肱三头肌；⑧下颈段（C5-7）多裂肌。

2）针刀治疗　①对抗下：切肱骨下 1/4 肱二头、肱肌，通透剥离。

备注：排切肱肌为主：跨单关节肌更能“固定”常见姿势〈解剖列车〉；②肘外侧侧副韧带：切断前束，松解后束（维持肘关节外侧稳定）——伸直困难，往往提示前方关节囊挛缩，肱二头肌肌腱黏连，后方鹰嘴窝骨化物阻挡；③斜角肌（C6-7 横突尖）。

2.肘关节屈曲不全

1）触发点治疗：①肱三头肌；②肘肌；③下颈段（C5-7）多裂肌。

2）针刀治疗：①对抗下：切肱三头肌肌腱移行部上方的肱三头肌，通透剥离。②肘内侧侧副韧带：切断后束、横束，松解前束（维持肘关节内侧稳定）——屈曲困难，往往提示后方关节囊挛缩，肱三头肌肌腱黏连，前方冠状窝、桡骨头窝骨化物阻挡。另外，还要考虑肘肌损伤的可能（屈肘 75°，不能再屈曲完全）（图 2-4-4）。

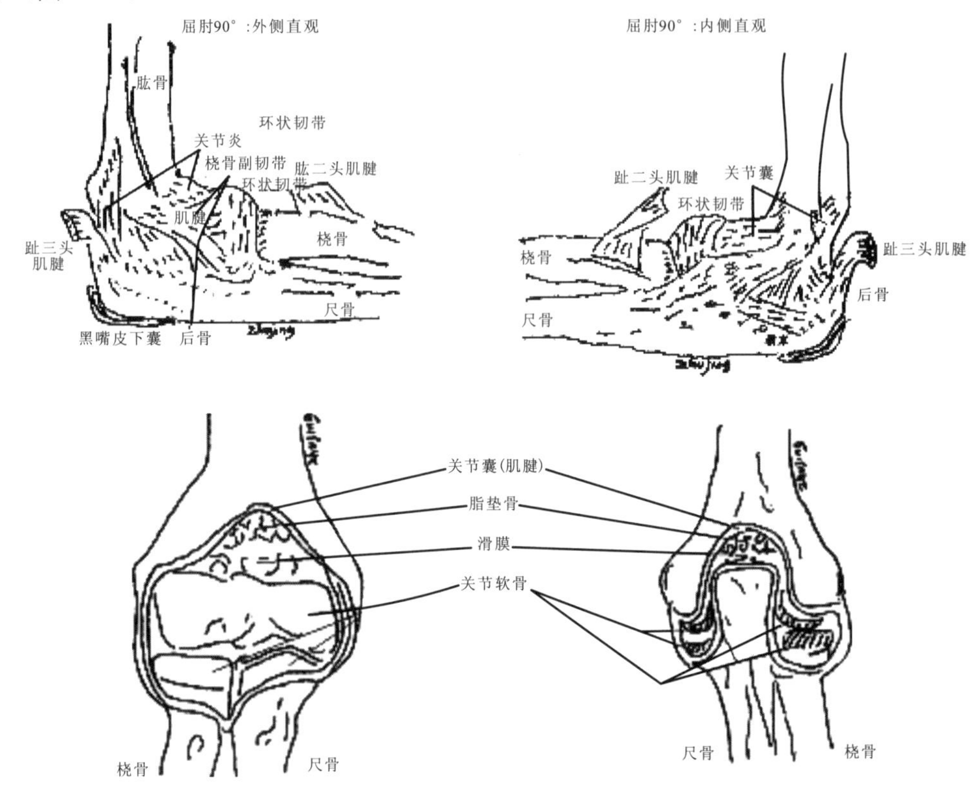

图 2-4-4　肘关节囊与周围韧带解剖示意图

九、肘窝疼痛（肱二头肌囊炎）

1.触发点治疗　①肱二头肌；②旋后肌；③肱肌。

附 1　肘部二头肌腱炎

1.症状、体征　肘窝疼痛。二头肌腱骨膜连接处下方压痛，桡骨粗隆、尺骨间腱骨膜连接处下方压痛。前臂旋后、旋后抵抗时，感觉肘部屈曲受阻且疼痛。

附 2　肱二头肌肘窝腱损伤

1.症状、体征　①肘关节不能完全伸直最后 5～10° 是本病的最大特征（肱二头肌腱、肱肌损伤，产生的粘连致使肘关节的伸直功能受限）；②肱二头肌肘窝腱压痛明显。

2.相关解剖　肱二头肌肘窝腱主腱向外走行，止于桡骨粗隆；由肱二头肌肌腱分出的腱膜向下内方放散，越旋前圆肌和前臂屈肌表面，织入并增强前臂筋膜。其下位肱肌（肥厚，紧贴肘关节囊）。

3.针刀治疗　肘窝肱二头肌腱压痛最明显处定点，刀口线与二头肌腱平行，刺入，落空即止，扇形切 3 刀，纵疏横剥。若其下方的肱肌亦有病损黏连，可深入治疗。

十、肘部正中神经压迫

1.症状、体征　症状同腕管综合征。肘部完全被动旋前、对远端肱骨前内侧面的压迫使症状加重。若压迫严重，拇指指尖挤压食指时，感觉无力。

2.触发点治疗　①肱二头肌；②旋前圆肌。

附　正中神经卡压

正中神经在肘关节平近端就有可能存在一定的压迫，Struthers 韧带、肱二头肌腱膜、旋前圆肌的深头、变异的肌肉、肥大的滑囊。正中神经进入前臂后分为肱肌支和旋前圆肌的尺侧头支，骨间前神经在前臂指浅屈肌下穿出（图 2-4-5）。

1.正中神经易卡压点　①颈椎出口；②胸廓出口（前斜角肌、中斜角肌、第一肋骨、锁骨）；③Struthers 韧带；④旋前圆肌（尺侧头）；⑤肱二头肌腱膜；⑥肘管；⑦指浅屈肌拱形的尺侧；⑧腕管。

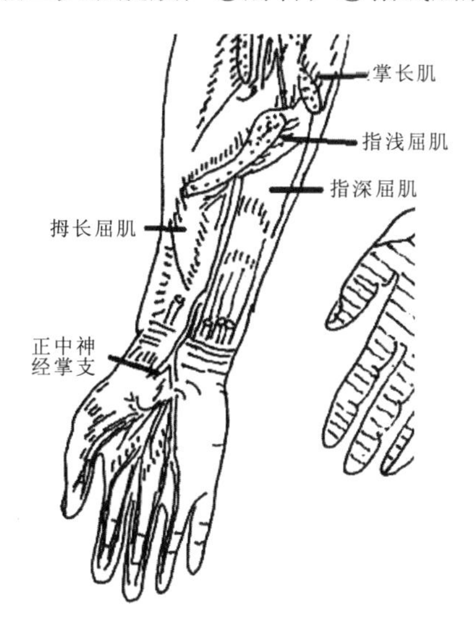

图 2-4-5　正中神经前臂、手分布示意图

十一、桡管综合征

1.症状、体征　外上髁与近侧前臂后深度隐痛、感觉异常，伸肌肌力减弱。前臂旋后受阻并感觉疼痛加重、肘部被动伸展、旋前及腕屈曲时感觉疼痛增加。握拳动作无力。

2.触发点治疗　①肱肌；②肱桡肌；③桡侧腕短伸肌；④旋后肌。

3.针刀治疗　桡神经卡压点：①肱肌、肱桡肌间远侧肱骨前外侧面；②桡侧腕短伸肌起点；③纤维弓（Frohse 弓）下，距外上髁 5cm 旋后肌管。

十二、肘尖疼痛

1.触发点治疗　①肱三头肌[4]；②上后锯肌（往往被遗漏）。

十三、前臂内侧疼痛

1.触发点治疗　①掌长肌；②旋前圆肌；③前锯肌；④肱三头肌；⑤背阔肌；⑥胸大、小肌；⑦上后锯肌。

附：肘尺管综合征

1.症状、体征 ①尺侧肘以下，环、小指及小鱼际疼痛；②环、小指酸胀、麻木不适、不能伸；③小鱼际萎缩；④Tinel 征+，屈肘试验+（完全屈肘 1 分钟，在尺神经支配区出现感觉异常）。

2.相关解剖 尺神经为内侧束的最大分支，尺神经进入上臂后，位于肱动脉的内侧，与正中神经、前臂皮神经、前臂内侧皮神经、走行在共同的神经血管鞘内，走到上臂的中部时，大概在喙肱肌止点处，尺神经离开了神经血管束，然后穿内侧肌间隔单独向后下方往走行，在穿出的部位是肱三头肌内侧头旁边的尺神经沟，这个部位有大量的深筋膜，结缔组织包绕，这些包绕的组织就形成了 Struthers 弓，大概在内上髁上 8cm 处，这里易对尺神经造成卡压从而产生手部的感觉障碍。经肱骨内上髁后面（肘尺管：由尺骨鹰嘴与肱骨内上髁之间的筋膜组织及尺侧腕屈肌肱骨头、尺骨鹰嘴头之间的弓状韧带和尺神经沟围成的骨性纤维性鞘管所组成）。此处尺神经只有筋膜和皮肤覆盖，十分浅表。尺神经经过肱骨内上髁后面以后，向前方穿尺侧腕屈肌起始部达该肌的深面继续下行，至前臂下部，尺神经行于尺侧腕屈肌外侧，表面只覆盖皮肤，易受损伤。最后，尺神经过腕横韧带的浅面入手掌，分为深、浅两终支。在其走行过程中，尺神经的主要分支如下：

尺神经肌支在肘关节平面稍下的位置分出，支配尺侧腕屈肌和指深屈肌尺侧半。

尺神经手背支为皮神经，在前臂下 1/3 处由本干发出，经尺侧腕屈肌深方下行达手背，分成五支指背神经，分布于手背尺侧半和尺侧两个半手指的皮肤（中指和无名指的末节指背皮肤除外，这是由正中神经支配的）。

尺神经浅支主要由感觉纤维构成，于掌腱膜深方分为一条指掌侧固有神经和一条指掌侧总神经，后者至指根部又分为两条指掌侧固有神经，分布于尺侧一个半手指的皮肤。

尺神经深支主要由运动纤维组成，经小指展肌与小指短屈肌之间穿入掌深部，分布于小鱼际肌群、全部骨间肌、尺侧两块蚓状肌、拇收肌和拇短屈肌深头。

3.触发点治疗 ①肱三头外侧肌腹（桡神经）；②喙肱肌；③尺侧腕屈肌。

4.针刀治疗 切横韧带、铲撬。

十四、旋前圆肌综合征

1.症状、体征 ①前臂旋转用力，感前臂、手指疼痛，向桡侧 3 指放散；②屈指无力、桡侧 3 个半指麻木（包括手掌的知觉减退），拇指第一指关节不能快速屈伸（腕管综合征无此现象）；③起止点、肌腹压痛或可及条索，旋前圆肌激发试验+。

2.病因病机 肱二头肌腱膜：肱二头肌腱膜起始于肱二头肌腱，肘横纹之下，并向内下呈扇状覆盖在屈肌群之上，正中神经在肘部从肱二头肌腱膜下方穿过，有研究表明，正中神经在穿经肱二头肌腱膜之前，其外径小于穿出肱二头肌腱膜后，其出现了反常性增粗。推测的原因就在于肱二头肌腱膜的压迫束缚，将原本横截面呈椭圆形的正中神经，压成了扁长条型，由此可见，肱二头肌腱膜的压力束缚是造成正中神经卡压的解剖学基础。同时正中神经穿入肱二头肌腱膜后，走行在旋前圆肌的深面，所以它受二者的共同压迫。当肱二头肌腱膜增厚和紧张，深层的肱肌肥大，腱膜下血肿使腱膜与正中神经的间距变窄时，都会形成对正中神经的卡压。

旋前圆肌位于前臂前面上部的皮下，构成肘窝的内侧界，该肌有两个头，肱骨头起自肱骨内上髁，此头以肌性为主；尺骨头，起自尺骨冠突内侧缘，以腱性为主，正中神经就在两头之间通过。旋前圆肌肌腹肥厚以及旋前圆肌两个头形成的腱弓均会造成正中神经的卡压，正中神经在进入旋前圆肌深面时靠近肱骨头，如果旋前圆肌的肱骨头起点过高就会阻碍正中神经而造成卡压。此外，正中神经除大多在旋前圆肌的两头之间穿过，也有一些人会在肱骨头或尺骨头穿过，所以肱骨头和尺骨头附近的腱性组织过多或者增厚紧张同样会造成正中神经卡压。

指浅屈肌腱弓是指浅屈肌起始部尺、桡骨之间的表面筋膜增厚而形成的弓状结构。腱弓凹向下，厚而坚韧，正中神经从指浅屈肌腱弓下经过进入深面时，可以产生卡压而出现症状。

指浅屈肌腱束在指浅屈肌内有粗细不一的腱束，这些腱束可与正中神经平行，也可与之交叉走行，而造成卡压。

3.相关解剖　正中神经起源于臂丛的内外侧束，与 C5-8 和 T1 神经根均有关。外侧束分为正中神经外侧头与肌皮神经，内侧束分为正中神经内侧头与尺神经，正中神经的内外侧头在腋动脉前方，腋部胸小肌的外侧缘汇合成为正中神经主干。正中神经主干发出后在腋动脉的外侧沿内侧肌间隔下行，当行至臂中部时，则越过肱动脉的前方内移至动脉的内侧，肱肌的浅面继续下行，经肱二头肌腱膜的深面到达肘窝，在尺动脉近端的前方跨过，主干进入旋前圆肌肱骨头（肱骨内上踝）与尺骨头（尺骨冠突）之间（两头于下行过程中于正中神经前面汇合，肌束斜向外下方，先向肱肌和肱二头肌的浅面，后于桡骨掌侧面形成扁腱，止于桡骨中 1/3 的背面和外侧面），继续下行于指浅屈肌与指深屈肌之间。浅出后于掌长肌与桡侧腕屈肌腱之间，经腕横韧带深面，屈肌腱的浅面到达手掌，分成终末支。

其在肘窝上方即从本干发出，向下进入旋前圆肌。在前臂上部发出桡侧腕屈肌支，掌长肌支，指浅屈肌支，骨间掌侧神经和掌皮支，掌皮支支配的是手掌侧基底部的皮肤感觉。其中骨间掌侧神经在旋前圆肌下缘附近分出，支配拇长屈肌，示、中指指深屈肌，旋前方肌。

在手部的鱼际支支配拇短屈肌的浅头、拇短展肌及拇对掌肌，1-2 蚓状肌肌支；其发出的指掌侧总神经共 3 条，支配桡侧三指半的感觉与背侧支支配远端指骨背侧皮肤（图 2-4-5）。

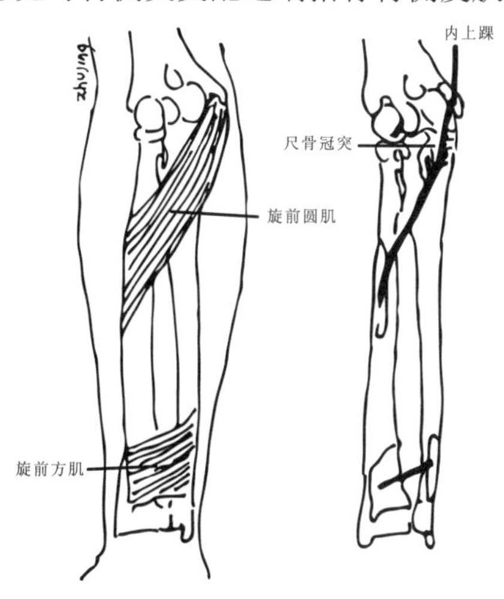

图 2-4-5　旋前圆肌与旋前方肌解剖、起止点示意图

4.触发点治疗 ①肱二头肌；②旋前圆肌；③指浅屈肌。

十五、前臂桡侧疼痛

1.触发点治疗 ①冈上、下肌；②斜角肌；③肱桡肌；④锁骨下肌。

十六、前臂尺侧疼痛

1.触发点治疗 ①背阔肌；②胸大、小肌；③上后锯肌。

十七、前臂背侧疼痛

1.触发点治疗 ①肱三头肌；②斜角肌；③伸肌；④冈下肌；⑤大圆肌；⑥喙肱肌；⑦冈上肌。

十八、骨间前神经综合征

1.症状、体征、病机 前臂近端一个无法缓解的深部疼痛，当食指和拇指做拿捏动作时更明显。病人食指无法完成食指的最后屈曲，无法做出“OK”这个手势或挤捏测试+（无法用大拇指和食指捏住一张纸）。

旋前圆肌深头（分出一肌腱跨过骨间前神经）、拇长屈肌副头、食指、中指深屈肌、旋前方肌对骨间前神经造成压迫。

第五接 腕、手常见功能障碍及损伤

一、腕尺侧痛、手痛（尺骨茎突炎）

1.触发点治疗 ①肩胛下肌；②伸肌；③斜角肌；④上后锯肌；⑤第一背侧骨间肌；⑥背阔肌；⑦喙肱肌；⑧尺侧腕伸肌；⑨尺侧腕屈肌。

二、腕桡侧痛

1.触发点治疗 ①拇对掌肌；②桡侧腕屈肌；③旋前圆肌；④旋前方肌。

附1 桡骨茎突狭窄性腱鞘炎

1.症状、体征 桡骨茎突局部疼痛，可延及外侧前臂远段，特别在进行握拳动作时。握拇尺偏试验+。

2.病因病机 拇长展肌、拇短伸肌腱穿桡骨茎突下端外侧浅沟，其上有紧密厚实的腕伸肌支持带，此结构特征是该病的发病首要因素。

3.触发点治疗 ①拇短伸肌；②拇长展肌；③拇对掌肌；④桡侧腕长伸肌；⑤旋前圆肌；⑥肱肌。

附2 腕管综合征

1.症状、体征 ①桡侧3个半指麻木，以中指为著；②腕掌侧胀痛，拇、示、中指，尤其中指最明显；疼痛夜间尤甚，常需起床甩手以减轻症状，晨起手肿胀，指活动不灵，尤其拇指。腕部酸痛可延至肘部。③大鱼际萎缩（尤侧面观）、拇指无力（拇、小指对掌迟钝）；④Tinel 征+、屈腕试验+（前臂端平，两掌背紧靠，拇指用力压在食指、中指尖上，置胸前1分钟，症状再现）。

备注：手腕屈曲正常、掌侧基底部的感觉和大鱼际肌皮肤感觉正常（支配该区域感觉的是正中神经掌皮支，是在腕管上方分出的一条分支，走行在腕横韧带浅面下行至手掌部，支配手掌基底部和大鱼际肌的皮肤）*大鱼际皮肤感觉异常可能是掌皮支的卡压。

2.相关解剖　正中神经起源于臂丛的内外侧束，外侧束分为正中神经外侧头与肌皮神经，内侧束分为正中神经内侧头与尺神经，正中神经的内外侧头在腋动脉前方，腋部胸小肌的外侧缘汇合成为正中神经主干。正中神经主干发出后在腋动脉的外侧沿内侧肌间隔下行，当行至臂中部时，则越过肱动脉的前方内移至动脉的内侧，肱肌的浅面继续下行，经肱二头肌腱膜的深面到达肘窝，主干进入旋前圆肌肱骨头与尺骨头之间，继续下行于指浅屈肌与指深屈肌之间。浅出后于掌长肌与桡侧腕屈肌腱之间，经腕横韧带深面，屈肌腱的浅面到达手掌，分成终末支。在肘窝上方即从本干发出，发出旋前圆肌支，向下进入旋前圆肌。

在前臂上部发出桡侧腕屈肌支，掌长肌支，指浅屈肌支，骨间掌侧神经和掌皮支，掌皮支支配的是手掌侧基底部的皮肤感觉。其中骨间掌侧神经在旋前圆肌下缘附近分出，支配拇长屈肌，示、中指指深屈肌，旋前方肌。

在手部的鱼际支支配拇短屈肌的浅头、拇短展肌及拇对掌肌，1～2蚓状肌肌支；其发出的指掌侧总神经共3条，支配桡侧三指半的感觉与背侧支支配远端指骨背侧皮肤。

Struthers韧带，它是肱骨内上髁上方3～5cm形成的髁上突与肱骨内上髁之间形成的韧带链接，该韧带不仅卡压穿行其中的正中神经，还卡压行经的肱动脉，造成桡动脉搏动减弱或消失。我们可以按压此处看患者的感觉异常是否加重，或者做抗阻屈肘120°到135°的动作，若放射感加重，则可诊断是该处的卡压。

再往下正中神经进入肱二头肌腱膜，肱二头肌腱膜起始于肱二头肌腱，肘横纹之下，并向内下呈扇状覆盖在屈肌群之上，正中神经在肘部从肱二头肌腱膜下方穿过。有研究表明，正中神经在穿经肱二头肌腱膜之前，其外径小于穿出肱二头肌腱膜后，其出现了反常性增粗。推测的原因就在于肱二头肌腱膜的压迫束缚，将原本横截面呈椭圆形的正中神经，压成了扁长条型，由此可见，肱二头肌腱膜的压力束缚是造成正中神经卡压症的解剖学基础。此处的卡压我们可以做肱二头肌腱膜激发试验，抗阻力前臂旋后和屈肘，前臂近端疼痛加重者，手部感觉障碍加重者，可诊断为正中神经在肱二头肌腱膜处受压。

旋前圆肌（连接肱二头肌腱膜）位于前臂前面上部的皮下，构成肘窝的内侧界，该肌有两个头，肱骨头起自肱骨内上髁，此头以肌性为主；尺骨头，起自尺骨冠突内侧缘，以腱性为主，正中神经就在两头之间通过。旋前圆肌肌腹肥厚以及旋前圆肌两个头形成的腱弓均会造成正中神经的卡压，若此处受压，可以按压旋前圆肌，感觉异常的现象会加重；或者也可以做旋前圆肌激发试验，屈肘前臂旋前和屈肘，前臂近端疼痛加重且感觉异常加重者，可诊断为正中神经在旋前圆肌处受压。

指浅屈肌有两个结构会卡压正中神经。指浅屈肌腱弓：它是指浅屈肌起始部尺、桡骨之间的表面筋膜增厚而形成的弓状结构，是一种腱性肌缘。腱弓凹向下，厚而坚韧，正中神经从指浅屈肌腱弓下经过进入深面时，可以产生卡压而出现症状。指浅屈肌腱束：在指浅屈肌内有粗细不一的腱束，这些腱束可与正中神经平行，也可与之交叉走行，而造成卡压。可以做指浅屈肌腱弓激发试验：抗阻力中指近侧指浅屈肌屈曲，使前臂近端疼痛加重且感觉异常加重者，为正中神经在指浅屈肌弓处受压。

腕管是由腕横韧带及腕骨形成的一个管道。长 2～2. 5cm，宽约 2. 5cm，其顶为腕横韧带，其内有指浅屈肌肌腱 4 根、指深屈肌肌腱 4 根、拇长屈肌肌腱 1 根共 9 根肌腱和正中神经通过。正中神经入管后变得更扁，直接居于绷紧的腕横韧带下方。正常的腕管虽然不小，但肌腱、神经和血管等在其中排列十分紧密，很少有空隙，因此任何使腕管变小和管中内容物增加的因素都会造成对正中神经的卡压。

（1）手掌桡侧半、手背桡侧半末节指骨麻木：①Struthers 韧带；②肱二头肌腱膜；③旋前圆肌；④指浅屈肌；5）腕管。

（2）手掌尺侧一个半指、手背尺侧 2 个半指麻木——①Struthers 弓；②肘尺管；③腕尺管。

3.病因病机 腕管内压力增大、腕管容积减小、腕管内容物增多等病因（腕屈肌腱鞘炎，腕横韧带短缩、肥厚，类风湿、痛风病理产物沉积）持续刺激和压迫正中神经导致拇指、食指、中指（最显著）麻木、麻刺感（在不知不觉中加重）（图 2-5-1）。

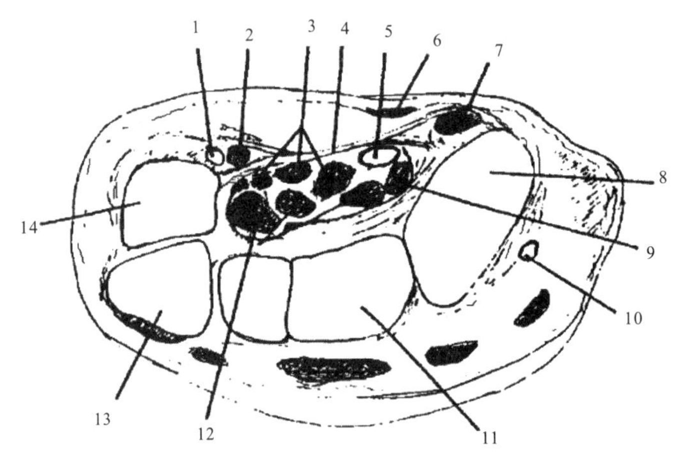

1.尺神经；2.尺动脉；3.指浅屈肌腱；4.腕横韧带；5.正中神经；6.掌长肌腱；7.桡侧腕屈肌腱；8.舟骨；9.拇长屈肌建；10.桡神经；11.月骨；12.指伸屈肌腱；13.三角骨；14.腕豆骨

图 2-5-1

4.触发点治疗 ①桡侧腕屈肌；②掌长肌；③旋前圆肌；④肱肌；⑤中指伸肌；⑥肩胛下肌；⑦胸锁乳突肌；⑧冈下。

5.针刀治疗 “一刀法”：正中神经腕横韧带投影位置——掌长肌腱与桡侧腕屈肌腱之间。

针刀定点及治疗方法（王占国）：掌长肌腱尺侧与舟骨、豌豆骨连线的交叉点（远端腕横纹与掌长肌腱交点前 1cm<对肥胖者，掌长肌腱不易确认者：选远端腕横纹中点>），与中指掌指横纹中点的连线上，前 2～2. 5cm 的范围（选 2～3 点：松解更彻底）。0. 5%利多卡因+0. 1ml 的曲安奈德行腕横韧带以上的浸润退出式麻醉（可大大减轻术后反应），每点行扇形切割，有明显的的落空感即可，各点同法操作，术后行掌背伸数次。20 天后，若症状未完全消失，可与各治疗点的中点，行同法再治疗一次。

三、腕背侧疼痛

1.触发点治疗 ①肩胛下肌；②桡侧腕短伸肌；③示指伸。

附：腕背腱鞘囊肿

1.触发点治疗 指伸肌。

2.针刀治疗 ①腕背伸肌支持带：腕横纹下2横指。②铲撬腱鞘（腱鞘下，通透剥离：超声引导下操作更精准、到位）。③“十字”切开囊肿。④天柱，大椎，天髎，颈百劳（大椎穴上2寸，旁开1寸）。⑤C5、6、7横突。

小拨针松解——在病灶近心端10cm处取点，向上向下松解刺激筋膜。

四、指掌侧疼痛

1.触发点治疗 ①指屈肌；②骨间肌；③三头肌；④背阔肌；⑤前锯肌。

五、指背侧疼痛

1.触发点治疗 ①指伸肌；②斜角肌；③三头肌；④骨间肌；⑤胸小肌；⑥背阔肌。

拇指痛、蹼间痛

1.触发点治疗 ①肱肌；②斜角肌；③旋后肌；④冈下肌；⑤桡侧腕长伸肌；⑥肱桡肌；⑦拇对掌肌；⑧拇内收肌；⑨第一背侧骨间肌；⑩拇长屈肌；⑪桡侧腕屈肌；⑫锁骨下肌。

附：拇指狭窄性腱鞘炎（弹响指）

1.症状、体征 ①拇指掌指横纹、2-5指远侧掌横纹肌腱上压痛+；②发生弹响时，可及硬结跳动。

2.触发点治疗 ①拇长屈肌（前臂内侧桡侧上1/3处）；②拇短屈肌；③拇对掌肌；④拇短展肌。

3.针刀治疗 动态切割法，患指屈曲，缓慢展开，医者拇指下感觉快要出现弹跳感，令停止活动。针刀扇形切割3～5刀，提刀至皮下，令屈伸患指，无弹响，出针；否则，同法续治，一般1～2次操作即可。如果能在超声引导下进行操作，则效果更加确切。

备注：推切刀治疗的效果也是很好的，一次成功，切口平滑，对肌腱没有副损伤，值得推荐和临床应用。但钩镰刀、钩针刀对肌腱有一定的损伤，临床使用需慎重。

六、拇指、示指、中指疼痛、麻木

1.触发点治疗 ①斜角肌；②旋后肌（压迫桡神经深支）；③相应指屈、伸肌。

七、示指或中指疼痛、麻木

1.触发点治疗 ①斜角肌；②三、四边孔周围肌；③相应指屈、伸肌。

八、无名指、小指疼痛、麻木

1.触发点治疗 ①上后锯肌；②前锯肌；③背阔肌；④胸大、小肌；⑤尺侧腕伸屈肌；⑥尺侧腕屈肌；⑦肱三头肌；⑧小圆肌；⑨斜角肌。

附：腕尺神经卡压

1.症状、体征 ①无名指、小指麻木、麻刺感、僵痛，夜间尤甚；②小鱼际、骨间肌无力、萎缩；3.Tinel征+（挤压豌豆骨附近的尺神经，症状加重）。

2.相关解剖 腕尺管位于小鱼际区的近端，为豌豆骨和钩骨钩之间一个狭窄的间隙。上为腕掌侧韧带，桡侧为钩状骨，尺侧为豌豆骨，深层为腕横韧带，内走行尺动脉、尺神经。尺动脉和尺神经分出深支和浅支，分两层走行。浅支为感觉支，深支为运动支。

豌豆骨与钩骨钩之间有一条豆钩韧带连接，为腕尺管深面的底。在豆钩韧带的浅面，另有小指短屈肌附着在豌豆骨与钩骨钩上，在两骨点间形成了一个凹形的坚硬的腱弓，此腱弓与豆钩韧带在腕尺管的底面形成了一个狭窄又倾斜的出口，称为豆钩裂隙。尺神经的深支常在此处被卡压。

尺神经的深浅支分支是在腕尺管内发生的，所以在腕尺管内的不同位置将卡压尺神经的不同分支。①若病变在腕尺管的近侧入口附近，则包括运动和感觉损伤。运动的受累包括尺神经支配的手内肌瘫痪，表现为骨间肌和小鱼际肌萎缩无力，手指不能分开，环指和无名指呈爪形手，Froment 征+（拇、示指夹纸试验）。豌豆骨压痛，Tinel 征（+），而感觉受累则影响到小指两侧和无名指尺侧皮肤感觉。②若在尺神经出腕尺管的部位病变，损伤到深支，则只有上述的运动障碍而无感觉障碍，若浅支损伤则只有感觉障碍无运动障碍。

备注：小鱼际肌和第 4、5 指的背侧皮肤感觉完全正常，因为支配此处的为在上方分出的手掌支与手背支。

3.针刀治疗 腕尺神经卡压点：①古永氏管——豌豆骨、钩骨钩、豆钩韧带；②尺侧腕屈肌豌豆骨附着处。

九、手、指疼痛、麻木

（一）虎口痛

1.触发点治疗 ①肱肌；②拇收肌（内虎口）；③肱桡肌；④旋后肌。

（二）手麻

临床上肢体麻木很常见，首先想到的就是神经卡压。除了神经压迫因素之外，不可忽视：①血管因素：血管受到压迫时，肢体部分供血不足，引起麻木；②大脑因素：所有神经均来源于大脑，当脑部出问题（如中风），则大脑所支配区会出现麻木；③全身因素：a. 血脂过高：长期血脂过高，易引起血管壁硬化，血液粘稠，血流变慢，细胞所得到氧气养料减少，导致麻木；b. 糖尿病：血糖维持较高水平，血管、神经损伤（血管硬化、神经变性），引起麻木；④末梢神经炎；⑤药物中毒、维生素缺乏、酒精中毒。

1.神经卡压引起手麻

1）颈神经后支

（1）关节囊处的卡压：当颈椎关节错位、扭伤、局部疤痕组织增生，可引起颈神经于后关节囊处的卡压，产生手麻。

特点：常伴随疼痛，手麻，痛于 1～2 个手指，有明显的分区。

（2）C7 棘突处的卡压：C7 棘突最高，低头时所有颈部的应力均集中在其附近，当长期低头工作，或局部损伤，可导致其附近筋膜僵硬，失去弹性，卡压穿过其附近的颈神经后支。

特点：晨起双手掌或单手掌僵硬，全掌麻木，手掌像戴了厚手套，摸东西像隔了一层东西。活动手掌或浸一下热水缓解，常感颈项部很紧很累，像有重物压住一样。

2）颈神经前支

（1）近端出神经孔的卡压：因椎间盘变窄、骨质增生，神经受压迫刺激引起手掌麻、痛。

特点：麻痛有特定分布区。C5、6 椎间孔压迫颈神经，麻木在拇指，食指；C6、7 椎间孔压迫颈神经，麻木在中指；C7、T1，椎间孔压迫颈神经，麻木在无名指，小指。

（2）颈神经远端的卡压

A.正中神经卡压：正中神经经过腕管时，伴行 9 根肌腱，当腕管内种种原因引起炎症水肿，或它物压迫时，就会压迫到正中神经，引起其支配区的麻木。

特点：食中指掌侧和背侧、无名指桡、拇指掌侧麻木。久则大鱼际萎缩、拎重物或长时拿碗，麻木加重、无力。

B.尺神经卡压：①肘管压迫的特点，前臂尺侧不适，手掌手背尺侧、小指、无名指感觉麻木、不适。

②尺管压迫的特点，手掌手背尺侧、小指、无名指感觉麻木、不适。（3）指固有神经的卡压：指固有神经行走于指内外侧近中线部，于指固有动脉伴行。

特点：指缘指节麻木或感觉减退。

全手麻触发点治疗，颈、上胸段深层：

①斜角肌紧张，斜角肌；腹直肌；内收肌。易发生于夜间，手举过头顶，症状即可减轻或消失。

②锁骨下沉，下斜方肌（胸段，尤其 T56）；背阔肌（T7 以下棘突浅层、腰骶后部）；锁骨下肌；冈下 3 肌；肩胛下肌；通常表现为骑车手麻。

③喙突下沉，胸小肌；喙肱肌（臂外侧、手、中指不适）；冈下 3 肌（尤其大圆肌）。上肢高举，手麻加重。

指尖麻：①单指，掌腱膜、指神经。②多指，屈、伸肌；冈下 3 肌；颈部深层；枕下肌群；上胸段；腰骶后部；内收肌。

单神经分布区麻木：椎间孔周围软组织；冈下 3 肌；颈部深层（头、颈夹肌，颈髂肋肌）；腰骶后部；内收肌；臀旁侧。

（1）尺神经，尺神经沟；屈肌总腱（尤其尺侧腕屈肌）。

（2）桡神经，肱三头肌（外侧束：卡压桡神经）、伸肌总腱（指伸肌群）、旋后肌。

（3）正中神经，旋前圆肌、掌长肌、桡侧腕屈肌、指深浅屈肌（腕管）。

（4）肌皮神经，①肱二头肌；②三角肌前缘：颈部深层、冈下 3 肌；③椎间孔。

针刀治疗：①C4-7 后结节；②T1-4 棘突间韧带、外口；③固有神经松解。

附：骑车手麻

1.症状、体征　骑车时，手扶持把手一段时间，出现臂手麻木，甚者需放下上肢，活动一下或甩一甩方可缓解。

2.触发点治疗　①斜角肌；②锁骨下肌；③胸小肌；④冈下肌；⑤大小圆肌（背阔肌）；⑥肱三头肌；⑦旋前圆肌。

3.针刀治疗　腕管松解。

十、指关节疼痛

1.触发点治疗 ①颈 8 针；②指伸肌；③指屈肌；④背侧骨间肌。

十一、握拳不全

1.触发点治疗 ①斜角肌；②桡侧腕长、短伸肌；③尺侧腕伸肌。

2.针刀治疗 ①桡侧腕长、短伸肌腱（第 2、3 掌骨基底）；②尺侧腕伸肌腱（第 5 掌骨基底）；③固有侧副韧带、副侧副韧带（很重要）（图 2-5-2）。

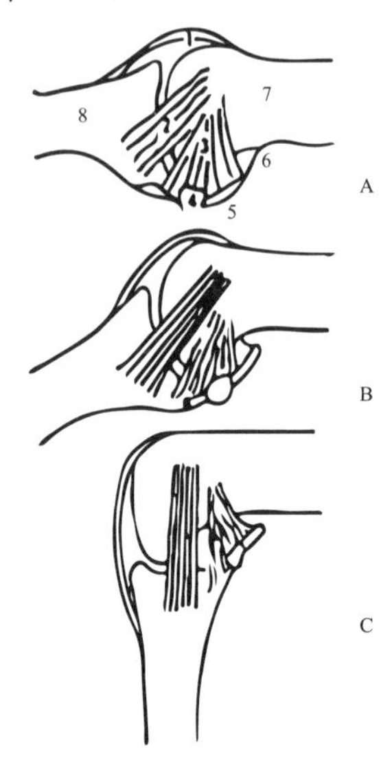

图 2-5-2 掌指关节精细解剖

1.侧关节囊 2.固有侧副韧带 3.侧副韧带 4.软骨 5.侧纤维软骨 6.弛部 7.掌骨 8.指骨

十二、雷诺氏病

1.症状体征 发作时手足冷，麻木，偶有疼痛。典型发作时，以掌指关节为界，手指发凉、苍白、发紫、继而潮红。遇冷或情绪激动即可发作。一般多为对称性双手手指发作，足趾亦可发生。

2.病因病机 最基本的成因是支配血管的神经受刺激造成过度敏感所致。

3.触发点治疗 ①掌骨间肌；②前臂屈肌（掌长肌是重点）；③前臂伸肌；④旋前圆肌；⑤胸小肌；⑥锁骨下肌；⑦斜角肌；⑧C4–T5 多裂肌；⑨大、小圆肌。

4.针刀治疗 ①C1-7 后结节；②T1-4（棘间韧带、外口）。

十三、上肢（手、指）水肿（不明原因）

1.触发点治疗 ①斜角肌；②锁骨下肌；③胸小肌（作用微弱）；④腹斜肌。

2.针刀治疗 ①C2–6 后结节；②肩胛背 3 肌（冈下肌、大小圆肌）。

十四、手汗症

1.触发点治疗 ①颈 8 针；②上胸段多裂肌；③前臂屈肌群。

2.针刀治疗 ①T1-4（棘间韧带、外口）；②C1-7 后结节。

十五、书写痉挛症

1.症状、体征 书写或做书写动作时出现 5～8Hz 的手部震颤，不伴有其他功能障碍。部分患者震颤并不完全限于书写动作，做其他相似工作或使用类似工具时也可有震颤。

2.病因病机 手或前臂肌张力障碍的发生很可能是基底节，脊髓和大脑皮层及丘脑等不同水平神经系统抑制不足所致。与精神因素（紧张、恐惧等）关系较密切。

3.触发点治疗 ①肱桡肌；②指伸肌；③冈上、下肌；④大、小圆肌；⑤颈 5-T2 多裂肌。

第六节 胸、背、腹（盆底）疾病

1.胸部疾病包括 假性心绞痛、肋软骨炎

2.背部疾病包括 上背痛、中下背痛、下背上腰痛、脊柱正中痛、脊柱侧弯、驼背、侧身痛，腹壁痛等

3.腹（盆底）疾病包括 腹壁痛（腹股沟痛）、会阴痛、呃逆等

一、前胸痛

1.假性心绞痛（胸痛、胸闷）

1）症状、体征：①心前区较长时间（一般 10 分钟以上）胀痛（多见），左胸壁、心前区（不在胸骨后）；②憋闷、气短；③同时伴有颈椎的部分症状（头痛头晕、颈部不适、臂手麻木等）；④运动心电图基本正常。

2）病因病机：①C5-T9 段多裂肌、回旋肌、胸髂肋肌肌紧张带形成，牵拉相应椎体、肋椎关节、肋横突关节错位，刺激或压迫脊神经或自主神经，椎动脉周围交感神经的机械刺激，加速了神经兴奋，导致心血管调节中枢缺血，出现心慌、胸闷、心前区疼痛；②颈丛受影响可致其分支支配的膈、胸膜、心包、肝胆等的功能障碍而出现胸痛；③胸神经受刺激，可影响肋间神经出现相应部位的疼痛。

3）相关解剖：颈交感神经干位于颈血管鞘后方，每侧颈交感干上有三个神经节，2/3 的人中有第四个神经节，颈部神经节发出的心上神经、心中神经和心下神经，下行进入胸腔，加入心底部的心丛。

4）触发点治疗：①胸大肌（胸骨部）；②胸小肌；③斜角肌（中、下段）；④胸锁乳突肌；⑤胸骨肌；⑥肋间肌；⑦表浅脊柱肌；⑧锁骨下肌；⑨上腹直肌、上腹外斜肌；⑩膈肌；⑪头夹肌起点（C7-T3 棘突旁）；⑫前锯肌。

5）针刀治疗：C4-8 棘间韧带、关节突关节囊、横突。

6）体会：胸、腰椎外口、骶孔针刺（针刀）刺激时，最好出现窜麻感，患者能明显感觉相对应的内脏器官有放射感时，疗效才会明显。

2.肋软骨炎

1）针刀治疗：①相应肋骨的胸椎棘突-椎板-后关节；②局部压痛的肋骨面。

2）体会：肋骨骨折引起的局部疼痛只松解相应肋间神经根处的软组织，亦可取得很好的止痛效果（最好有神经触及反应，则效果更佳！）

二、侧胸疼痛

1.触发点治疗 ①前锯肌；②腹斜肌；③肋间肌；④背阔肌；⑤膈肌。

附1：前锯肌损伤

1.症状、体征 ①胸壁侧方、肩胛骨外侧深面疼痛（放散痛），叩击+；②深吸气时疼痛明显加重，此为该肌损伤的突出特征。

三、背痛

背部疼痛的主要激痛点分布如下：①斜角肌；②肩胛提肌；③冈上肌；④斜方肌[2、3、4、5]；⑤多裂肌；⑥菱形肌；⑦颈夹肌；⑧肱三头肌；⑨肱二头肌；⑩背阔肌；⑪胸髂肋肌；⑫上后锯肌；⑬冈下肌；⑭前锯肌。

1.上背部疼痛

1）触发点治疗：①上斜角肌（C3、4、5后结节<肩胛背神经>）；②肩胛提肌；③冈上肌；④菱形肌；⑤背阔肌；⑥脊柱肌群（C4—T6多裂肌、回旋肌，棘肌）；⑦上后锯肌（a.颈角后下酸痛；b.吸气时，局部疼痛加重）；⑧冈下3肌；⑨前锯肌；⑩T6以上胸髂肋肌（肩胛骨内缘）；⑪胸最长肌；⑫头夹肌起点（C7-T3棘突旁）；⑬胸大肌（中斜角肌、菱形肌超负荷而疼痛的根源）；⑭腹外斜肌；⑮阔筋膜张肌；⑯腰骶后部；⑰腹直肌；⑱腹内外斜肌；⑲内收肌（跗骨窦）；⑳臀旁侧。

2）体会：①前、中斜角肌松解时，务必出现向上肢或手部窜麻感，效果才好。②通过上述肌群触发点的处理，如果病情反复，则要考虑胸大、小肌是否有紧张、挛缩的问题。

附1　肩胛肋骨综合征（肩胛脊柱间痛）

1.症状、体征 肩胛骨之间疼痛，可向项部、肩部、上肢放射。肩胛骨内上角、肩胛骨脊柱缘有明显压痛。

2.病因 ①肩胛脊柱间的斜方肌、菱形肌、棘肌、胸髂肋肌、最长肌劳损（宣蜇人软外）；②Lewit提出的肋横突关节紊乱；③Cyriax提出的胸段椎间盘突出；④Maigne提出的下颈段颈椎退变；⑤Bergamanm提出的胸部慢性器质性病变。

附2　肩胛背神经卡压

1.症状、体征

(1)常见症状：本病常见于中青年女性，全部患者均以颈肩背部不适、难以忍受的弥漫性酸痛，侧胸、腋部及上背部（脊柱与肩胛骨内侧缘之间）有牵拉感、僵硬、沉重为主要症状。颈部不适与天气有关，阴雨天、冬天加重，劳累后也可加重。上臂后伸、上举时颈部有牵拉感。颈肩背部酸痛常使患者不能入睡，患者自觉患肢怎么放也不舒服，但又不能明确指出疼痛的部位。

（2）少见症状：少数病例可有肩部无力，偶有手麻，主要为前臂及手桡侧半发麻。①关节活动度检查——上臂后伸、外展颈部有牵拉感，在患肢下垂或支撑时也有加重甚至难以忍受。②患侧低肩。③部分患者可有前臂感觉减退，少数患者上肢肌力，特别是肩外展肌力下降。④胸锁乳突肌后缘中点及第3、4胸椎棘突旁3厘米处有明显压痛点。⑤斜角肌挛缩试验阳性（头向患侧旋转，同时屈曲颈部使下颌向锁骨上窝靠近：症状加重。提示斜角肌压迫肩胛背神经）。备注：头向对侧旋转，则症状加重，提示肩胛提肌卡压肩胛背神经。⑥被动托肩试验（患者端坐位，放松，医者托其双肘，将肩部耸起，嘱患者向健侧转动头部：症状明显改善。说明肩胛提肌压迫肩胛背神经）。⑦椎间孔压迫试验（spurning's）试验（头弯向健侧，再弯向患侧，检查者小心地将患者头部垂直向下施压。如果出现疼痛向弯曲侧上肢放射，则为阳性，显示神经根受压）。⑧肩关节外展（Bakody）试验（外展抬高上肢至手部和前臂放在头顶，症状减轻或缓解表明存在椎间盘突出、硬膜外静脉或神经根受压等问题）。

头向同侧旋转疼痛加重，则斜角肌处卡压。

（3）相关解剖：肩胛背神经穿中斜角肌向后再穿过肩胛提肌，在肩胛骨内侧缘和脊柱之间伴肩胛背动脉下行，分布至菱形肌和肩胛提肌，并支配菱形肌和肩胛提肌。它与支配前锯肌的胸长神经均来自于C5神经根，出口平胸锁乳突肌后缘中点。

（4）触发点治疗：①斜角肌；②肩胛提肌；③上斜方肌；④颈中段多裂肌（C4-6）；⑤胸锁乳突肌（中点）；⑥胸最长肌（T2-5）。

（5）针刀治疗：①C4-5横突；②T3、4棘突旁3cm。

附3 斜方肌综合征

1.症状、体征 颈枕区、乳突部、颈侧方、甚至半边头痛，颈肩、上肩胛区，上、中背部疼痛或牵吊。尤其颈前屈时，疼痛恶化，休息后缓解。上斜方肌（颈伸肌、肩胛提肌）、中斜方肌（菱形肌）压痛+。

2.中下背部痛 ①表浅、深层脊柱肌；②前锯肌；③下后锯肌。

1）触发点治疗：①腹直肌；②肋间肌；③背阔肌；④冈下肌。

3.下背、上腰部疼痛

1）触发点治疗：①下斜方肌；②下后锯肌；③T7以下胸髂肋肌；④L1腰髂肋肌；⑤T10-L1胸长肌；⑥腰大肌；⑦腰方肌；⑧下腹直肌（水平型，深呼吸加重）；⑨臀中肌；⑩比目鱼肌[2]；⑪背阔肌；⑫冈下3肌；⑬上胸段；⑭腰骶后部；⑮内收肌；⑯臀旁侧、臀大肌臀中肌交界处；⑰腹直肌、腹内外斜肌。

4.脊柱正中疼痛

1）触发点治疗：①脊柱肌群（多裂肌、回旋肌，棘肌）；②胸最长肌；③胸髂肋肌。

2）针刀治疗：①棘突间、棘上韧带；②棘突侧板；③窦椎神经（上1-3椎体）。

5.脊柱侧弯

1）症状、体征：背部强直、酸痛，多局限一侧。脊柱侧弯，Adam试验+（双足并拢，双掌对合，前屈身体，将指尖插入足间，肋骨凸出提示结构性侧凸；变直提示功能性侧凸，站立时，侧凸明显）。

2）触发点治疗：①横突间肌（结构层次：外肌、韧带、内肌）；②腰方肌；③腰大肌；④竖脊肌（多裂肌、回旋肌）；⑤腹斜肌；⑥背阔肌。

6.驼背

1）触发点治疗：①竖脊肌（胸椎后凸段）；②髂腰肌；③腰方肌；④腹直肌。

2）针刀治疗：①T5-12；②髂腰韧带（叩击有下肢症状者）。

3）体会：①腰大肌是治疗重点（从 L3-5 横突中部上缘进针，落空后，再深入 1cm 即可，最好接电针，连续波，以下肢有跳动感说明针刺到位，强度以患者能忍受为度）。②背痛、背冷、麻木、扳紧或沉重感，除考虑局部肌肉、筋膜（皮神经出口）阳性病变点之外，还要注意原发性腰或腰骶触发点引起的传导痛也常会向上传导而继发。③背腰僵硬如板往往是脊柱深层肌的问题。

附 4　下后锯肌损伤

1.症状、体征　①胸背下疼痛，脊柱向患侧弯曲，翻身痛；②起止点、肌腹压痛；③呼气疼痛明显加重，或出现强迫性气短，此为该肌损伤的突出特征。

附 5　腹外斜肌损伤

1.症状、体征　起点损伤，多诉肋痛，止点损伤者多诉腰侧痛，腰部活动不便。单侧腹外斜肌损伤，患者多是侧屈稍后伸姿势，双侧损伤，患者肋骨多下降，腰部稍前凹位姿势。

在下八肋腹外斜肌起点处疼痛或压痛，或在髂嵴前部止点处疼痛、压痛（损伤多发生于此处）。侧屈位，嘱患者作脊柱旋转运动，引起疼痛加重。

四、腹壁疼痛

1.触发点治疗

1）局部相应腹肌

2）对应的表浅、深层脊柱肌：①上腹外疼痛——多裂肌（L1、2、3 高度）；②下腹外疼痛——1，胸髂肋（T11）；2，多裂肌（S1 高度）；③下腹部疼痛——L1-5 多裂肌。

附　腹股沟疼痛（下外腹部疼痛）

1.触发点治疗　①耻骨肌（可指出具体疼痛部位）；②长、短收肌；③大收肌；④下腹肌（腹直肌、腹内外斜肌）；⑤髂腰肌（指不出具体疼痛部位）；⑥腰方肌[1]。

2.针刀治疗　①T12-L2 棘间韧带、外口（棘突旁开 1. 5 厘米）（髂腹下神经）；②L1-3 横突。

3.体会　注意与股骨头坏死（髋关节病）、骶髂关节错位引起的症状相鉴别。

五、会阴痛（阴部神经痛）

1.症状、体征　①单侧阴部神经分布区域的电击样、尖锐性刺痛或跳痛、痛觉超敏或痛觉过敏：从肛门到阴茎、阴囊，阴蒂、大小阴唇、会阴区和肛门直肠区或有直肠、阴道异感；②坐位时疼痛显著加重（特有的重要临床特征）、站立和卧位时均可缓解；③夜间睡眠时疼痛较轻（即使出现疼痛，发作时间也会很短，很少出现痛醒）；④诊断性阴部神经阻滞后，疼痛明显减轻（可作为阴部神经痛的重要诊断标准，但并非特异性诊断标准：阻滞后疼痛减轻，只能说明疼痛来源于阴部神经分布区，但与阴部神经支配区相关的各种器官组织损伤也可通过阴部神经阻滞缓解）；⑤不伴有客观感觉障碍（当病变累及马尾神经或骶丛时，会产生会阴部的浅感觉缺失）。

直肠或阴道检查坐骨棘或坐骨结节的压痛。

2.相关解剖　阴部神经发自脊神经前支，神经纤维由 S2-4 脊神经前支组成，向下与阴部内动脉伴行，从梨状肌下缘离开骨盆，再绕坐骨棘的后方经坐骨小孔重返盆腔，并沿着肛提肌下方的阴部神经管（闭孔内肌内侧缘与骶结节韧带形成的镰状凸构成）到达会阴部，其在坐骨直肠窝主要分为以下分支：①会阴神经（浅支及深支），支配会阴部的肌肉和阴囊或大阴唇；②直肠下神经，主要支配肛门部及肛门外括约肌等；③阴茎（阴蒂）背神经，走行在阴茎（阴蒂）的背侧，支配阴茎（阴蒂）。

阴部神经走行的全程中，最易受到卡压的位置有以下两处，一是坐骨棘附近在骶结节韧带和骶棘韧带之间的鸦爪支；二是骶结节韧带的镰状凸和闭孔内肌筋膜产生的阴部神经管走行处（图 2-6-1）。

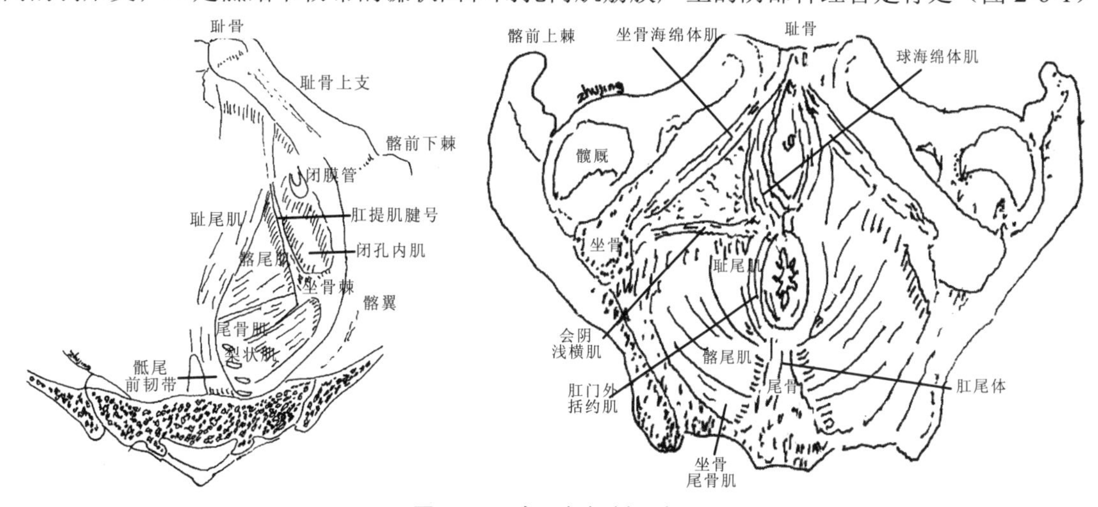

图 2-6-1　会阴部解剖示意图

3.触发点治疗　①腰方肌；②腰大肌；③腰骶多裂肌；④梨状肌；⑤闭孔内肌、坐骨结节内侧面（会阴神经）；⑥肛提肌；⑦下腹肌（锥状肌）；⑧内收肌；⑨臀旁侧（尤其臀小肌）、臀大肌臀中肌交界处；⑩骶尾周围软组织。

4.针刀治疗　①L1-2（棘间、外口：髂腹股沟神经、生殖股神经）；②八髎穴（阴部神经〈S2-4〉）；③骶结节韧带、骶棘韧带；④坐骨棘（上孖肌起点）。

5.体会　可配合药物治疗。①口服药：普瑞巴林（新型钙离子通道调节剂。调控突触前膜钙离子内流，减少兴奋性神经递质过度释放）+环苯扎胺（局部肌肉松弛剂）+阿米替林（三环类抗抑郁药）；②外用药：氯胺酮-阿米替林复合凝胶

第七节　腰骶部疾病

腰及其以下部位的几乎所有的病症都与骨盆有密切的关系，分析骨盆错位类型所牵涉的肌群、韧带，并加以治疗，使之恢复力学结构平衡十分重要。

1.脊柱四方位运动与相关肌群的关系　①屈脊柱，腹肌、腰大肌；②伸脊柱，竖脊肌、多裂肌、棘间肌、腰方肌、背阔肌；③侧屈脊柱，竖脊肌、多裂肌、腰方肌、背阔肌、腹肌、髂腰肌、横突间肌；④旋转脊柱，竖脊肌、多裂肌、腹内外斜肌、髂腰肌、背阔肌。

2.腰椎姿势评估（动作姿势涉及的相关肌肉或肌群）

（1）弯腰、坐位：①腰痛，竖脊肌、臀肌；②弯腰低头疼痛加重，最长肌；③直腿弯腰、腰痛加重，最长肌。

（2）坐位起立，腰痛：腰大肌、臀肌。久坐站起躯干不能迅速挺直：臀中肌。

（3）翻身，腰痛：腰大肌、腹内外斜肌。

（4）呼吸（咳嗽），腰痛：腰大肌、腰方肌、下后锯肌。

（5）后仰，腰痛：多裂肌、回旋肌，腰大肌。

（6）同侧旋转，腰痛：同侧腹外斜肌、腰大肌，对侧腹内斜肌。

（7）侧弯，腰痛：对侧腰大肌。

（8）翘二郎腿，腰痛：髂胫束。

（9）仰卧位，腰痛加重：胸腰结合部竖脊肌、腰大肌。

（10）俯卧位，腰痛加重：竖脊肌。

（11）下蹲，腰痛加重：最长肌。

（12）晨起，腰痛加重：腰方肌。

3.时间性腰痛的原因与区别

（1）早不痛晚痛：腰椎间盘突出是最常见的腰痛原因。直立或坐位工作，身体的重量将椎间盘压扁，若往后侧突出，便会挤压紧邻的神经根，引起腰痛合并下肢的后外侧酸、麻、痛。经一晚上的休息，椎间盘稍稍复位，压迫神经的压力减轻，腰痛获得缓解，所以腰椎间盘突出的病人，往往早上腰痛减轻，甚至完全不痛，但是工作到中午过后即开始腰痛发作，越到傍晚就越痛。

（2）早痛晚不痛：组织发炎而造成的疼痛，如强直性脊柱炎、结核或骨髓炎、纤维织炎、筋膜炎、血管炎等，早起时最痛，经过活动后，疼痛的症状反而减轻或消失。因夜间静卧，新陈代谢的产物堆积在局部组织，刺激神经引起腰背酸痛。经过活动后，血液循环增加，代谢产物被带走，因而疼痛减轻。

更年期妇女由于植物神经功能紊乱，也可能引起腰痛，它的特点也是早上起床后重，活动后减轻。

（3）早晚不痛半夜痛：夜深人静之际，突然从梦中痛醒，这样的腰痛也许提示癌症（原发性、转移性，良性骨肿瘤通常不引起疼痛）。骨癌疼痛的特点是静止痛，越是安静越是疼痛。活动后，疼痛反而减轻。痛处轻叩击，疼痛加剧，这与腰肌劳损、腰椎间盘突出等经过按摩敲击感觉会更舒服的症状相反。

（4）早晚日夜都痛：泌尿系统感染、肾脏病变、妇科炎症、盆腔肿瘤等都会引起腰痛，十二指肠溃疡有时也会引起腰部的放射性疼痛。这类腰痛不随活动的增加而加剧，也不随休息的增加而消失，没有时段之分。

4.腰腿痛快速诊断思路（判断椎管内、椎管外病变）

（1）静息痛与运动痛：腰椎管内病变，多表现为运动痛；腰椎管外病变：多表现为静息痛。

（2）腹压增高对疼痛的影响：椎管内病变，疼痛多受腹压变化的影响，用力排便、咳嗽、喷嚏等均可加剧疼痛。椎管外病变：疼痛很少受腹压变化的影响，如用力排便、咳嗽等。

（3）一日疼痛的变化：腰椎管内病变，晨起时无痛或轻微疼痛，下午或晚上疼痛最为明显，坐、立时间稍长则疼痛加重。腰椎管外病变：晨起腰腿痛明显，甚至凌晨时因痛醒而不能平卧，须起身活动后方能缓解，白昼一般工作与活动影响较小。

（4）下肢疼痛的性质：椎管内病变，由于椎管内窦椎神经或神经根受激惹，出现腰椎单节段疼痛，往往累及下肢远端的神经感觉分布区域，疼痛伴随麻木的机率极高。椎管外病变，下肢放射痛虽也多见，但下肢远端（足部）的感觉缺失少见。下肢痛的部位较模糊，很少传导至足部，一般为腰部或臀部向下肢后外侧放射至腘窝处。

（5）搬提或背负重物的影响：椎管内病变，腰背部负重后疼痛发作，而且不易自行缓解。椎管外病变，虽然也难以持重，但影响程度要小，一般经休息制动后疼痛可自然消失。

（6）病程演变特点：椎管内病变，腰腿痛突发、频繁，间歇期随发作次数增多而逐渐变短，发作期长，一般须经治疗方能缓解。椎管外病变，疼痛可以突然发作，但一般在短期内即可缓解，且间歇期长，自限性明显，勿需特殊处理。

腰椎管内外混合型病变，如果腰腿痛症状时轻时重，反复发作。甚至无明显的诱因下，发作频度愈来愈高，间歇期缩短。发作由开始自行缓解转而不能缓解，应考虑腰椎管内外混合型病变所致。

（7）马尾神经损害：椎管内病变，临床表现为非典型的下肢麻刺感或沉胀痛，几乎所有病人出现间歇跛性行，一旦行走时间过长或刚下地行走即有下肢疼痛，患者自行蹲下休息或平卧后疼痛即刻缓解，如此症状循环出现。马尾损害严重时，则表现患侧下肢或双侧下肢足下垂，迈台阶或上下阶梯时出现扳足。膀胱、直肠功能障碍，由排尿无力、便秘，继而发展为大小便失禁，患者会阴部与肛周的感觉减退或消失。

椎管外病变：不会引起马尾神经损伤的临床表现。

（8）牵涉性腰背痛：临床实践中，妇科疾病（如痛经、卵巢病变、子宫脱垂、宫颈癌等）、上泌尿道病变（如肾盂肾炎、肾结石等）、后位阑尾炎、前列腺炎症均能涉及下腰背痛或骶尾痛（内脏组织伤害感受器的传入纤维投射至脊髓后角灰质层的交接细胞，与节段性相关皮区的传入纤维所投射到脊髓的交接细胞是同一的）。

一、下腰部功能障碍与损伤的常见类型

（一）脊神经后支卡压综合征

1.症状、体征　①腰背痛，或腰腿痛，甚至疼痛直达大腿后部、踝上；②休息痛是该病的特点之一，夜间痛表现明显；③疼痛部位含糊不清是本病的突出特征（自觉的疼痛部位一般无明显压痛，此为该病的突出特点。真正痛源在疼痛部位上约 2-3 椎体横突；④最常见站立位稍躬身姿势，仰卧位最能缓解疼痛；⑤腰骶部有时可见一侧肌肉较对侧明显隆起，压痛在横突内 1/3 骨面上最多见（脊神经后支出口处）。

2.病因病机　脊神经后支内侧支卡压常引起脊柱正中、棘突、棘突旁疼痛；外侧支卡压综合征常见于急性腰扭伤、慢性腰背痛、臀上皮神经损伤、椎体压缩性骨折后疼痛、后关节滑膜嵌顿/紊乱、腰背筋膜炎（竖脊肌骨-筋膜间室综合征）。

臀上皮神经系统：T11-L4 脊神经后支的外侧支，以 T12～L3 为主组成。易受卡压的 3 个点：①出

孔点，横突间韧带；②横突点，横突中段下缘；③髂嵴（竖脊肌外侧缘附着于髂嵴处为中心，向内外各2cm 范围内是 95%的臀上皮神经越过髂嵴最集中之处）。

骨纤维管定位：①L2/3、L3/4 棘间隙旁开 2. 5 厘米，L4/5、L5/S1 棘间隙旁开 3 厘米横突根部与上关节突夹角处（内侧支出椎间孔，向下行走，穿副-乳突韧带<骨纤维管>，向下斜行至椎板，转向下方跨越 1-3 椎体，重叠分布于关节连线内侧的关节囊韧带、肌肉，棘上韧带受上一平面后内侧支支配）。②臀上皮神经入臀部位于竖脊肌-髂嵴缘交界处。

臀上皮神经损伤临床上十分常见，占急性腰臀部软组织损伤的 40%～60%。

急性腰扭伤是腰脊神经后支卡压的一个主要原因之一：L4/5 脊神经后支的内侧支行走在内侧椎间关节的后下方，当 L4/5、L5/S1 椎间盘变性后，L4/5 下关节突下沉，可挤压 L4/5 后内侧支。当弯腰时，脊神经内侧支的位置可略上升，猛然伸腰时，内侧支来不及退缩即被已下沉的下关节突卡压，引起急性腰痛。

着重提一下 L5 后支卡压点：腰骶椎间关节后下方，即腰、骶、髂交界凹陷处，是 L5 后支进入臀部皮下的必经之处（也是最易受卡压之处）。

3.针刀治疗 ①脊神经后内侧支治疗：骨纤维管；②脊神经后外侧支治疗：相关横突尖；骨纤维管；③臀中肌、髂筋束。

4.体会 腰段脊神经后支卡压是腰、骶、臀、大腿后外侧疼痛的主要原因之一。特别应注意区分后内侧支、后外侧支的不同支配区域，这对于指导临床治疗至关重要。骨纤维管为脊神经后侧支穿行之处，针对此处进行松解治疗有很好的疗效。

（二）臀上皮神经损伤

1.症状、体征 ①腰臀部尤其臀部疼痛，呈刺痛、酸痛或撕裂样疼痛。急性期疼痛较剧烈，弯腰受限，起坐困难，由坐位改站位时需攀扶他人或物体，病人常诉疼痛部位较深，区域模糊，没有明显的分布界限。②多数可检查到固定的压痛点，一般在 L3 横突、髂嵴最高点内侧 2～3cm 处触及“条索样”硬物，压痛明显，有麻胀感。③按压压痛点可有胀痛或麻木感，并向同侧大腿后方放射，膝以上部位可有牵扯痛，一般放射痛不超过膝关节。④直腿抬高试验多为阴性，但有少数患者可出现直腿抬高试验阳性，但不出现神经根性症状。

2.相关解剖及病理 臀上皮神经主要由 T12～L3 脊神经后外侧支组成，左右各一，其大部分行走在软组织中，其行程可分为 6 点 4 段，即出孔点、横突点、入肌点、出肌点、出筋膜点、入臀点 6 个点；以及骨表段、肌内段、筋膜下段、皮下段 4 个段。在行程中出孔点、横突点、入臀点均为骨纤维管，在腰神经后外侧支的行程中存在多处受压的解剖因素，其中以入臀点处更明显。

腰背筋膜在髂后上棘内上方有臀上皮神经和血管穿出的固有空隙，此处筋膜较薄弱，且深面有脂肪组织。当周围压力增大时，就会将深面的脂肪组织压入该空隙中，卡压孔隙中的皮神经。有学者研究发现筋膜常因劳损或纤维变性形成裂隙，该处成为一个“高危地带”（图 2-7-1）。

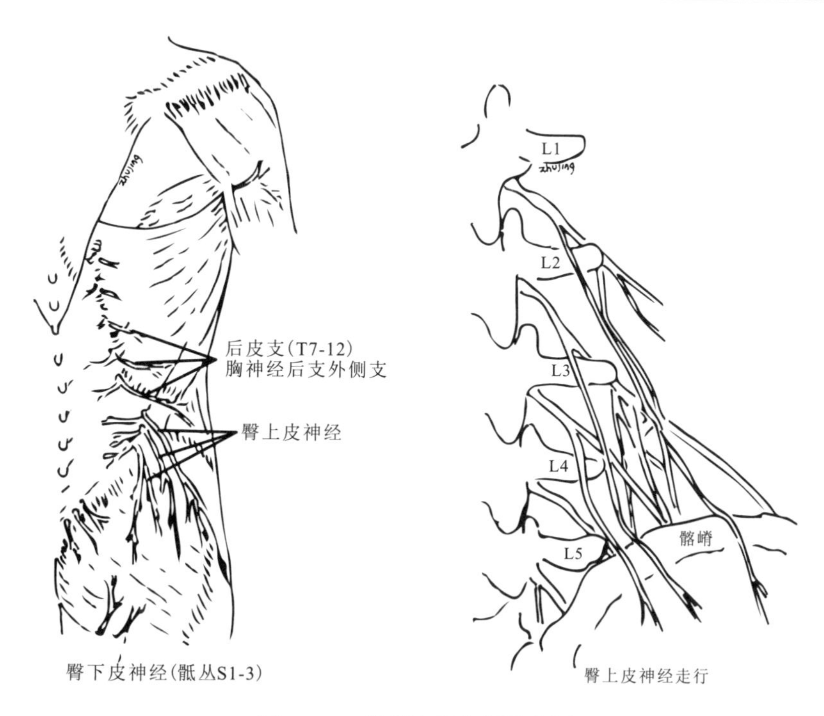

图 2-7-1　臀部神经走行示意图

3.触发点治疗　①腰方肌；②臀中、小肌。

4.针刀治疗　①L1-3 横突尖；②T12-L3 外口；③髂嵴最高点向内下 3～5cm 左右的范围内压痛点（达筋膜层后刀下有韧性阻力感，纵行切断横行卡压神经的变性筋膜、肌纤维，通透剥离，横行推摆）。

5.体会　①临床误诊率高，常误诊为：臀中肌损伤或腰臀部肌肉联合损伤；腰突症。②第三腰椎横突综合征合并臀上皮神经损伤是反射性（干性痛或丛性痛）腰臀腿痛，其疼痛一般不会超过膝关节。③据相关疾病统计调查约 70%～80%的腰腿痛与臀上皮神经的损害有关，约 17%的臀上皮神经行走至腘横纹，发出分支与腓总神经相交通。所以临床时，碰到即使有典型的腰突症或坐骨神经痛症状，也不要忘记是否会是臀上皮神经损伤引起？如果按照腰突症或坐骨神经痛的治疗思路治疗，效果不理想或不能完全治愈，再按臀上皮神经损伤的思路治疗，往往可取得很好的疗效。

（三）腰肌损伤

1.症状、体征　腰部弥散性酸痛、强直与紧张感，特别在某种体位从事某种工作或运动时，休息后缓解。腰部竖脊肌触诊紧张、压痛。

（1）弯腰过久出现腰骶酸胀疼痛、双髋外侧不适：L1-5 棘突-椎板-后关节，髂后上棘内上缘、髂翼外 3 肌压痛。

（2）腰骶疼痛：L1-4 横突尖、棘突-椎板-后关节、髂后上棘内上缘、骶髂关节，髂翼外 3 肌压痛。

（3）椎间盘退变性腰痛：横过下腰、臀区的僵直、弥漫性钝痛，短暂休息后减轻，长时间休息反而加重，晨起严重。

多数腰痛或腰腿痛病人的腰脊柱生理性前突减少或消失、变直，甚至变为后突，是以深层的多裂肌、回旋肌和腰背筋膜前叶为主的损伤；过度前突，身体无法挺直，是以浅层的骶棘肌、腰背筋膜后叶为主的损伤。

浅层腰部深层肌损伤则会引出腰骶痛，致脊柱前屈受限，勉强弯腰后因肌痉挛而形成腰部僵硬变平。深层的腰部深层肌损伤则会阻碍脊柱的后伸，但前屈时腰骶痛可显著缓解。

附：顽固性下腰痛

1.症状、体征

（1）下腰顽固性疼痛，伴坐骨神经痛（疼痛部位广泛）。

①骶髂关节前错位：臀、腹股沟、大腿前放射痛为主；②骶髂关节后错位：臀、大腿后外侧放射痛为主。

（2）病史长、症状时轻时重，疼痛部位多变、界限模糊。

（3）骶髂关节不适、腰肌紧张，髂后上棘、髂窝、髂后下棘内下角、腹股沟均可触及椭圆形、条索状硬结，且压痛明显。①骨盆分离、挤压试验、“4”字试验、髋关节外展拮抗试验均阳性。②定量骶髂关节错位方向标准见表 2-7-1。

表 2-7-1　定量骶髂关节错位方向标准

观测项	前错位	后错位
患肢长度	延长	缩短
髂前上棘	下降	上升
髂后上棘、髂后窝	外上移位，前凹陷	内下移位，后隆起
髂嵴水平	下降	上升
髂后上棘-后正中线距离	增宽	靠拢
骶骨旁沟形态	变浅	变深
耻骨联合	下移/前移	上移/后移

2.病因病机

（1）腰骨盆带肌肉功能异常导致运动模式紊乱、关节突关节及椎间盘张力增加，这些改变的结果是运动受限与疼痛，这种疼痛性运动受限可引起关节周围纤维化。

（2）关节突关节可动性降低或固定，这种滑动特性的减弱引起周围肌肉反射性改变，从而产生持续性肌肉、关节功能障碍。

（3）持续性肌肉收缩可降低肌肉供血，导致代谢产物堆积、持续性肌肉疲劳。

（4）多裂肌、回旋肌纤维与关节囊交错混杂，其持续性收缩可增加关节压缩性负重，肌肉薄弱可降低下腰稳定性，两者同时存在会进一步加速关节退变进程，故多裂肌对下腰痛特别重要！

（5）关节突关节滑膜炎的发生导致关节软骨退变、关节旁纤维化及运动性降低。

（6）椎间盘纤维环撕裂，直至髓核移位、突出。

（7）髂腰韧带短缩、增厚。

3.触发点治疗　①腰方肌；②多裂肌（L4、5 最发达）；③棘肌；④最长肌（俯卧，后伸，隆起最高者）；⑤腰髂肋肌；⑥背阔肌；⑦腹外斜肌；⑧臀中肌；⑨髂腰肌；⑩臀大肌；⑪腹直肌（挺直腰部，则痛加重）；⑫比目鱼肌；⑬胸髂肋肌；⑭下后锯肌；⑮阔筋膜张肌（对侧，螺旋链筋膜力线）。

4.针刀治疗　①L1-5 椎板；②L1-S1 关节突关节；③骶骨面（骶腱膜的治疗很重要！同时注意与骶髂关节错位引起的症状相鉴别：腰骶部，特别骶髂关节上下疼痛）；④腰方肌（久卧、晨间腰痛，腰部按压、叩击感觉舒服：重点处理肋 12、髂嵴的肌骨附着处——竖束）；⑤L2 横突尖、外口。

注解：针刀松解、刺激（阻滞）L2 脊神经，对疼痛严重的下腰痛、臀部及大腿前外侧疼痛有良好效果。下腰部及臀部皮肤由臀上神经（L1、L2、L3 后支的皮神经）支配，而 L5、S1 的后支在此区无皮支分布，因此在下腰椎间盘突出致 L5 或 S1 神经受累，不能用 L5、S1 的放射痛来解释，而应考虑为 L1、L2 的牵涉痛。有些下腰椎间盘突出患者的主要表现为腹股沟痛，也考虑是牵涉痛。牵涉痛发病机制是内脏传入纤维（经交感和副交感纤维）和躯体传入纤维经突触到达共同的后角细胞。盘源性下腰痛经窦椎神经非节段性内脏交感传入纤维传递，主要经过 L2 脊神经根，到 L2 相应的皮区。盘源性下腰痛从其神经传导通路来看，应视之为一种内脏性疼痛。而且窦椎神经受累引起的下腰痛，范围弥散，定位困难。L2 脊神经阻滞是一种诊断方法，也可用于盘源性下腰痛的治疗。

窦椎神经：主要分布于脊髓被膜、血管壁、骨膜、韧带、椎间盘。

腰痛（直不起腰，如：压缩性胸腰椎骨折、强直性脊柱炎）：腹直肌要引起高度重视，其次是髂腰肌。①腹直肌针刀 6 点：剑突、第 5/6 肋骨面、耻骨联合/耻骨结节、肌腹；②腱划；③腹内外斜肌、腹横肌。

顾雪忠老师治疗下腰痛经验

（1）第 1 次选点与治疗：L4/5、L5/S1、S1/2 旁开 2. 5cm 左右（叩击痛明显处：常提示为骶棘肌下段及多裂肌在椎板上附着处的病损），单侧或双侧（一般取双侧），松解骶棘肌椎板骨面附着处。

（2）第 2 次选点与治疗：上次间隔点，关节囊松解后，向外斜刺横突与上关节形成的肩部，松解脊神经后内侧支，出现窜麻感则疗效佳。同时，也要松解椎板外切迹处的软组织。

（3）第 3 次选点与治疗：对于部分根性症状、上述 2 次治疗未果者：可行椎间孔外口松解（腰椎外口、骶孔的松解最好出现窜麻感，则疗效佳）。

附 1　腰痛

1.睡下腰痛　①胸腰段深层；②腰骶后部；③内收肌；④冈下 3 肌。

2.晨起腰痛　①腰部深层（关节突关节周围韧带）；②腰方肌；③腰骶后部、臀旁侧；④内收肌；⑤冈下 3 肌。

3.久坐腰痛

（1）坐高位腰痛：①腰骶后部（腰背痛）；②臀中肌中前束；③臀中肌臀小肌交界处。

（2）坐低位腰痛：①竖脊肌（关节突关节周围韧带）；②臀中肌前束；③内收肌（站起腰痛）。

4.久站腰痛　①腰骶后部；②冈下 3 肌；③颈部深层；④枕下肌群；⑤内收肌；⑥臀大肌臀中肌交界处；⑦臀旁侧。

5.抱物腰痛 ①腰骶后部；②腹内外斜肌；③冈下3肌；④前锯肌。

6.被动侧弯腰痛 ①腰骶后部；②腹内外斜肌；③臀旁侧。

7.直腿弯腰腰痛 ①腰骶后部；②胸腰段；③臀内侧；④内收肌。

8.直腿后伸腰痛 ①腰骶后部；②臀大肌臀中肌交界；③臀旁侧；④内收肌；⑤腹直肌；⑥腹内外斜肌。

9.弯腰过程腰痛 ①胸-骶竖脊肌；②腰骶后部；③内收肌；④臀大肌、臀中肌；⑤腘绳肌。

10.弯腰久腰痛 ①腰骶后部；②内收肌；③臀内侧、臀后部。

11.静息腰痛 ①腰痛为主：腰骶后部、腹内外斜肌；②臀腿痛为主：臀大肌、内收肌。

12.翻身腰痛 ①腰痛为主：竖脊肌、多裂肌、回旋肌、腰大肌、腹内外斜肌；②臀腿痛为主：臀大肌、内收肌。

附2　竖脊肌下段腱损伤

1.症状、体征 ①腰骶疼痛，弯腰困难，不能久坐久站，不能做持续脊柱微屈工作；②骶骨面、髂后上棘内下缘压痛+。

附3　腰背肌筋膜劳损

1.症状、体征 腰背隐痛、酸胀不舒，时轻时重，反复发作，休息后减轻，劳累后加重。弯腰工作困难，勉强弯腰则腰痛加重，常捶揉腰部以减轻不适。不能久坐、不能下蹲。少数有臀部、大腿后上部胀痛。

局限性压痛，筋结、条索压之可向周围、远端扩散。

背肌牵拉试验阳性：俯卧，双手攀紧床头，医者双手握踝部，一侧一侧地牵拉下肢，腰背部出现疼痛。

2.针刀治疗 ①选准压痛点，进针至浅筋膜，探寻被卡压的腰背皮神经，刺中时疼痛剧烈，即是病变部位。在此处松解卡压神经的浅筋膜，可获得理想效果。②压痛不显，皮肤增厚、触摸发凉者，浅筋膜层通透松解。

附4　腰骶部慢性骨筋膜室综合征

1.症状、体征 反复发作的广泛性腰痛，久坐久站、长时间行走、长时间固定体位卧床及长时间弯腰后腰痛加重。竖脊肌压痛（+）、肌紧张（+）、肿胀（+）。部分患者可有向臀部及大腿的放散痛，无下肢神经根刺激反应性损害体征。

2.相关解剖及病理 腰骶部骨筋膜间隔是一个潜在的间隙，其结构前壁为腰背筋膜深层，腰背筋膜深层向上附着于第12肋骨，向下附着于髂嵴；内侧附着于横突，横突间韧带；后壁为腰部筋膜浅层；内侧壁为棘突、棘间及棘上韧带、黄韧带及椎板；外侧壁为腰背浅、深层在竖脊肌外缘相附着处。间隔内有少量疏松组织和脂肪，起润滑作用。在肌肉收缩时，间隔变小，内压增高；肌肉松弛时，间隔回复，内压恢复至静息水平。异常增高的间隔压力，可直接对肌纤维造成机械损伤，并可使肌肉内的血流供应减少，是导致慢性骨筋膜间隔综合征的病理基础。

3.针刀治疗　①棘突；②棘间韧带；③关节突关节；④椎板；⑤横突尖；⑥浅、深筋膜；⑦腰部明显压痛点。

附 5　腰扭伤

1.触发点治疗　①L1-2 多裂肌；②竖脊肌（尤其重视 L5S1 段）；③腰方肌；④臀中肌；⑤腹斜肌。（人体最主要轴向旋转肌：最常见的是髂前上棘处的撕裂伤，髂后上棘内侧缘、髂嵴外缘、肋骨附着点）；⑥腰大肌。

2.针刀治疗　①L2、3、4 横突尖（疼痛位于腰侧方、腰臀，甚至牵涉至大腿外后侧）；②臀上皮神经；③髂腰韧带；④窦椎神经；⑤L1-5、S1 关节突关节；⑥骶髂关节。

附 6　习惯性腰扭伤

1.触发点治疗　①臀大肌上束；②臀中肌后束；③腹内外斜肌；④内收肌；⑤背阔肌；⑥冈下 3 肌；⑦颈部深层；⑧枕下肌群；⑨胸腰段深层。

附 7　腰方肌损伤

1.症状、体征　腰痛——单侧或双侧酸痛，可牵涉骶髂关节、髋部或臀部、大转子、腹股沟，个别有睾丸、阴囊、阴唇痛。卧床翻身痛，甚至不能完成。①浅表痛，位于竖脊肌外侧。上位点，发生于第 12 肋下或近 12 肋。牵涉痛可沿髂嵴放射至相邻下腹部、腹股沟上外侧；下位点，位于髂嵴正上方。牵涉痛可至股骨大转子和大腿外侧。不能患侧卧位，患侧下肢无法负重。②深在痛，位于横突部。牵涉痛可至骶髂关节、臀部下方、大转子部，有时产生骶髂关节至大转子区域压痛，往往被误认为是局灶性的病理痛。

咳嗽、喷嚏可引起短暂且及其严重的牵涉痛。

浅表二个位点压痛及多个深部压痛点：第 12 肋下或近 12 肋压痛，髂嵴最高点压痛；L1-L4 横突尖压痛。此外股骨大转子部、臀小肌部也可有压痛。

俯卧位：患侧臀部上抬、下肢变短；端坐位：身体向患侧倾斜，脊柱侧弯。③可发生急性坐骨神经痛症状。当腰方肌发生急性损伤时，可产生痉挛：该侧骨盆高度被提高，从闭孔内穿出的坐骨神经发生卡压，从而发生急性坐骨神经痛的症状。④臀中肌无力步态（鸭步）：腰方肌、臀中肌稳定、支持骨盆。步行时身体左右摇摆，状如鸭子行（图 2-7-2）。

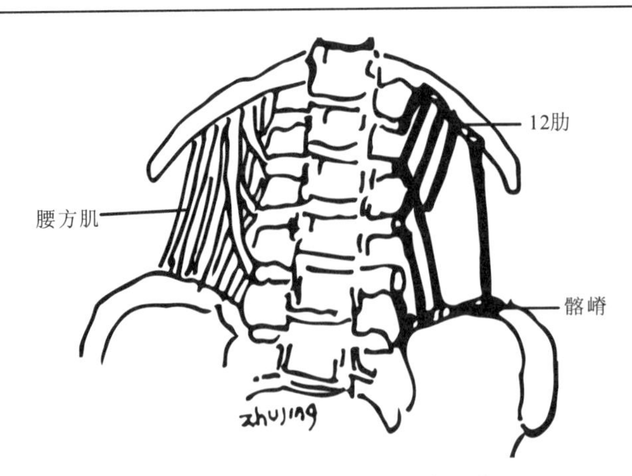

图 2-7-2 腰方肌解剖与起止点示意图

1.触发点治疗 ①腰方肌；②臀小肌；③臀中肌。

2.针刀治疗 ①横突点（L1-4）；②髂嵴点：竖脊肌外侧与髂嵴最高点内侧；③髂腰韧带。

（L4 外下缘，L5 外侧缘：俯卧位，腹下垫枕。L4 外下缘、L5 外缘松解后，刀体与头侧皮面呈角，摸索进针，深达髂骨内侧面松解）。

注意事项：①十二肋下缘，一般不主张针刀治疗，因其靠近膈肌附着点，易造成气胸。②L1-3 外侧方进针，一定要以横突为依据，针尖不能向前偏，否则易刺伤肾脏，引发肾脏出血等。③髂腰韧带处进针应时时询问有否电击感，否则易致神经根损伤。

附 8　腰椎关节囊、韧带损伤

相应的关节突关节、韧带（棘上、棘间韧带）压痛

1.针刀治疗 ①棘上、棘间韧带；②关节突关节；③上 1-3 椎体的乳—副突韧带（棘突下缘旁开 2 厘米〈关节突外侧——窦椎神经〉）。

附 9　腰椎关节突综合征

1.症状、体征 脊椎旁局部钝痛、酸痛早晨严重，整个下腰部弥散性强直，可放射至腹股沟、臀、大腿。主动后伸可引起固定区域内的“绞锁”或突然受限，症状加重。前屈、侧屈、后伸动作受限。脊旁肌触诊肌张力增高、压痛。

附 10　髂腰肌损伤

1.症状、体征 腰椎脊柱旁竖直型疼痛，呈僵硬状态。腹股沟疼痛，尤其屈髋位。部分患者于久坐后，突然感觉腰部不适，起身困难。

侧下腹部及髂窝处可有明显压痛，抵抗髋关节屈曲时诱发疼痛，髋关节被动屈曲内收试验+（患者仰卧，一侧膝关节屈曲，足置于床面。术者将一手置于该侧髂前上棘以固定骨盆，另手置于膝关节，尽量屈曲膝关节，将大腿压向对侧肩关节方向，使髋关节处于内收位。若出现腹股沟韧带下疼痛，提示髂腰肌紧张）（图 2-7-3）。

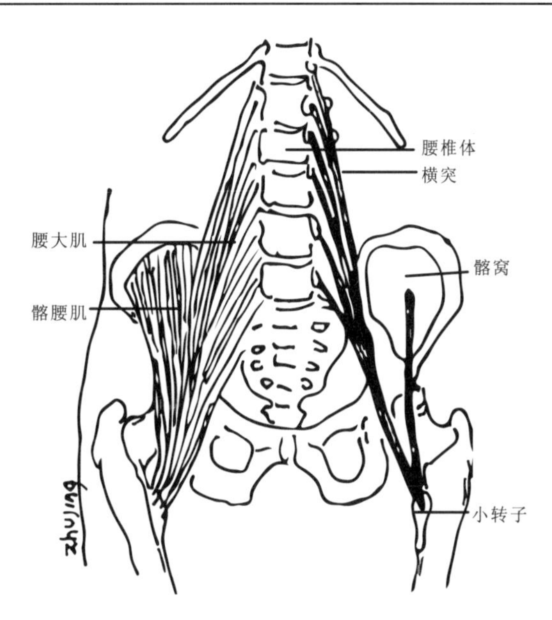

图 2-7-3　髂腰肌解剖与起止点示意图

2.触发点治疗　①腰大肌（L2–5 横突上缘，再进针 1cm）；②髂腰肌小转子止点；③腹直肌。

3.针刀治疗　小转子肌-腱结合处。

附 11　髂腰韧带损伤

1.症状、体征　腰骶部深在性疼痛，腰的屈伸、侧屈、旋转受限，直不起腰，端坐位向患侧极度转身疼痛加剧。患者指不出具体疼痛部位，最常反射到腹股沟内侧；L4/5 棘突旁压痛、叩击痛，髂腰三角处深在性叩击痛，可向大腿后外侧放散。

2.针刀治疗　①L4 横突尖外下缘；②L5 横突尖外缘；③L5 横突对应的髂嵴内侧面（重中之重）。

3.体会　大凡难以治愈的腰骶部疼痛均伴有不同程度的髂腰韧带损伤。

附 12　腰椎骨性关节炎（腰椎旋转移位型骨质增生）

1.症状、体征　腰疼时轻时重，劳累后或闪挫常引起急性发作，疼痛剧烈，但通过卧床休息和简单治疗又可缓解。发作较轻时，腰部功能检查一般都较正常。X 线片示提示腰椎都有轻、重不等的骨质增生，患椎椎间隙轻度不等宽，患椎棘突偏歪，或后关节间隙模糊或消失。患椎旁压痛，但无放射痛。且该处肌肉紧张，弹性下降。

2.病因病机　腰轻重不同程度的扭伤在日常生活中十分常见，急性期症状经休息或治疗得到缓解，但关节错缝移位（大多数为旋转移位）一般都未得到彻底解决，因而长期受到牵拉、挤压周围软组织引起疼痛。由于关节不吻合，人体平时弯腰伸背的活动引起腰椎关节面软骨和周围软组织摩擦性挫伤，而形成软组织结疤、粘连、挛缩，使腰痛顽固难愈。

3.针刀治疗　患椎棘突两侧压痛点（腰椎旋转移位主要发生在 L4/5——此处痛点大多为最长肌的附着点），同时将患椎棘突上、下棘间韧带切开松解，以利手法复位。

附 13　压缩性骨折

1.针刀治疗　①所在节段竖脊肌（多裂肌）；②相应椎体的上下棘突间韧带，外口；③上 1-2 椎体乳-副突韧带（脊神经后内侧支）。

备注：必要时，棘突、关节突关节骨减压。

体会：

（1）骶骨多裂肌、臀肌触发点是下背及腰痛的常见原因。

（2）长期腰痛的患者还要考虑大腿后侧肌群是否有触发点存在，这一点常常被忽视。

（3）髂嵴顶端深部痛局部治疗效果不佳时，其实该处的疼痛不适往往是第 12 肋处最长肌病变引起的。

（4）L5/S1 棘间韧带损伤占全部棘间韧带病变的 93%。

（5）下腰酸痛伴弥散性、腰骶僵直感，早晨、夜晚较重。主动后伸症状加重，痛、麻可放射至臀部、大小腿后侧——腰椎关节突关节病变。

（6）腰部久卧疼痛，活动后则减轻或消失，原因在于腰椎椎板、关节突、棘突、椎弓根处的骨内高压导致，针刀肌肉松解无效，可行骨减压治疗，往往效果明显。

（7）久坐久站腰痛，迈步困难，L3 外口针刺或针刀松解可取良效。

（8）部分老年性驼背的治疗，除松解驼背棘突最高点上下的竖脊肌、髂腰肌、腹直肌之外，不要遗忘 L3、L4 横突尖附着的腰方肌及胸腰筋膜的松解。

9）久卧、晨间腰痛加剧常常提示为骶棘肌下段，即 L4-S1 骶棘肌椎板附着处病损。

10）臀部的放射痛：由外向内，依次对应为 L3、L4、L5、S1 横突处的病损。

11）大腿放射痛：内、前、外侧分别对应 L2、L3、L4 横突尖的病损。

12）大腿后放射痛麻：对应 L4、L5、S1 椎板处的病损。

13）小腿放射痛：内、外侧分别对应于 L3、L4 横突尖处的病损。

14）小腿后侧放射痛麻：对应于 L4、L5、S1 椎板或坐骨结节骶结节韧带的病损。

15）弯腰不能或疼痛：弯腰涉及“腰-骨盆”节律，胸椎（5°）、腰椎（40°）及骨盆（髋关节：70°）。①腘绳肌僵硬导致延展性不足，限制髋关节和骨盆向前运动，同时引起骨盆 6 短外旋肌紧张而诱发臀部不适。②胸椎的灵活性不足，胸椎关节囊紧张而僵硬，根本无法完成向前 5° 运动。③腰椎的稳定性不足，腰椎牺牲稳定性补偿胸椎和髋关节灵活性（平板支撑锻炼）。

二、腰腿部功能障碍与损伤的常见类型

（一）腰椎间盘突出症

1.症状体征

（1）L4/5 椎间盘突出的放射痛由大腿后外侧，经腘窝到小腿外侧，止于足背、踇趾；L5/S1 椎间盘突出的放射痛由大腿后，下行经腘窝至小腿后、足跟、足底外侧缘、小趾。

（2）强迫体位与脊柱运动受限：腰椎前突，脊柱侧弯（健侧凸：腋下型，椎间盘从神经根内下方

突出压迫神经根；患侧凸：肩上型，椎间盘从神经根外上方突出压迫神经根）；病变椎间压痛，椎旁叩击痛伴下肢传导放射痛；臀中小肌、梨状肌下孔压痛明显。直腿抬高（加强）试验+、屈颈抬头试验+；肌力下降：最常见、最有价值的是患侧䠀趾背伸、跖屈肌力下降；感觉功能障碍：L4/5 椎间盘突出压迫 L5 神经根，皮知减退区在小腿外、足背、䠀趾背侧；L5/S1 椎间盘突出压迫 S1 神经根，皮知减退区在小腿后、外踝、足外侧。反射障碍：L3/4 突出，膝反射减弱；L4/5 突出，膝、跟腱反射正常；L5/S1 突出，跟腱反射减弱或消失。

2.病因病机　腰突症临床十分多见，其所致的根性疼痛主要由无菌性炎症引起。绝大多数是积累性损伤的结果，这个损伤包括肌肉和韧带组织，特别是那些脊椎近旁的横突棘肌（半棘肌、多裂肌、回旋肌）、棘突间韧带、横突间韧带、椎间关节囊。真性腰突症（需要手术）约 5%～10%，经保守治疗大多可以取得理想效果。临床上很多所谓的腰突症其实是脊神经后支卡压综合征所引起的腰腿痛。

腰椎承重受力段集中于 L4/5/S1（L3/4），竖脊肌，尤其多裂肌、回旋肌、横突间肌、腰大肌失衡所致的功能障碍，尤其在椎体旋转、前屈时，使得间盘纤维环最终撕裂，髓核突出造成。

3.相关解剖　神经根与椎间管外口的关系：神经根由根袖包裹与椎间管外口结缔组织紧密连接，固定于骨缘不动。因此神经根的活动是以外口的固定部为枢纽（图 2-7-4）。

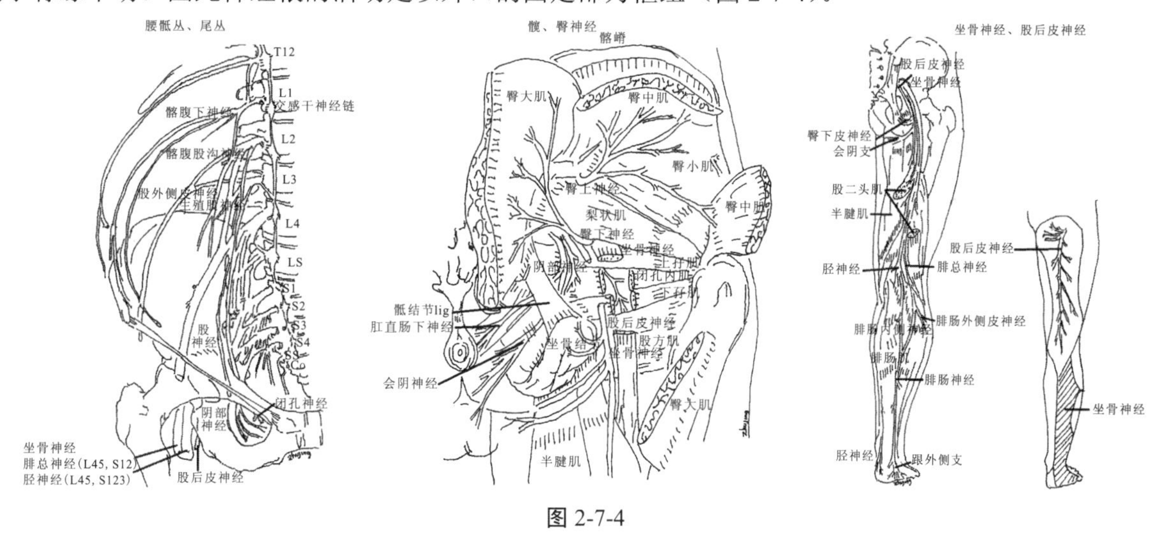

图 2-7-4

4.触发点治疗　①腰骶部多裂肌（回旋肌）；②横突间肌；③腰方肌；④腰大肌。

（1）L3/4 突出：①阔筋膜张肌；②股直肌；③股内侧肌；④腓肠肌（内侧）。

（2）L4/5 突出：①臀中、小肌；②梨状肌（骶骨旁及起点、肌腹-坐骨神经）；③股外侧肌；④胫前肌；⑤腓骨肌；⑥䠀长伸肌。

（3）L5/S1 突出：①臀中、小肌；②梨状肌（骶骨旁及起点、肌腹-坐骨神经）；③腘绳肌（股二头肌：俯卧，坐骨结节外侧，被动屈膝，易确定体表走行）；④腓肠肌（比目鱼肌）；⑤䠀长屈肌；⑥趾长屈肌；⑦趾长伸肌。

5.针刀治疗　①L3-5 横突、外口；②臀部臀上皮神经（腰丛脊神经后外侧支）；③梨状肌，骶骨前面的起点；肌腹部坐骨神经：S4-大转子尖内 1/4 处）；④腓骨环腱弓。

6.体会

（1）内外口、关节囊的松解固然很重要，腰臀部软组织的慢性损伤才是第一要素！对多裂肌、回旋肌、腰方肌、臀中小肌、梨状肌的松解不可忽视，另外腘绳肌、腓骨肌、胫骨前肌也要引起注意。

（2）60 岁以上的腰腿痛患者，即使 CT 或 MRI 明确提示为某节段的椎间盘突出，然而梨状肌卡压坐骨神经才是病变的重点，臀中小肌、骶结节韧带（坐骨结节）阳性反映点（压痛、条索、硬结）也很重要。

（3）下肢麻木治疗后，数小时至 3 天，麻木感可能会加重——事前跟患者交代清楚，可免于不必要的担忧。

（4）必要时，可以用吴汉卿水针刀外口松解，注射 10ml（消炎镇痛液）；李树明侧隐窝针内口注射治疗（消炎镇痛液 20ml，为了避免麻醉意外，可不加利多卡因，用地塞米松代替曲安奈德或得宝松更安全！）。

（5）下肢麻木，采用被动直腿抬高加强手法可进一步松解神经根袖与突出髓核的粘连，神经根与椎间孔纤维隔的黏连、卡压，直腿抬高到不能再抬高的程度，一手固定膝关节，一手握住足跖部背屈（弹屈 2～3 次）。

6）每次都可配合斜扳手法并调整偏歪的棘突以达到进一步松解的效果，可调整 L4/5 椎间盘与 L4 神经根的关系，错开它们之间的高压力点。

顾雪忠老师经验

1.治疗

（1）L3/4 椎间盘突出与 L 3 横突综合征有密切关系。

（2）L4/5、L5/S1 椎间盘突出与下腰痛关系密切。按 L3 横突综合征、下腰痛的诊疗思路治疗，一般都能取得较好疗效。部分患者仍有残余症状的，需松解横突、椎间孔外口（内口）：L 4/5 突出，L4/5 外口，L5/S1 内口（将神经根从突出髓核的高张力处剥离）；L5/S1 突出，L5/S1 外口，S1 骶后孔。或行朱汉章老师的“9 针法”治疗。

没有明显的腰痛，查体也无明显的硬结与、条索、叩击痛，而根性病症及 CT、MRI 显示为典型的腰椎间盘突出者，①先用“9 针法”刀法；②松解外口、横突间韧带；③松解肌肉，手法整复，卧床牵引。

2.椎间孔外口解剖研究与临床应用 腰脊神经前支是由椎间孔的上 1/2 处向下移行，至椎间孔的下 1/3 处出孔。外口处有纤维隔将外口的上 2/3 包裹封闭，神经根出孔后紧贴横突根部腹侧与椎体形成的夹角处几乎呈垂直下行。针刀松解部位应位于同节段的脊神经根的外上后方，将神经根通行的骨纤维管后外方的纤维组织进行松解，从而解除对神经根的压迫。

椎间孔外口是由纤维隔与上下关节突围成的一骨纤维管，椎间盘突出造成该骨纤维管狭窄，压迫同序列的脊神经根而引发根性症状。针刀从后外侧入路（肩上）松解神经根周围的纤维隔等软组织，使神经根增大了逃逸空间而达到减压的目的。

L4 的径路与 L4/5 椎间盘靠得非常接近，故 L4/5 椎间盘突出即成为 L4 脊神经骨纤维管卡压综合征的常见原因。L5 神经根从低于 L4/5 椎间盘水平位置从硬膜囊发出，呈锐角向下外行走，只有 L4/5 椎间盘中央型突出时，才会同时影响 L5 神经根和马尾神经。

针刀在松解腰 4 神经根外口处的纤维隔时，刺激到了腰 4 神经根，出现同侧小腿后外侧的窜麻感（效果较佳）。

部分偏中央型的，单纯外口松解术疗效并不理想，必须结合椎周软组织松解、椎间孔内口松解、手法整复（进一步松开纤维隔等椎周软组织，调整椎间关节，恢复纤维管神经根通行的正常状态，增加疗效）、骶管扩张（30ml 以上）、三维牵引等手段，才能达到较满意的治疗效果。

腰椎间盘突出症急性发作者，用椎间孔外口针刀松解法疗效较佳，慢性病程者总体疗效会差一些，必须要配合椎管外软组织的松解才更有效。

附 1　腓总神经的松解

（1）腓骨长肌（腓骨头下缘，下铲）。

（2）趾长伸肌、胫骨前肌（横性触摸，阳性点）。

（3）腓骨头上缘（股二头肌）。

（4）腓骨头后侧（胫腓骨交界缝）。

附 2　腰椎椎间孔内外口定位、松解方法

椎间孔外口神经刺激：俯卧，腹下垫枕（高 20cm，以利于间孔扩张）：L4/5 棘间旁开三横指（约 4.5cm），下 0.5cm。与人体矢状面 45° 刺入，达横突根小关节外侧缘，在下位上关节突、横突肩部上缘贴骨面，进针刀松解，向前下探，向椎间孔方向松解；L5/S1 棘间旁开二横指（3. 5cm），下 0. 5cm。直刺，向脊柱倾斜松解：能刺激神经引起向下放射性酸胀、窜麻感最好，但不可强求。

备注：①针刀达横突根，切勿向下往椎体深刺，以免损伤腰动脉，造成出血（腰动脉由腹主动脉发出，压力大，不易压迫）。②针刀直刺关节囊外侧松解椎间孔外口，从解剖形态学角度来看，达不到松解目的，更谈不上对纤维隔、脂肪结缔组织或椎间盘的松解，充其量能刺激到神经根外的神经部分，其治疗的效果有限，疗效较差。

椎间孔内口神经刺激：俯卧，腹下垫枕（高 20cm，以利于间孔扩张）：L4/5、L5/S1 棘间旁开一横指（1. 5cm），下 0. 5cm（关节突间距最大）。偏外一点斜刺，探至骨面，再向内探移，紧贴关节内侧缘下探，落空即可（有下肢放射性酸胀、放电感最佳，没有则不必强求！以免产生脑脊液漏）。

附 3　关节突关节囊的松解

棘间隙旁开 1. 5～2cm：松解关节突关节囊、脊神经后内侧支穿过的乳-副突管韧带，到达关节突最后一个突破感即为关节囊，行“十字”松解，再斜向外侧，于关节突外侧缘松解。

附 4　八髎穴（S1-4 骶后孔）体表定位

（1）先定次髎，S2 骶后孔：髂后上棘内下方 1. 3～1. 5cm，正中线旁开 2cm。孔径 0. 8cm，刺入深度 2cm

（2）再定上髎，S1 骶后孔：在次髎上 2cm、正中线旁开 2. 5cm 左右。孔径 1cm，针刺深度 2. 5cm

（3）次定中髎，S3 骶后孔：在次髎下 2cm，正中线旁开 1. 5cm 左右。孔径 0. 6cm，针刺深度 1. 5cm

（4）后定下髎，S4 骶后孔：在中髎下 1. 5cm，正中线旁开 1cm 左右。孔径 0. 5cm，针刺深度 1cm

附 5　坐骨神经痛（干性痛）

（1）触发点治疗：①腰骶后部（L45 横突、腰大肌）；②梨状肌（上孖肌）；③臀内旁侧（尤其臀小肌）；④内收肌；⑤臀大肌；⑥股方肌；⑦阔筋膜张肌；⑧背阔肌；⑨冈下 3 肌；⑩颈部深层；⑪枕下肌群。

（二）腰椎椎管狭窄症

各种原因引起的腰椎骨与软组织（关节突关节、椎板、黄韧带、椎间盘等）发生形态与组织结构的变化，导致中央椎管、神经根管、椎间孔处狭窄，使神经根和或马尾神经受到压迫，引起一系列临床症状的疾病。

中央椎管 X 线测量正常最低值为 13～15mm，退变性椎管狭窄常为多节段性，L3/4 最易发生狭窄（矢状径小、椎弓板厚），间歇性跛行：走动时，下肢肌舒缩使椎管内相应脊节的神经根血管丛生理性充血，继而静脉淤血，微循环受阻而出现缺血性神经根炎；下蹲、坐或卧，由于消除了肌活动的刺激来源，淤血的血管丛恢复常态，椎管恢复正常宽度，因而症状随之减轻或消失。

1.症状、体征　①神经源性间歇性跛行；②下腰痛（多出现在站立、行走过久，卧、蹲或骑行时疼痛多自行缓解或消失），腰后伸时疼痛加重；③不能负重，更不能抬重物；④下肢麻木、无力；⑤坐骨神经痛，可有马尾神经压迫症；⑥自觉症状严重，阳性体征少。

附：腰椎侧隐窝狭窄症

1.症状、体征　①顽固性疼痛（屈髋、屈膝的侧卧或膝肘跪位稍缓解）；②站立、行走，症状加重；下蹲、坐位，疼痛缓解。③腰后伸明显受限；④ CT 显示侧隐窝前后径<3mm。

腰痛顽固，其下肢疼痛与体位有明显关系：站立、行走，症状加重；下蹲、坐位，疼痛缓解；卧位喜双下肢屈曲侧卧，仰卧则症状加重。站立行走、仰卧，腰椎处于伸展位，黄韧带松弛、变厚，椎间孔变小；腰前凸增加导致上关节突前移，侧隐窝狭窄，使神经根进一步受压而致疼痛加重。L5 椎孔最易引起狭窄（椎孔呈三叶形、侧隐窝矢状径可小于 2～3mm、上关节突增生变形较多）。

2.触发点治疗　①腰骶后部（深层：多裂肌、回旋肌、横突间肌）；②臀旁侧；③内收肌。

3.针刀治疗

（1）L4/5、L5/S1：①棘间韧带滑囊——切割声消失，到黄韧带，即止！②关节突关节囊、韧带。

（2）间歇性跛行：①臀上皮神经；②梨状肌（患侧臀部不敢着凳）。

（三）L3横突综合征

1.症状、体征、病机　①一侧或双侧腰僵痛呈持续性（有的可有环状紧束感），腰部活动受限，尤其不能长时间弯腰或弯腰后直起困难、久坐久站腰痛加重，迈步困难，部分有功能性驼背（L2、L3、L4

横突尖压痛+、叩击痛，常提示：腰大肌、腰方肌、骶棘肌、多裂肌、胸腰筋膜于横突附着处的损伤）。②久卧、晨间腰痛（提示：骶棘肌下段，L4、L5、S1 骶棘肌椎板附着处损伤）。③多有放散痛至臀，甚至大小腿后外侧（类似腰突症的症状）（由外向内，依次为 L2、L3、L4、L5、S1 的病损）。④小腹、大腿内侧放射痛（内收肌痉挛紧张、压痛）、麻木。脊神经后支的外侧支粘连并卡压于 L3 横突尖部，更会引起顽固性疼痛。

2.触发点治疗 ①腰方肌；②臀中肌；③臀小肌。

3.针刀治疗（顾雪忠老师经验）

（1）第 1 次选点与治疗——横突尖部：①病程短者：L3 横突尖（必要时，L2、L4 横突尖一并松解）刺激松解 3～5 下即可（以针刀中的针法为主）；②病程长或慢性复发：局麻下松解横突尖、横突背面、上下缘，横突与上下关节突形成的肩部、腋部分别松解 1-3 针，可取理想疗效（松解的组织如下，背面的骶棘肌、多裂肌、横突间肌、横突间韧带；尖部的胸腰筋膜、腰大肌、腰方肌；横突肩部的脊神经后内外侧支、腋部的椎间孔外口纤维隔上部）。

备注：应根据患者不同的临床表现，有针对性地对上述各软组织做到有重点的松解。

（2）第 2 次选点与治疗，L3、4 横突间隔点：棘突旁开 3. 5cm 左右（相当于关节囊、椎板外切迹（松解关节囊处的肌肉或关节囊、椎板外切迹处的肌肉或外口处的纤维隔为主）。

备注：老年、病程较长者，骨性关节炎表现为主，可局麻下重点松解关节囊为主。

（3）第 3 次选点与治疗：可选取髂嵴缘（臀上皮神经 3 个出口），臀中肌、臀中小肌及腿部压痛明显点，以针刀中的针法为主，点刺 3～5 下即可。

第八节 臀部、髋关节、大腿常见功能障碍、损伤常见类型

一、臀部疼痛

（一）臀部皮神经分布及走行

1.髂腹下神经外侧皮支（T12 前支） 髂腹下神经自腰大肌上部外侧缘穿出，经过腹横肌与腹内斜肌之间，分为前皮支（腹下支）和外侧皮支（髂支）。其外侧皮支约在髂前上棘内侧穿深筋膜至皮下，越髂嵴分布于臀外侧皮肤。

2.股外侧皮神经后支（L2-L3 前支） 股外侧皮神经是单纯的感觉神经，起自 L2-L3 神经根，自腰大肌外缘穿出，横越髂嵴至髂前上棘内侧，通过髂前上棘和腹股沟韧带外端的两层之间所组成的狭小的骨韧带管。然后从水平方向急转成纵向沿缝匠肌外侧下行，约在距髂前上棘 10cm 处穿出大腿阔筋膜，并分成前、后支至股前外侧皮肤与大腿外侧上 1/3 和大转子远侧的臀部皮肤。

3.臀上皮神经（L1-L3 后支） 臀上皮神经由 L1-L3 后支的外侧支所发出的一组皮支，通常有 3-4 支，各皮支分别穿过很厚的腰部肌层和坚韧的腰背筋膜而到达皮下。然后在皮下继续下行并跨越髂嵴中部至臀部，分布于臀上外侧以至股骨大转子区皮肤。

4.臀中皮神经（S1-S3 后支） 臀中皮神经由 S1-S3 后外侧支组成，自骶后孔穿出后向外侧走行于

骶髂后短韧带与多裂肌之间，上 3 对骶神经后支的外侧支相互连结并与 L5 后支的外侧支，在骶骨背面结合成襻。自此襻发支，在骶骨外侧缘合成神经干，跨越骶髂关节及骶髂后短韧带后面，在骶结节韧带后面，又形成第 2 列神经襻，穿经骶髂后长韧带形成的隧道后分成 2-3 支，在髂后上棘与尾骨尖连线的中 1/3 段穿出深筋膜，分布于臀部内侧和骶骨后面的皮肤。

5.臀下皮神经（S1-S3 前支） 为股后皮神经发出的臀支，于臀大肌下缘中点处穿出深筋膜，自下而上分布于臀下部皮肤（图 2-8-1）。

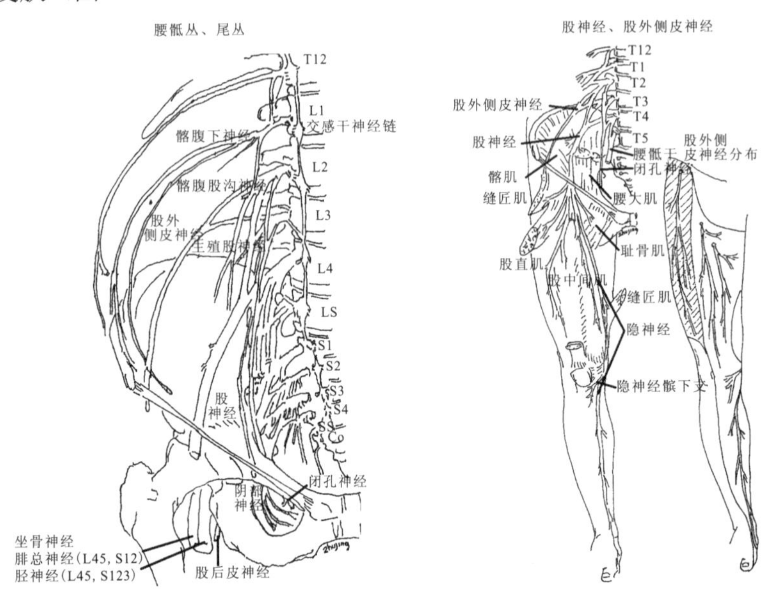

图 2-8-1　腰骶丛、股神经、股外皮神经组成走行示意图

（二）臀部疼痛特点分析

1.臀部上内区疼痛的常见软组织损害特点 疼痛在臀上内较近垂直坐标时，要注意有无臀上皮神经损伤。此神经损伤时，其腰腿疼痛的特点是比较隐约放散的酸痛或钝痛，坐下至快达椅面时常突然出现失控无力支撑，跌坐椅上，从椅上起立时，无力直接站起，需手扶按在腿远端或膝部，俯身抬臀然后才能直起身来。

（1）检查可于髂嵴中点下方的髂外窝处（约髂嵴下 2～5 厘米处），作横向推摸，检查有无垂直向下的、约如火柴梗大小的索条状物，为臀上皮神经损伤，有的可于皮下触及，推拨之可左右摆动，有的虽可触及，但较深在脂肪层中，推之不能摆动。二者虽深浅不同，有同样以酸胀痛为主的压痛，有此症状、体征者诊断应无疑。

（2）若在臀上皮神经稍下方查得约手指粗细，由内上区斜向外下，指向大转子方向的肌束，较僵硬、压痛，此为痉挛的臀中肌。损伤的臀中肌、阔筋膜张肌与髂胫束损伤同是引起大腿外侧痛的主因。阔筋膜张肌位于臀部最外侧，可于髂前上棘下方触及，损伤时，也可触及僵硬的痉挛肌束，较臀中肌略小。

（3）常有人将臀中肌损伤与臀上皮神经损伤相混，其实只要注意到二者各有损伤的可能性，临床上只要略加比较，鉴别并不困难。从位置来说，臀上皮神经在髂嵴下方约 2～5 厘米处，而臀中肌则在臀上皮神经的下方；从纤维的方向，臀上皮神经从髂嵴缘垂直向下，而臀中肌则从内上斜向外下。

（4）若论纤维的大小，臀上皮神经只有火柴梗般大小，臀中肌则有指头粗细；数量上皮神经有2-3条不等，臀中肌仅有一条而已；症状影响范围也不一样，臀上皮神经放射性，隐约不定地影响到腰、臀部及大腿后侧（不过膝），而臀中肌的痉挛是髂胫束损伤的主因，其痛除臀的外上部分之外，主要是大腿的外侧，甚至到小腿外侧也有牵拉性疼痛。按上述情况比较，鉴别不难，由于二者的治疗手法也不同，故应将其辩明，避免误诊误治，影响疗效。

2.臀部下内区疼痛的软组织损害的特点

（1）臀下部的疼痛，若其位置在下外区较靠坐标的交叉，垂直坐标稍外侧处，首先要考虑坐骨神经痛的可能性，先沿大腿后侧，坐骨神经行径检查有无压痛，注意其疼痛应是在大腿后侧（不应该出现在大腿的内侧或外侧），且下肢的其他症状也与之相符时，初步可作坐骨神经损伤来诊断，若要诊断成立，还应进一步寻其根源，判断是根性还是干性，根源在腰椎还是在梨状肌。

（2）若疼痛的位置稍靠外下方，在大转子之内侧时，需注意是否为股方肌损伤（检查及鉴别方法可参考前面有关股方肌损伤部分）。有时其痛点在股方肌上方，则可能为深部臀小肌的损伤，临床少见。

（3）若疼痛的位置在髋关节，特别是在大转子处时，若是慢性疼痛，需注意髋有无慢性损伤或炎症，若关节活动时还有响声者，要注意弹响髋；若为急性损伤所引起的疼痛，则应注意排除股骨胫骨折或髋关节脱位，二者均是伤后起病，大转子上移，活动障碍，前者局部尚可触得骨擦音，铁钻试验阳性等，X线照片可鉴别、确诊。

（4）疼痛的位置若在臀的下内侧区，接近于臀皱折处应查其与坐骨结节的关系。

（5）若疼痛在坐骨结节，要注意有否坐骨结节囊肿、股屈肌群附着区损伤，甚至坐骨结节撕脱性骨折（多见于少年、儿童）等。

3.臀部上外区肌疼痛的软组织损害特点　临床常可见到臀髋部的慢性软组织损害可以引起膝关节痛，其主要是臀小肌受闭孔神经受到刺激或激惹通过隐神经支配膝关节，对主诉膝关节疼痛的患者要注意检查同侧臀髋部是否有病，以防误诊。

注意：疼痛若在臀部上内侧缘，则需注意臀大肌附着缘的损伤。这种损伤，除局部压痛外，常可触及小纤维索等改变。除臀大肌附着缘损伤外，还需注意有无骶髂关节半脱位。可通过检查髂后上棘是否对称，“4”字试验，骨盆挤压分离试验等加以鉴别，必要时X线照片检查，加以确诊。

总之，腰腿痛虽然较复杂，但仍有规律可循，腰的疾患可引起臀、腿痛；而臀、腿不同部位的疼痛，也可给我们提供腰病的线索：①臀部的放射痛：由外向内，依次对应为腰3腰4腰5、骶1处的病损；②大腿放射痛：内、前、外侧，对应腰3、腰4横突尖部，后侧则对应腰4、腰5、骶1椎板处病损；③小腿放射痛：内外侧对应于腰3、腰4横突尖处，后侧对应于腰4、腰5、骶1、椎板处病损。通过对腰、臀、腿解剖的了解，将复杂的疼痛更能明确找到原发点的问题。也可以鉴别出继发点和原发的点相互联系关系。

4.臀部下外区肌疼痛的软组织损害的特点　这个区域的疼痛最有可能发生软组织损害的就是臀中肌和梨状肌；臀中肌由内上斜向下，其内侧端在臀部上内区，有的患者表现为肌腹痛者，则其检查所得如前所述；有的患者主要是附着区损伤者，其疼痛的位置在臀的上内区中部，故在此查到压痛点时，要注意到臀中肌损伤的可能。若痛在臀中肌下方，坐标交叉稍内侧处，必须注意到梨状肌损伤的可能。梨状肌起于2-4骶椎前面，肌束穿坐骨大孔而出，斜向外下达股骨大转子，它的损伤是引起干性坐骨神经痛最常见的原因。由于此肌被臀大肌所覆盖，准确的体表定位有助于明确诊断和准确治疗。

1）触发点治疗：①臀小肌；②臀中肌；③臀大肌；④腰方肌；⑤表浅脊柱肌；⑥半膜肌、半膜肌；⑦梨状肌；⑧比目鱼肌；⑨腰髂肋肌；⑩背最长肌；⑪腹直肌。

附1　臀大肌损伤

1.症状、体征　①臀部局部疼痛，可及与臀大肌走行一致的硬结、条索；②步态异常最常表现在跑步时，呈“跳步征”；　③站立姿势异常表现为双下肢不能完全靠拢，轻度外旋；④坐位姿势异常表现为双膝分开，不能并拢；⑤可出现“弹响髋”。

附2　臀中肌、臀小肌损伤

1.症状、体征

（1）多缓慢发病，腰臀部酸痛不适，臀后外侧疼痛，外展下肢引起症状加重。运动时表现明显，尤其上楼、长时间跑跳、行走。患肢单腿站立或大腿用力外展时，症状可加重，梨状肌牵拉试验可诱发臀中肌疼痛加重。

（2）髂翼外侧臀中、小肌起始部可及局部压痛、硬结或条索（按压时可有同侧臀、骶部的胀痛及膝关节以远心端难以忍受的疲、麻、胀感）。

2.触发点及针刀治疗　臀中、小肌（肌腹、大转子外侧肌腱骨膜移行部、肌-腱移行部）。

3.体会

（1）臀中肌损伤有相当一部分患者无局部症状，仅表现为患侧小腿酸胀不适，甚至发凉、发木；伸膝时，小腿常有“抽筋”现象。有些患者可仅表现为不明原因的起步走时，出现患侧踝部、足跟、足底部麻胀痛或不适感，跟骨、跖𧿹、跖趾关节疼痛等，活动后可减轻。站立过久，行路过长，又可使上述症状加剧，出现间歇跛行症状。

（2）臀中肌损伤是临床常见的病损之一。由于病损局部的症状常被其反射区产生的症状掩盖，故此病易导致漏诊或误诊。临床上一些不明原因或按常规治疗效果欠佳的小腿、足、踝部的疼痛、酸胀和不适，多与此肌的损伤有关。

（三）骶臀横行疼痛

1.触发点治疗　①下腹直肌；②锥状肌。

（四）骶髂关节疼痛

1.触发点治疗　①腰骶多裂肌；②臀中肌[1、3]；③梨状肌[2]；④比目鱼[3]。

2.针刀治疗　①L3横突；②骶骨骨面。

（五）髂后上棘区疼痛

1.触发点治疗　①L3-骶髂多裂肌；②骶髂缘；③臀大、中肌上部；④胭绳肌；⑤腹横肌。

（六）梨状肌综合征

1.症状、体征　①臀部疼痛，向髋、大腿后、小腿后外（更为明显）直至趾放射、感觉（小腿外侧、足底和足前部）和反射（跟腱反射和跖反射）障碍等。病程较长者，可出现小腿肌萎缩甚至足下垂等症状；②脊柱前屈受限，尤其不敢前屈取重物；③间歇性跛行；④梨状肌体表投影点有显著压痛，局部可触及弥漫性钝厚或痛性条索；⑤直腿抬高试验阳性：在 60° 以内疼痛，超过 60° 后，疼痛反而减轻。Freiberg 试验阳性：病人伸髋时，用力被动内旋髋关节，出现坐骨神经痛。梨状肌紧张试验阳性：内收、屈曲和内旋髋关节，疼痛加重。Pace 试验阳性：病人坐位，双膝合拢后再分开，用力对抗术者双手向内的推挤（对抗力为髋的外展和外旋力），出现肌力弱、疼痛加重。

2.病因病机　骨盆倾斜致同侧臀中肌薄弱引起梨状肌过度使用（试图替代外展肌功能），骶髂关节功能障碍引起梨状肌张力增高、肌肉缩短，直接或间接压迫、刺激坐骨神经。

3.相关解剖　起自骶骨（S2-5）骶前孔外侧的部分。肌纤维向外集中，经坐骨大孔出小骨盆至臀深部，绕过髋关节囊的后面，止于大转子尖端。在其止点处，肌腱与髋关节囊之间，有一不恒定的滑液囊（梨状肌囊）。上孔有臀上动脉及臀上神经通过；下孔有臀下动脉、臀下神经、坐骨神经、阴部神经、股后皮神经经过。功能：收缩时，使大腿外旋并外展。

备注：臀大肌、髂腰肌和缝匠肌也有使大腿外旋的功能，但梨状肌、上孖肌、闭孔内肌、下孖肌和股方肌是主要的髋关节外旋肌，虽然起点各不相同，但均止于股骨大转子，其中又以梨状肌是最重要的髋关节外旋肌（图 2-8-2）。

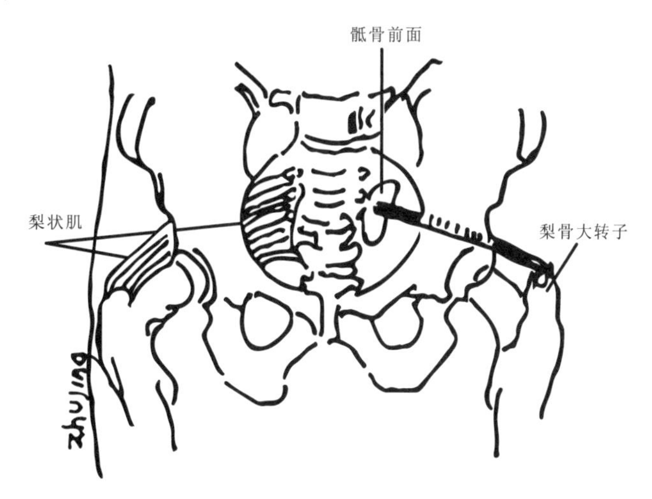

图 2-8-2　梨状肌解剖与起止点示意图

4.触发点治疗　①梨状肌；②臀大肌；③股二头肌长头；④臀中肌。

5.体会

（1）梨状肌体表投影：①上缘线，髂后上棘-股骨大转子顶点；下缘线，尾骨尖-髂后上棘中点-股骨大转子顶点；梨状肌上孔，上缘线中内 1/3；梨状肌下孔，下缘线中内 1/3。②由髂后上棘与尾骨尖作一连线，在此线髂后上棘 2 厘米处取点，再由此点与大转子作一连线，此线即为梨状肌中心线的体表投影线。若将此线分为三等分，则内 1/3 为梨状肌在盆腔内的起始段，中 1/3 为穿出坐骨大孔之后的肌腹部分，外 1/3 约为肌腱部分。内、中 1/3 交接处是梨状肌的出口点。

（2）坐骨神经体表投影：①梨状肌下缘线中内 1/3；②髂后上棘-坐骨结节中点；③坐骨结节-股骨大转子中点稍外。

（3）诊断梨状肌引起的间歇性跛行：除治疗梨状肌之外，还要注意不同行走模式下引起的疼痛，治疗方案有所不同：①向前走，症状明显加重：还要治疗腰大肌；②向后倒退走，症状加重，还要治疗股二头肌；③向同侧（痛侧）侧向行走，症状加重，还要治疗阔筋膜张肌；④向对侧（健侧）侧向行走症状加重，还要治疗股内收肌。

（六）转子滑囊炎

1.症状、体征　大转子附近弥散性深部酸痛，上楼、卧床时加重。局部压痛，抵抗内收及伸直、过度被动内收引发疼痛。

2.触发点治疗　①臀中肌、臀小肌（肌-腱移行部）；②臀大肌；③阔筋膜张肌。

3.针刀治疗　①髂筋束；②滑囊“十字”切开、通透。

（七）股骨头坏死

1.病因病机

（1）血运障碍：①微粒脂肪栓、尿酸盐结晶等阻塞骨内微血管；②髓腔内脂肪细胞增生、肥大使腔内压增高，压迫骨内血管；髋关节腔高压超过股骨头内血管压，血循环障碍。

（2）头臼接触面异常，关节应力增高，引起退行性关节炎；头面原负重区失正常负重应力刺激，骨小梁继发萎缩、塌陷。

2.相关解剖

1）髋关节的解剖：髋关节由股骨头与髋臼构成，是典型的杵臼关节。髋关节的构造既坚固又灵活，其主要功能为负重，将躯干的重量传达至下肢，能进行相当范围的活动，并减轻震荡。其特点是：①髋臼周边有软骨性髋臼唇使之加深加宽，并超出半圆。②股骨头呈球状，与髋臼相匹配。③股骨头凹处有股骨头韧带与髋臼相连，增加其稳固性。④股骨颈狭长，与股骨干形成角度，具有力学意义及增加髋的活动范围。⑤周围有紧张而强大的韧带保护。⑥周围有肥厚的肌肉覆盖。因此，髋关节远较肩关节稳定，脱位机会少。髋关节位于全身的中部，担负因杠杆作用而产生的强大压力。

2）股骨头的解剖：股骨头朝上内前，除顶部稍显扁平外，全体呈球形。股骨头除股骨头凹外，均为关节软骨覆盖，但其厚度并非一致，上方负重最厚。与髋臼相比，股骨头的关节面较大，可以增加活动范围；覆盖髋臼的软骨则少得多，髋臼窝内有脂肪垫，覆以滑膜，因此在任何位置上，股骨头总有一部分与髋臼的软组织相对，而非与关节软骨相对。在传达关节应力时，股骨头的下内面因不接触关节软骨而不参与。股骨头的前部、上部，还有后部的一小部分边缘，关节软骨突出至髋臼外面，仅在极度屈伸时，股骨头周围的软骨面始与髋臼软骨相连。股骨头凹中附有股骨头韧带，该韧带与横跨髋臼切迹的髋臼韧带相连。

3）关节囊的解剖：厚而坚韧。于髋臼处，起自髋臼的周缘与髋臼横韧带。在股骨上，前、后面分别附着于转子间线与转子间嵴的内侧（离转子间嵴约 1cm 处），上、下方则分别止于大转子和小转子附近。因此，股骨颈的前面完全在关节囊内；后面仅包罩股骨颈的内侧 2 / 3。故股骨颈骨折可分为囊内、囊外骨折。

关节囊的纤维层，可分为浅层的纵行层与深层的环形层，前者有一部分纤维与坐股韧带及耻骨韧带愈合。纤维层的前部与上部较厚，后部和下部则较薄。由于关节囊的后下方和内下方较薄，又无坚韧的韧带与肌肉加强，因此，形成薄弱点。在暴力的作用下发生的髋关节脱位，股骨头即经此处脱出，造成常见的髋关节后脱位。

滑膜衬于关节囊的内部，覆盖盂缘的两面、髋臼窝的脂肪垫及股骨头韧带。滑膜反折至股骨头的关节边缘。髋关节的滑膜构成皱襞，或称 Weibrecht 支持带，内侧与外侧皱襞恒定，前皱襞不恒定。这些皱襞具双重作用，一方面是血管的径路，供应股骨头及股骨颈的血管由此潜行入骨内，另一方面又可作为关节内韧带。髋关节穿刺时，前侧宜在腹股沟韧带上方及股动脉外侧，后侧宜在髂后下棘及大转子连线中点稍外进入。股骨颈骨折时，如果滑膜完整未损伤皱襞内的血管时，对于骨折的愈合将起良好的作用。

4）髋关节的血管：主要来自旋股内侧动脉、旋股外侧动脉、闭孔动脉和股骨滋养动脉。此外髂内动脉发出的营养支及臀上动脉的深支还供应髋臼的上部和关节囊的上部，臀下动脉的关节支供应髋臼的后下部及其邻近的关节囊。

旋股内、外侧动脉起始于股深动脉，旋股内侧动脉深支绕股骨颈后方，沿转子间嵴上行。旋股外侧动脉的升支绕股骨颈前方走行，两者发出分支于大转子处形成吻合，并有分支经股骨颈基底部穿髋关节囊至股骨颈，供应股骨颈和股骨头的部分血液，其中以旋股内侧动脉的深支最为重要（任何原因伤及股骨头颈交界处外侧旋股内侧动脉深支进入股骨头的穿支，股骨头的血供基本丧失）。闭孔动脉出闭膜管后，行于闭孔外肌深面，发出髋臼支经髋臼孔进入髋臼，再分为两支：一支分布于髋臼窝的软组织；另一支经股骨头韧带分布于股骨头，此支可因发育不全而缺如，即使存在，其血液也仅供应股骨头凹的有限区域，故股骨头的血供比股骨颈少，若股骨颈骨折的部位越高，近侧段缺血越严重，因而极易引起不愈合及股骨头坏死。

5）股骨头容易出现骨坏死的原因：股骨头所在的关节活动度很大，又是许多分力的合力点，即高应力点。也就是说，在承受很大力量的情况下，还要求其做活动范围、幅度等较大的运动，这样就容易造成骨坏死。

股骨头深陷在髋臼中，全身所承受的所有重力传至股骨头，股骨头并不是通过直线把重力传给膝关节，而是斜向外传导致股骨大转子，股骨大转子把所有的力经斜向内的股骨干传到膝关节。股骨头至大转子、大转子至膝关节的剪切力都很大。

当承受很大力量，又要作很大活动的关节骨则较容易出现骨坏死。关节周围的肌肉等软组织起辅助固定作用。软组织由于活动力量大且频繁，很容易出现损伤。损伤的结果是在局部形成粘连瘢痕挛缩堵塞等，容易造成局部的流体力学的动态平衡失调，造成血液循环及淋巴循环等障碍，发展到一定程度，就可造成骨坏死。

因为股骨头承重量大，而又活动度大，在此走行的神经血管容易受到损伤，所以，为了保护好营养股骨头的血管，血管多数在股骨颈的坚韧的支持带下潜行，这样有利于保护血管免受被牵拉或受压迫。但是，当支持带韧带受损伤或股骨颈骨折造成此韧带的损伤，就会导致支持带下营养股骨头的血管受压、拉扯、闭塞、甚至断裂，从而造成股骨头缺血性坏死。营养股骨头80%以上的血管是旋股内、旋股外动脉，以及骨髓中的滋养动脉，股骨头圆韧带中的闭孔动脉只提供股骨头内上约15%的血液。

旋股内动脉从在小转子附着处的髂腰肌的深层往上行走，再在髂股韧带下行走进入股骨颈的支持带下。旋股外动脉走行在小转子处的髂腰肌肌腱的浅层，股直肌、缝匠肌、阔筋膜张肌的深层，其中任何一块肌肉的痉挛或挛缩，都可过度的夹紧此动脉。当腰肌损伤，或髂肌损伤时，髂腰肌痉挛或挛缩，势必卡压旋股内、外动脉，或者局部的炎症可导致旋股内外动脉的痉挛等。

因为股骨头在髋关节的前面没有骨的固定，所以只有依靠强有力的髂股韧带的支持与固定。因此此韧带较易损伤，其粘连瘢痕等可压迫旋股内外动脉，局部炎症可刺激旋股内外动脉，使其痉挛，导致血液循环障碍。

以上因素是造成股骨头坏死的主要原因。激素，喝酒等只是诱因，或者是次要原因。

6）股骨头坏死往往伴随慢性腰腿痛

（1）旋股内动脉行走于髂腰肌在股骨小转子的肌腱与股骨之间，所以，髂腰肌损伤后的痉挛等可卡压其下的旋股内动脉，导致股骨头缺血。

（2）旋股外动脉行走于髂腰肌在股骨小转子的肌腱的浅层，位于股直肌、缝匠肌、阔筋膜张肌、闭孔内肌的深面，任何一块肌肉的痉挛或挛缩均可加紧旋股外动脉，造成此动脉缺血。慢性腰腿痛大多有腰、臀、腿的肌肉痉挛、挛缩，所以就可导致旋股外动脉的卡压。

（3）腰肌损伤会导致腰椎间管外口的粘连、瘢痕等，从而卡压、牵扯椎间管外口的交通支，最终导致腰交感神经的功能障碍，可使交感神经支配的下肢动脉的痉挛，血液循环障碍。

（4）臀部的臀中肌，闭孔内、外肌的痉挛，以及内收肌的痉挛，可使髋关节的压强改变，使股骨头外旋，最终导致股骨头的压强变大、即股骨头与髋的接触面积减少，使得关节对合不贴切，髋臼外缘对股骨头的压强增高，使股骨头加速破坏塌陷。

X线表现：按X线在不同病变阶段的表现结合临床症状和功能检查，对病变的程度进行分期。

1期（软骨不溶解期）：头外形正常，在负重区软骨下出现1～2厘米新月形透光带，称新月症。

2期（头坏死期）：头外形尚正常，外上方或中部软骨下密度增高，增高区周围密度减低，有时出现囊变，有时出现带状硬化区。

3期（头塌陷期）：在与髋接触处，头部呈台阶状塌陷，软骨下骨组织有细微骨折线，进而负重区变扁，有明显的契状或锥状坏死区，周围有明显的骨疏松。

4期（头半脱位期）：头坏死区向股骨头内下沉，头明显变扁，增生、肥大，并向髋臼外上方半脱位。关节间隙变窄，髋臼外上缘有骨赘形成。

3.触发点治疗 ①屈肌群：髂腰肌、耻骨肌、股直肌；②伸肌群：臀大肌、股二头肌、半腱肌、半膜肌；③内收肌群：大收肌，长、短收肌，股薄肌；④外展肌群：臀中、小肌、阔筋膜张肌；⑤外旋肌群：梨状肌，闭孔内、外肌，上、下孖肌、缝匠肌、股方肌；⑥胸腰段、腰大肌（股神经、闭孔神经）；⑦腰骶后部、臀旁侧、臀后侧；⑧腹直肌。

4.针刀治疗 ①腰骶段阳性点（腰交感神经节易受其周围的腰肌、筋膜、韧带等卡压、牵拉）；②

T10-L3 棘突间韧带、外口（腰交感神经兴奋性持续增高导致髂动脉痉挛：股骨头坏死的重要原因）；③髋周肌（起止点，肌腹切割部分挛缩变性的肌肉纤维）；④髋关节囊腔减压（髋关节腔间隙变窄是股骨头坏死的重要原因）；⑤髂股韧带（髋关节囊动脉回流静脉受压）；⑥对侧代偿肌治疗（臀肌、骶棘肌、内收肌、髂筋束等）；⑦股骨大转子骨减压。

庞继光老师经验：

（1）仰卧，髋外展，松解：前外侧点（腹股沟韧带股动脉下外 2～2.5cm）、外侧点（大转子尖上 1-1.5cm）、内收肌点（耻骨结节下，耻骨下支肌腱末端）、闭孔神经点。

（2）侧卧，松解：外侧点、前外侧点、后外侧点（转子间嵴内侧缘中点外 1cm）、外旋肌点（转子间嵴内侧骨缘<转子间窝>1-3 点）；①先松解髋部的筋膜、肌肉；②再深入关节囊松解，尤其注意铲剥关节囊与股骨颈、股骨大转子根部以及髋臼骨面的粘连；③俯卧——松解：后外侧点、外旋肌点、外侧点；④ “4”字位——松解：内收肌点。

5.体会　①戒烟戒酒，注意激素的使用。②针对原发病如高脂血症、痛风等，须积极治疗。③怀疑该病，最好行 MRI 检查（较 X 线提前 8～12 月确诊，X 线片发现骨坏死，病程往往已进入中晚期），做到早确诊，早治疗，可取得最佳疗效。④改善髋周血供，关节囊减压是治疗该病的关键。⑤股三角针刺时，先触摸到腹股沟韧带中点的股动脉，外侧是股神经，内侧是股静脉，再行治疗。⑥臀部施术时，注意髂后上棘、大转子连线中点附近的坐骨神经、臀上下动脉。⑦闭孔神经的松解：切记在骨面之上为度，避开闭孔沟，以免损伤闭孔动脉。⑧不能跷二郎腿，且臀后痛——a，要考虑股骨头坏死的可能；b，臀上皮神经损伤。跷二郎腿臀腿痛——臀深 6 小肌（梨状肌、上下孖肌、闭孔内外肌、股方肌）。

（八）坐骨区疼痛

1.触发点治疗　①胸最长肌（T10、11）；②腰方肌（L4 横突）；③臀大肌；④股二头肌内侧头。

附　腘绳肌肌腱炎

1.症状、体征　坐骨结节下疼痛，膝后外侧角股骨接触点疼痛、胫骨后内侧疼痛，尤其下楼、跑步、跷二郎腿。抵抗膝关节过屈、髋关节过伸诱发疼痛。膝屈曲 20° 时，小腿内旋疼痛；腿内外旋，股后疼痛；屈膝受限、被动屈膝，膝后疼痛。

2.触发点治疗　①骨后外侧肌腱-骨膜结合处；②腘绳肌。

（九）难以从坐着的椅子里站起来

1.触发点治疗　①腰大肌（不能仰卧起坐）；②臀小肌前部；③股中间肌。

（十）尾骨痛

1.症状、体征　尾骨及其周围疼痛不适，坐、行均受限。L4、L5、S1 棘突旁可有压痛。

2.触发点治疗　①腰骶多裂肌；②尾骨肌；③臀大肌（骶骨附着部）、臀中肌及臀小肌后部；④内收肌群。

3.针刀治疗　L4、L5、S1 棘突旁 1.5-2.5 厘米范围内阳性点（松解关节突、椎板骨面——多裂肌、回旋肌、关节囊）

4.体会

（1）仅仅在尾骨及其周围寻找阳性点进行任何种类的治疗，往往收效不佳——脊神经后内侧支卡压才是关键的致病因素。腰脊神经后内侧支从椎间孔穿出，绕上关节突外侧根部、横突根上缘，穿乳-副突管向后内达关节囊下缘，分 4 支，第 4 支向下位腰椎水平移行，并越过 3-4 椎体距离分布于下数位椎体水平的皮肤，且与下位腰椎脊神经后内侧支有广泛交通。

（2）尾骨痛也是原发性大腿根部内收肌群损伤性疼痛向后部、双侧臀肌损伤性疼痛向中间、双侧骶骨背面与腰脊柱深层多裂肌、回旋肌损害性疼痛向下汇聚形成的主诉痛区。

二、腿部疼痛

（一）大腿后侧疼痛

1.解剖 外侧股二头肌、内侧半腱半膜肌，由坐骨神经支配。

1）腘绳肌损伤：股后肌群的损伤位置多在肌与肌腹交界处，内、外两侧股屈肌的分叉处及附着区等；肌腹拉伤其痛点多在中段，且常有明显肿胀或血肿，触诊有硬块、压痛等，肌肉主、被动收缩或抗阻收缩时疼痛加剧。

2）神经引起：坐骨神经或臀上皮神经损伤。二者的损伤均可表现出腰、臀、大腿后侧疼痛，抬腿可有不同程度受限。

（1）臀上皮神经损伤所引起的疼痛较放散，位置常似是而非，隐约不定，仅达大腿后侧而不及小腿。故寻找疼痛根源应在上腰段。

（2）坐骨神经损伤则沿坐骨神经行经可查得压痛，其痛不仅表现在腰、臀、大腿后侧、且整个小腿，特别是小腿外侧的麻痛，较为常见，抬腿及伸腰受限，有牵拉痛，腱反射减弱或消失，严重者可见肌肉萎缩。坐骨神经痛可分为根性和干性两类。①根性坐骨神经痛多分为腰椎间盘突出或变性所致，多见于 L4/5 或 L5/S1。②干性坐骨神经痛虽可发生于神经干的全程，但多见于梨状肌，臀大、中、小肌，臀筋膜慢性损害时。

故寻找疼痛根源主要在下腰段和梨状肌处。

2.触发点治疗 ①臀小肌；②半腱肌；③半膜肌；④股二头肌；⑤梨状肌；⑥闭孔内肌。

3.针刀治疗 ①股二头肌起点、肌腹（股骨 1/2 处：俯卧，被动屈膝，易显示肌走行）；②L4-S1 后关节；③梨状肌起止点、坐骨神经出口（S4-大转子内 1/4 处）。

直腿抬高或直腿弯腰感觉大腿后侧吊紧疼痛——腘绳肌、耻骨结节、耻骨上下支软组织。

（二）大腿前侧疼痛

1.症状、体征

1）大腿前下、中段疼痛：股四头肌损伤，在中段多为肌腹拉伤，常可触及硬块，有压痛。

2）疼痛位于大腿前下段、髌骨上方：股四头肌肌腹及肌腱交接处损伤，甚至是断裂伤。

2.触发点治疗 ①长、短收肌；②腰大肌；③大收肌；④股四头肌（中段，肌腹损伤；髌骨上方，肌-腱移行处损伤）；⑤耻骨肌；⑥缝匠肌；⑦腰方肌；⑧腹直肌。

3.针刀治疗 ①L2、3、4横突尖、外口；②腹股沟韧带中点外股神经外侧缘。

附 1 股四头肌腱炎

1.症状、体征 髂前下棘（髂前上棘下 7cm）疼痛，抵抗髋关节伸直引发疼痛，伸膝、被动屈膝股前、髌底疼痛。股四头肌抵止部压痛、内外侧肌扩展部、髌骨支持带压痛。

附 2 股四头肌抵止腱损伤

1.症状、体征 ①最突出的表现为髌骨上缘腱抵止部疼痛，行走、上下楼、跳跃时，症状加重；②髌上缘局部压痛、轻度肿胀。

附 3 股神经卡压

1.症状、体征 多先出现感觉障碍，大腿前侧及小腿、足内侧皮肤感觉减弱或消失，伸膝无力，股四头肌萎缩。膝反射弱或消失。下腹部或腹股沟部深压痛，有时触及肿物。常合并股外侧皮神经卡压综合征，出现股外侧皮肤感觉功能障碍。

2.病因病机 经过腹股沟韧带深层髂腰肌膜鞘管处受压，产生感觉及运动功能障碍。

3.针刀治疗 腹股沟韧带中点外侧及其上下多点三维（外侧、浅层、深面）松解股神经（超声引导下操作，精准、安全、效果好）

（三）大腿根部疼痛

1.症状、体征

（1）腹股沟韧带中点疼痛：髂腰肌损伤。因其附着于股骨小结节，故可于此处摸到压痛点，抗阻抬腿时该点疼痛加剧；

（2）髂前上棘疼痛：阔筋膜张肌附着点损伤、缝匠肌附着点损伤（肌两端附着点、肌行经有压痛；屈膝并外旋大腿，或抗阻完成此动作时疼痛加重）。

（3）髂前下棘疼痛：股直肌头附着区损伤。股神经损伤导致时，应检查上腰段（L2-4），排除腰部病变。

2.触发点治疗 ①髂腰肌；②阔筋膜张肌；③缝匠肌；④股直肌。

3.针刀治疗 L2-4横突、外口。

（四）大腿内侧疼痛

1.症状、体征 大腿内侧疼痛。抵抗、过度髋内收引发疼痛。

2.相关解剖 内收肌群（耻骨肌、长短收肌、大收肌）。

耻骨肌受股神经、大收肌受坐骨神经双重支配，故此二肌有疼痛时，尚需注意股神经及坐骨神经有无病变之外，所有内收肌受闭孔神经支配，应注意检查腰椎中段（L3-4），排除腰部病变。

3.触发点治疗 ①耻骨肌；②长收肌；③大收肌[1]；④股内侧肌；⑤股薄肌；⑥缝匠肌。

4.针刀治疗 ①L1、2、3、4 横突尖、外口；②内收肌（耻骨前肌腱骨膜结合部、稍远处肌-腱移行部）；③闭孔隔膜（截石位：坐骨结节上-耻骨下支）。

5.体会 耻骨肌受股神经支配、大收肌受坐骨神经支配，故需注意它们有无病变。内收肌受闭孔神经支配，故还应检查 L3、L4。

附：闭孔神经卡压

1.症状、体征 ①腹股沟、大腿内侧，髋、膝关节疼痛、麻木；②伸髋、髋关节被动内收引起症状加重；③耻骨结节下外各 1. 5cm 的闭孔上缘中点深压痛明显。

闭孔神经运动、感觉混合神经，由 L2-4 前支组成，在腰大肌沟内下行，进入小骨盆，于闭孔膜内分为前、后支。前支向足侧行走，先是位于前面的耻骨、后面的闭孔外肌之间，然后在几厘米外在长收肌前面。短收肌后侧之间，支配股薄肌、长短收肌，有时也支配耻骨肌，还可分布于大腿内侧皮肤，还发出关节支，支配髋关节；后支行走较短路径后，穿过闭孔外肌，在前方的短收肌、后方的大收肌之间向足侧行走，支配大收肌、闭孔外肌、膝关节。因此髋关节的病变可引起膝关节疼痛，这一点在临床诊断中很有价值（图 2-8-3）。

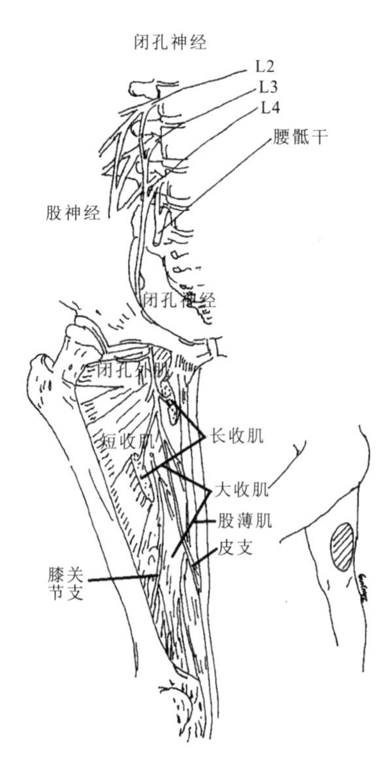

图 2-8-3 闭孔神经分布示意图

2.针刀治疗 耻骨结节下外各 1.5cm 的闭孔上缘中点定点，针刀达耻骨上、下支交界处的骨面，调整针刀至闭孔的内上角骨面，调转刀口线与骨缘平行，沿闭孔内上角的骨面，向闭孔的上、外缘骨面行进，切开闭孔膜 1-3 刀（有落空感即可）。

（四）大腿外侧疼痛

1.症状、体征

1）主要为髂胫束损伤。其疼痛主要在臀部，但可沿大腿外侧影响至小腿外侧，且大腿外侧下、中 1/3 交界处是其压痛的敏感点。

2）其次为股四头肌外侧头损伤。

3）股外侧皮神经炎。虽然也可以有大腿外侧疼痛，但更主要是在大腿外侧上、中部有感觉异常、麻木、皮感下降等。

2.触发点治疗　①阔筋膜张肌；②股外侧肌；③臀小肌；④腰方肌。

3.针刀治疗　①缝匠肌及腹股沟韧带起点；②髂筋束；③L2、3横突尖、外口。

附：股外侧皮神经卡压（感觉异常性股痛）

1.症状、体征　①大腿前外侧感觉异常；②髂前上棘内下方有明显、局限的压痛点，按压有异常感觉症状的加重；③髋过伸，诱发症状。

2.相关解剖　股外侧皮神经来自腰丛神经，由L1-3神经根的后支神经纤维组成，从腰大肌中部的外侧面发出，向外下穿过髂肌前面，位于髂筋膜后面，行至腹股沟韧带的外端附着点后下方，穿过由腹股沟韧带和髂前上棘构成的骨纤维性管道，在髂平面从髂腹股沟神经下方穿过，然后在阔筋膜下缝匠肌表分为前支和后支。在髂前上棘下方2. 5～10cm的范围内分别穿出阔筋膜。前支在阔筋膜形成的管道中下行，出阔筋膜后又分为两支，分布于股前外侧，直至膝关节的皮肤。前支有67%是从髂前上棘下6～10cm穿出阔筋膜，在10cm处前支走行同髂前上棘至髌骨中点的连线一致，其终末支同时有交通支到股神经的股前支神经及隐神经的髌骨下支形成髌神经丛。后支在前支的稍上方穿出阔筋膜，继而又分支，分布于大腿外上部（自髂嵴至股中部，有学者认为自股骨大转子到膝盖上方）的皮肤。因此股外侧皮神经卡压综合征不仅表现为股前外侧皮肤感觉异常，部分病例可表现为臀部、膝关节等部位疼痛不适症状，易产生误诊误治（图2-8-4）。

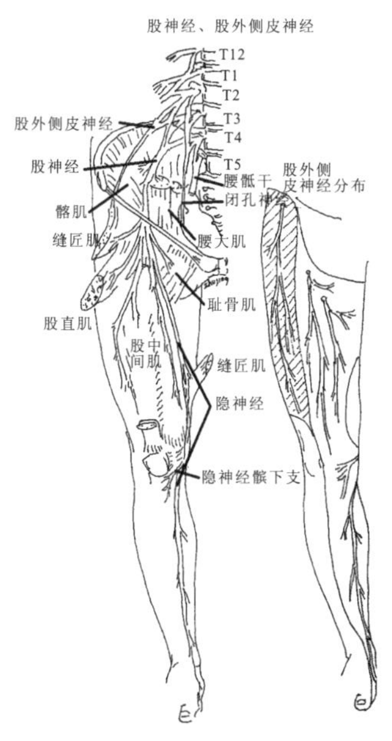

图 2-8-4　股神经、股外侧皮神经分布示意图

3.触发点治疗　①腰方肌；②缝匠肌起始部；③股外侧肌；④阔筋膜张肌；⑤腹外斜肌。

4.针刀治疗　①L2-4 横突尖；②髂前上棘下、内 2cm 左右的阳性点（腹股沟韧带深面。纵行切割，至骨面：松解腹股沟韧带在髂前上棘的附着部；缝匠肌起点、阔筋膜等可及阳性点一并治疗）；③髂前下棘下 5～6cm 范围内的 1-5 个阳性点（浅层松解出筋膜点，有窜麻感效佳）。

（五）大腿后外侧疼痛

1.症状、体征

1）主要为股方肌损伤。健侧卧位，患肢屈髋屈膝，腿内收，膝抵床，使髋部大转子与坐骨结节尽量拉开，在坐骨结节与大转子之间及其稍上方处，可查得明显压痛、触及硬节或条索。

2）其次为股二头肌损伤。在此体位下，对股方肌及股二头肌进行治疗，可收到立杆见影的效果。患者多可查到第五腰椎有疾患或该侧骶棘肌损伤痉挛，若同时对此进行处理，则效果更快且稳定。其中的关系可能是股方肌受骶丛肌支所支配，股二头肌受坐骨神经支配，骶部的损伤，可影响刺激这些神经，并通过这些神经影响此二肌出现症状。

2.触发点治疗　①股方肌；②股二头肌；③L4-S3 骶棘肌。

3.针刀治疗　①L5S1 外口；② S1-4 骶后孔。

（六）大小腿后侧疼痛、麻木

1.针刀治疗　①L5 高度深椎旁肌；②L5、S1 内口；③S1、2 骶后孔。

附　坐骨神经卡压

1.症状、体征　臀部弥散性疼痛，大腿下部麻木、疼痛，可延伸至小腿后侧、足。直腿抬高 70° 时，下肢出现麻木、疼痛。

坐骨神经常发生卡压的部位：①梨状肌；②坐骨结节；③坐骨结节外下闭孔内肌；④大转子-坐骨结节间股二头肌附着处；⑤大收肌-股二头肌短头。

2.触发点治疗　①梨状肌；②闭孔内肌（坐骨结节外下）；③股方肌（坐骨结节外）；④股二头肌（起点）；⑤大收肌（近股二头肌短头）。

3.针刀治疗　坐骨结节紧贴骨侧面，松解挛缩的肌筋膜（对坐骨神经的卡压），效果较好。

备注：闭孔内肌在下腰功能障碍时卷绕形成下力矩，此力矩悬吊坐骨神经的疏松不规则结缔组织，产生一个拉力，激惹神经引起坐骨神经痛。

（七）大小腿外侧疼痛、麻木

1.触发点治疗　①腰骶多裂肌；②臀中肌；③臀小肌；④阔筋膜张肌；⑤股外侧肌；⑥腓骨肌。

2.针刀治疗　①L4/5 内口；②L5/S1 外口；③髂筋束。

（八）大腿麻木

1.触发点治疗　①缝匠肌；②腰大肌；③臀小肌。

三、下肢水肿（血管神经性、不明原因）、下肢冷

1.病因病机　腰椎节段的多裂肌紧张带引起椎体错位，棘间韧带、横突间肌及横突间韧带的挛缩刺激或压迫交感神经末梢以及椎管内的脊膜返支，而致血管神经功能异常，造成血管运动中枢功能紊乱，从而使血管扩张，渗出增加，回流减少而形成局部水肿。

股动脉以下的动脉被循行路线上的肌肉、筋膜卡压，导致血流减慢、减少而致下肢寒冷。

2.触发点治疗 ①下腹肌；②髂腰肌；③腰方肌（内侧）；④腰骶多裂肌；⑤臀大、中、小肌；⑥股四头肌；⑦内收肌（收肌管）；⑧腘绳肌；⑨腓肠肌；⑩比目鱼肌（腱弓）；⑪胫骨前肌；⑫趾长伸肌；⑬腓骨长短肌。

3.针刀治疗 L2-4 横突尖。

（一）下肢（膝盖）寒冷

1.触发点治疗 ①侧腹肌；②腰方肌；③髂腰肌；④缝匠肌；⑤内收肌；⑥股四头肌（股直肌、股外侧肌为重点）；⑦腘绳肌；⑧颈部深层；⑨腰骶后部；⑩冈下 3 肌；⑪上胸段；⑫阔筋膜张肌；⑬胫骨前肌；⑭趾长伸肌；⑮腓骨肌；⑯小腿三头肌（腓肠肌、比目鱼肌）。

2.针刀治疗 ①L1/2/3（横突尖外、上缘）L4/5（横突尖外、下缘）；②T10-L3 棘间韧带、外口。

3.体会

（1）股动脉受压的可能性最大，当然要排除动脉狭窄（血管超声：斑块）。在股动脉循行的通路上，所有有可能挤压该动脉的肌肉、筋膜都要考虑到，如果松解到位，就可以取得理想疗效。

（2）腰交感神经因其出口、神经通路受卡压，从而影响下肢血液循环的有效灌注。

（二）整条腿麻木

1.触发点治疗 ①腰大肌；②臀中、小肌；③梨状肌；④腘绳肌；⑤腓肠肌；⑥比目鱼肌；⑦缝匠肌；⑧胫骨前肌；⑨趾长伸肌。

2.针刀治疗 L4/5、L5/S1 内口。

（三）不安腿综合征

主要发生在夜间，大腿外侧、小腿内侧深部难以形容的不适感，不管摆放什么体位均感难受。可见于缺铁性贫血、孕妇或产妇、肾脏疾病后期、风湿性疾病、糖尿病、帕金森病、Ⅱ型遗传性运动感觉神经病、Ⅰ/Ⅱ型脊髓小脑性共济失调及多发性硬化等。

1.触发点治疗 ①腓肠肌；②比目鱼肌。

2.针刀治疗 ①茎突前缘；②C 1-7 横突；③T 1-4（棘间韧带、外口）。

①补充叶酸、Vb1、Vb6、Vb12；②帕金森的一种表现形式。

第九节 膝功能障碍与损伤常见类型

一、概述

（一）引起膝盖疼痛的肌肉

①引起膝关节疼痛的 10 块肌肉：臀小肌、阔筋膜张肌、缝匠肌、股四头肌、内收肌群、腘绳肌、腘肌、跖肌、腓肠肌、比目鱼肌。②膝部前侧疼痛：股直肌、股内侧肌、内收长肌、内收短肌。③膝部前内侧疼痛：股内侧肌、股薄肌、股直肌、缝匠肌、内收长肌、内收短肌。④膝部外侧疼痛：股外侧肌、臀小肌、阔筋膜张肌。⑤膝部后侧疼痛：腓肠肌、股二头肌、腘肌、半腱肌和半膜肌、比目鱼肌、跖肌。

（二）骨盆错位与膝关节疼痛的关系

骨盆的错位可使股四头肌、半腱半膜肌、股二头肌力平衡破坏，从而导致膝关节疼痛。

1.骨盆前倾 股直肌、阔筋膜张肌、臀中肌前束、耻骨肌、长短收肌、竖脊肌

2.骨盆后倾 腹直肌、臀中肌后束、臀小肌、臀大肌、腘绳肌、大收肌

3.骨盆旋转 侧腹肌、腰方肌

（三）引起膝关节疼痛的相关疾病或肌肉、组织损伤

1.膝前痛 ①骨性关节炎；②髌骨软化症；③髌骨外上方滑囊炎或内上方滑囊炎；④髌下脂肪垫劳损；⑤股四头肌损伤；⑥髌骨脱位或半脱位；⑦胫骨结节骨骺炎；⑧髌腱炎；⑨髌股关节疼痛综合征。

2.膝后痛 ①腘绳肌损伤（止点损伤）；②腓肠肌起点损伤；③髌骨外上方滑囊炎；④髌下脂肪垫劳损；⑤腘窝囊肿；⑥后交叉韧带损伤。

3.膝内侧痛 ①髂胫束损伤；②内侧副韧带损伤；③内则半月板损伤；④鹅足滑囊炎；⑤内则滑膜皱襞综合征；⑥股内收肌损伤；⑦腰大肌劳损；⑧L3 横突综合征；⑨缝匠肌损伤。

4.膝外侧痛 ①髂胫束损伤；②外侧副韧带损伤；③外则半月板损伤；④内收肌损伤。

二、膝关节骨关节炎

1.症状、体征 ①膝关节疼痛（持续性钝痛，晚期以静息痛为其特征：骨内压增高）；②晨僵、胶着感；③关节变形（“O”型腿多见）；④压痛（髌周、肌腱、韧带、滑囊）、摩擦音（弹响）、肿胀、膝屈伸（髌骨活动）受限。

2.相关解剖

1）肌肉

（1）伸膝肌：股四头肌（股直肌、股外侧肌、股内侧肌、股中间肌）、缝匠肌。

（2）屈膝肌：股二头肌，半腱肌、半膜肌、股薄肌、腘肌、跖肌、腓肠肌。

2）韧带

（1）髌韧带：股四头肌腱的中央部纤维索，自上向下止于粗隆。扁平而强韧，其浅层纤维越过髌骨连于股四头肌腱。

（2）腓侧副韧带：为条索状坚韧的纤维索，起自股骨外上髁，向下延伸至腓骨头。韧带表面大部分被股二头肌腱所遮盖，与外侧半月板不直接相连。

（3）胫侧副韧带：呈宽扁束状，位于膝关节内侧后份。起自股骨内上髁，向下附着于胫骨内侧髁及相邻骨体，与关节囊和内侧半月板紧密结合。胫侧副韧带和腓侧副韧带在伸膝时紧张，屈膝时松弛，半屈膝时最松弛。因此，在半屈膝位允许膝关节作少许旋内和旋外运动。

（4）腘斜韧带：由半膜肌腱延伸而来，起自胫骨内侧髁，斜向外上方，止于股骨外上髁，部分纤维与关节囊融合，可防止膝关节过伸。

（5）膝交叉韧带：位于膝关节中央稍后方，非常强韧，由滑膜衬覆，可分为前、后两条：①前交叉韧带，起自胫骨髁间隆起的前方内侧，与外侧半月板的前角愈着，斜向后上方外侧，纤维呈扇形附着于股骨外侧髁的内侧。②后交叉韧带较前交叉韧带短而强韧，并较垂直。起自胫骨髁间隆起的后方，斜

向前上方内侧，附着于股骨内侧髁的外侧面。

膝交叉韧带牢固地连结股骨和胫骨，可防止胫骨沿股骨向前、后移位。前交叉韧带在伸膝时最紧张，能防止胫骨前移。后交叉韧带在屈膝时最紧张，可防止胫骨后移。

3）关节软骨：关节软骨是一种特殊的结缔组织，无血管、淋巴管和神经。其功能为减少运动时候的摩擦，减轻振荡和冲击。

软骨可再生，软骨修复的程序是：纤维蛋白→肉芽组织→纤维软骨→新的透明软骨。此过程的完成约需 12 周。

4）关节血管：关节的动脉很丰富，在关节的周围形成稠密的动脉网，然后发出分支，分布到关节囊，并与附近骨膜的动脉相吻合，供应关节囊和滑膜外层。

5）辅助结构：膝关节的滑膜层是全身关节中最宽阔、最复杂的，附着于该关节各骨的关节面周缘，覆盖关节内除了关节软骨和半月板以外的所有结构。滑膜在髌骨上缘的上方，向上突起形成深达 5cm 左右的髌上囊于股四头肌腱和股骨体下部之间。在髌骨下方的中线两侧，部分滑膜层突向关节腔内，形成一对翼状襞，襞内含有脂肪组织，充填关节腔内的空隙。

滑膜的功能为分泌和吸收滑液、润滑关节、营养软骨。正常滑膜分为两层，薄的细胞层（内腔层）和血管层（内膜下层），滑膜呈粉红色，光滑发亮、湿而润滑。滑膜细胞有 A、B 两型。A 型细胞具有吞噬功能（吸收滑液）；B 型细胞其功能是分泌透明质酸。

还有不与关节腔相通的滑液囊，如位于髌韧带与胫骨上端之间的髌下深囊（图 2-9-1）。

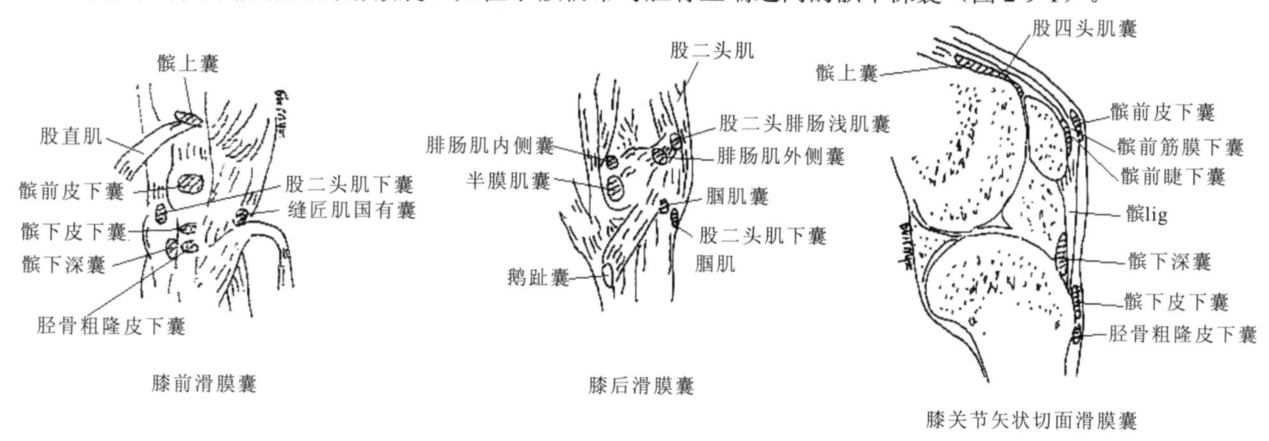

图 2-9-1　膝滑膜囊示意图

3.相关病理

第一期：软骨表面发黄紊乱，无定形层破坏。软骨基质解聚，软骨细胞破坏。

第二期：软骨表面裂隙、凹陷、断裂、剥脱。软骨细胞排列紊乱，软骨下骨硬化增厚。滑膜绒毛形成，滑液进一步浑浊，营养稀薄。

第三期：软骨几乎磨损消失，裸露硬骨。软骨下骨质增生，关节边缘骨质增生。

第四期：关节软骨完全破坏，密质骨增生、肥厚、囊性变明显，关节破坏呈进行性发展。

4.触发点治疗　①股四头肌（髌骨底附着处是治疗重点）；②腘绳肌；③腘肌；④腓肠肌（内外侧头：腘横纹上 2 厘米，上段）（胫骨后内侧缘、腓骨后缘是治疗重点）。

5.针刀治疗（其他）

1）针对滑膜病变（伴有积液者）的治疗见下述专项治疗。

2）针对软骨病变治疗：积液控制后，注射玻璃酸钠，1次/周×5（一疗程）。软骨破坏严重者，可加做一个疗程。

3）针对骨的治疗：

骨减压：①髌骨下1/3任选一点；②胫骨粗隆向内一横指（膝关节发凉，顽固性病例：疗效更好更持久）

4）针对软组织的治疗：①膝前痛；②膝后痛；③膝内侧痛；④膝外侧痛，见下述专项治疗。

5）“十”字交叉韧带的治疗：膝关节屈曲痛：患者屈膝90°，针刀从内膝眼与人体纵轴呈45°进针，松解前“十”字交叉韧带；针刀从外膝眼45°进针，松解后“十”字交叉韧带。

6）冠状韧带的治疗：仰卧，患肢伸直、外旋，膝关节微屈，下垫枕托住固定。于关节内侧间隙条索样肿块的前、中、后定3点松解（半月板股骨髁、半月板胫骨平台），配合手法效果更好。

7）髌骨下脂肪垫的治疗：膝关节伸直痛。髌骨下方，髌韧带内或外膝眼定1点，针刀先在髌韧带与脂肪垫交界处通透松解，再刺切松解脂肪垫。

备注：严重屈伸不利，松解腘窝两侧缘深部关节囊压痛点（内侧为主）。

8）主要滑囊炎的治疗：①鹅足囊，胫骨粗隆内侧（半膜肌、股薄肌、缝匠肌肌腱之间）；②半膜肌囊，半膜肌腱、腓肠肌内侧头之间（伸膝时，易见）。

9）髌骨周围软组织的松解对髌骨的活动度很重要，关节囊（尤其后关节囊）黏连限制关节伸直。

10）康复治疗：①牵引（关节畸形者：间隙变窄、左右不对称），每天2小时以上，持续半年或更长；②锻炼：直腿抬高+屈伸蹬腿，睡前各150次。

6.体会 只有滑膜关节同时发生软骨病变、骨质增生才能称之为骨关节炎。膝外科把膝关节分为髌股关节、股胫内侧关节、股胫外侧关节，其中髌股关节骨关节炎最多见。①髌骨卡压，股外侧肌是重点；②髌上囊、股四头肌扩张部、关节囊尤其外侧的纤维层/滑膜层、髌下脂肪垫、侧副韧带；腘绳肌、髂筋束附着点是膝周治疗的重点；③术后，上下、左右推移并提拉髌骨十分重要；④关节腔减压：针刀切开髌骨内、外侧股内、外侧肌斜头，内、外侧支持带，关节囊纤维层；⑤三个月内，膝关节少负重行走；⑥膝关节疼痛可由腰骶部触发点引起的传导痛向膝后部、髂翼外三肌（臀中小肌、阔筋膜张肌）触发点引起的传导痛向膝外侧、大腿根部内收肌群触发点引起的传导痛向膝内侧、股四头肌触发点引起的传导痛向膝前部汇聚于而成。

附1　膝关节滑膜炎（积液）

1.膝关节滑膜的特点 ①滑膜面积最大，分泌滑液最多；②脂肪垫及绒毛数量最多、最大；③与周围结构，特别是肌腱明显分开；④滑膜形成许多囊状隐窝，其中5个位于关节腔前面，4个位于关节腔后面，从而使滑膜腔容积大大增加，成为人体关节腔最大的关节；⑤滑膜面积是全身最大者，并且形成皱襞以适应膝关节的各种运动。

膝关节伸直时可容纳60ml液体，轻度屈曲可容纳88ml。正常情况下膝关节内仅有0.13～3.5ml的滑液。滑液以液膜状态敷布在关节面上，关节腔内处于负压状态，一般为－8～－12cm水柱，故不易抽出液体。

因膝关节负重大，运动多，最易受到损伤，且关节滑膜位置表浅，脂肪覆盖少，再加受凉、劳累易引起无菌性炎症，所以临床中膝关节滑膜炎最为常见。尤以老年人多见。

2.构成滑膜表层的两种细胞　①巨噬细胞样细胞（主要功能是吞噬进入关节腔的内源性或外来异物）；②纤维母细胞样细胞（主要作用是合成、分泌滑液内的组成物质）。

滑膜细胞层与滑膜下层之间没有基底膜，滑膜下组织可以是疏松性、脂肪性和纤维脂肪性。滑膜是平滑的，一般没有绒毛状突起。

3.滑膜功能　润滑作用、营养作用、吞噬作用。

滑膜有着丰富血管，滑膜细胞分泌滑液，营养无血管的关节软骨，使关节面润滑，减少摩擦，散发关节活动时所产生的热。滑液为粘蛋白碱性液体，可防止酸性代谢产物的有害作用。滑膜液位于关节腔内，也称关节液或滑液，是由滑膜下毛细血管内的血浆滤过，经过滑膜进入关节腔，同时滑膜衬里细胞也分泌许多透明质酸，共同形成滑膜液，以润滑关节，营养软骨。在正常情况下，关节腔的滑液量很少，不宜抽取，即使大关节如膝关节最多也不超过4ml，各种原因所致的关节疾病，均可使滑膜和毛细血管的通透性增加，引起关节炎性反应，使滑膜液的量和成分发生变化，通过关节穿刺抽取滑膜液进行分析，对关节病的诊断具有重要意义。

正常滑膜液呈淡黄色或无色，清晰透明，黏稠性高，但不能自行形成凝集块，粘蛋白凝集试验所形成的凝块良好。

4.膝关节滑膜炎分类

创伤性：急性滑膜炎（关节液：黄红血性）、慢性滑膜炎（关节液：淡黄微混）。

免疫性：类风湿性关节炎（关节液：黄绿微混）。

代谢性：痛风性关节炎、假性痛风（关节液：黄色、乳白微混）。

出血性：色素绒毛结节性滑膜炎、血友病性关节炎（关节液：血性、咖啡色）。

感染性：滑膜结核（关节液：黄色混浊）、化脓性关节炎（关节液：褐色血性微浊）。

5.触发点治疗　①臀中小肌；②阔筋膜张肌；③股四头肌（尤其股直肌）；④内收肌群；⑤腓肠肌内、外侧头；⑥腘肌。

6.针刀治疗（其他）

1）髌上囊抽液（尽量抽干净），髌上囊“井”字切开，火罐反复拔吸至无液。病程较长、反复发作者，①行关节腔冲洗：0.5%利多卡因+4℃冰盐水250ml，7号针在内膝眼处注液，直到关节肿大，在膑上囊处用10号针头引流，可多冲洗几次。冲完后注射入8万单位庆大霉素或臭氧冲洗(隔日1次200ml：20～40μg/ml）。②关节腔注射：糖皮质激素，禁止超过5mg，2到3天后玻璃酸钠关节腔注射。③加压固定膝关节：夹板+5条宽弹力带固定或石膏托固定7～5天。

2）关节积液顽固性患者，拨针刀破坏滑囊，破坏后会出现水肿，常规用药，固定。

3）髌下脂肪垫松解（必要时，可行银质针治疗）

7.体会

1）髌骨上置棉垫，加压包扎，3 天后去除，复发率低。注意绷带的松紧度！

2）关节腔冲洗：高坐位，膝关节自然屈曲下垂，髌骨上缘水平线与髌骨外缘垂线交点（A 点）以及内膝眼（B 点）。局麻，18 号针头经 B 点穿刺抽吸积液，留置针头。同型号针头经 A 点穿刺，建立灌洗通路。分次抽灌洗液 100ml（生理盐水 75ml+2%利多卡因 25ml），经 A 点反复冲洗关节腔。可以一边活动膝关节，一边进行彻底灌洗。

3）臭氧注射：拔出 A 点穿刺针，经 B 点注射 30ug/ml 的臭氧约 20ml（具体的注射量可根据患者对膝关节胀痛感的耐受程度决定）。术后主动屈伸活动关节 3～5 次，保证臭氧在膝关节腔内充分弥散。

三、膝关节前侧疼痛

1.触发点治疗 ①股直肌、股外侧肌；②收肌管：股内侧肌-大收肌后束；③内收肌（腰骶后部、臀大肌臀中肌交界处）；④阔筋膜张肌；⑤臀中肌、臀小肌；⑥腹内外斜肌；⑦胸腰段（股外侧皮神经、腓总神经关节支）；⑧冈下 3 肌（颈部深层、枕下肌群）；⑨跖骨骨间肌。

备注：臀中肌、臀小肌、阔筋膜张肌（髂翼外 3 肌）向下传导痛至膝外侧，内收肌向下传导痛至膝内侧, 两者传导痛必然汇集于膝前侧。

2.针刀治疗 髌下脂肪垫。

附 1　髌韧带损伤

1.症状、体征 ①下楼梯时，髌前疼痛最明显，屈膝 90° 时疼痛最著；②伸膝力量减弱、不易伸直，可跛行；③起止点压痛、髌腱粗厚；屈曲位，髌韧带压痛。

附 2　髌下脂肪垫损伤

1.症状、体征 ①髌下肿胀、韧带后方酸痛，沿大小腿前侧、趾 2/3/4 背，腘窝、大小腿后侧、足底传导；②关节过伸时，髌下疼痛明显（此为该病的典型表现），下楼梯时疼痛明显，关节不能伸直；③膝眼肿胀（脂肪垫肥厚，向韧带两侧凸起）；④膝伸直位，髌韧带下压痛明显。

附 3　关节囊纤维化

1.症状、体征 膝伸直后，髌骨上方两侧疼痛，感觉膝关节僵直，尤其久坐之后。

附 4　髌骨关节功能障碍（髌骨轨迹紊乱）

1.症状、体征 膝前、髌后疼痛，久坐、下楼出现弹响（爆破声）。膝不能伸直，髌骨外侧缘压痛。

2.触发点治疗 ①阔筋膜张肌；②股外侧肌；③股内侧肌；④腘绳肌（腘绳肌紧张，抑制股内侧肌而致其无力，引起上楼、坐下或站起等动作困难。股内侧肌是唯一髌骨内基础动态稳定结构，若无力可导致髌骨外侧方移位）。

3.针刀治疗　①外侧支持带（髂筋束紧张、外侧支持带厚钝使得髌骨外固定）；②髂筋束。

附 5　髌骨软化症

1.症状、体征　①膝前疼痛（上下楼酸软无力明显）、走路打软腿及假绞锁现象，下蹲、走远路尤甚或有膝关节不稳的感觉；②半蹲痛（本症的重要特征：膝关节屈曲 15° 疼痛最明显）；③髌下摩擦音、髌骨压痛、研磨试验+、单腿下蹲试验+（单足站立，逐渐下蹲至 35～90° ，膝前疼痛，发软，挺直）、膝过伸痛。

备注：髌骨下 1/4 无软骨覆盖，为脂肪垫附着，尖端下缘为髌韧带附着。股四头肌中的股内侧肌最为重要（附着髌骨内缘上 2/3，防止髌骨向外脱位起重要作用）。

2.触发点治疗　①腘肌；②股四头肌。

3.针刀治疗　①股四头肌、髌骨上极、髌下脂肪垫、髌骨外股外侧肌斜头、外侧支持带、髂筋束前份（关节囊滑膜）；②髌骨减压，髌骨外侧缘中上 1/3、中下 1/3，向髓腔水平各钻一孔，直径 0. 4cm，超过中线 0. 5cm。

4.体会　髌骨软化症的病理机制主要是应力集中性静力损伤（膝后软组织<如腘肌>长时间紧张而劳损形成）。

附 6　髌骨外侧高压综合征

1.症状、体征　膝关节前方深部、膝前外侧及外膝眼处在上下楼、下蹲站起、跑步等活动时疼痛不适，重者走路亦不适。患者多有怕凉、怕潮、喜暖、摩擦感、弹响等症状。

本病发病率极高，多见于中老年人，是膝关节较常见的一种疾病。

髌骨外侧缘、膝外侧支特带、外膝眼处局限压痛，严重者外膝眼凹陷消失、膨隆高凸。髌骨向内推移受限、有磨沙感，改良过伸加强试验、向内推髌试验皆阳性。

备注：改良过伸加强试验，以右膝为例：患者仰卧，伸直、放松膝关节，左手托于患膝后，右手拇、食指分按于患膝内外膝眼。左手轻轻托起，同时右手拇、食指稍加力顿压，使患膝快速伸直贴紧床面，若出现内或外膝眼疼痛即为阳性。

膝关节正、侧、轴位 X 线片，多伴有髌骨外移并倾斜、外侧髌骨关节间隙小于内侧、髌骨软化、骨关节炎等表现。

2.病因病理　髌骨外侧支持带和（或）斜束支持带等软组织紧张或挛缩，使髌骨关节外侧在一定负荷状态下处于超高压状态而引起疼痛不适等一系列临床证候群。

3.针刀治疗　①髌骨外侧支持带；②斜束支持带。

附 7　隐神经髌下支卡压症

1.症状、体征　①膝前部/下内侧阵痛，或为隐痛，或为阵发加剧，行动一般无妨碍，长时间行走或站立后疼痛加重，卧床休息后症状减轻；②多数病例压痛点局限在膝关节内侧，尤其在胫骨内髁等骨突部和髌骨内缘，局部 Tinel 征阳性；③局部触诊可扣及痛性筋节或条索状包块；④好发于中老年男性。

2.针刀治疗 膝内侧压痛最明显部位（隐神经髌下支卡压点）。

四、膝关节后侧疼痛

1.触发点治疗 ①股二头肌；②腘肌（下坡、下楼疼痛）；③跖肌（胫骨平台水平中线稍外）；④腓肠肌内、外侧头；⑤半腱/半膜肌；⑥比目鱼肌；⑦腰骶后部；⑧内收肌；⑨臀大肌、臀后侧（臀中肌后束）、臀旁侧（尤其臀小肌）；⑩臀深 6 小肌（尤其梨状肌）。

2.针刀治疗

（1）下蹲疼痛，跟不能着地：①腘肌下侧隐窝（腘横纹中点外 1 厘米或下外 1 厘米：落空即可，没有，向上倾斜）；②半膜肌腱下滑囊；③腘斜韧带。

（2）腘绳肌止点。

（3）髌骨外上方的股外侧肌止点。

（4）髌下脂肪垫。

（5）腘窝部软组织（囊肿）。

（6）后关节囊。

*备注：下蹲突然无力而躯干下落、蹲起无力、下蹲需抬起足跟——长短收肌、臀中肌前束损害。

附：上下楼梯膝关节疼痛

关节软骨损伤（毛糙）的早期表现。

（1）上楼，股四头肌损伤、前交叉韧带。

（2）下楼，①膝前痛：髌下脂肪垫劳损；②膝后痛：腘绳肌损伤、髌下脂肪垫劳损、后交叉韧带。

1.上楼痛

（1）触发点治疗：①阔筋膜张肌；②股四头肌。

（2）针刀治疗：①髂筋束；②松解髌周支持带及筋膜，使之上下、左右运动自如很重要。将髌骨比作一面钟，医者立于患者小腿侧，松解 10 点、11 点、1 点、2 点位的支持带及筋膜。

2.下楼痛

（1）触发点治疗：①腘绳肌；②腘肌；③股内外侧肌。

（2）针刀治疗：松解：4 点、5 点、7 点、8 点位的支持带及筋膜，髌下脂肪垫

附：上、下楼梯困难分析（黄声）

1.上楼困难

（1）腘肌、股二头肌、半腱肌、半膜肌收缩力降低，与胫前肌拮抗力下降而致不能提腿。

（2）腓肠肌、胫前肌收缩下降，胫后肌、䠀长屈伸肌功能下降或劳损。

（3）足底趾筋膜及蚓状肌功能不全，趾短屈肌无力，踮足力不足。

（4）上下胫腓关节间隙减少，活动度减弱致腓骨活动度受限，膝关节屈曲度减小。

（5）腓骨长、短肌及胫腓骨间韧带损伤或退化，力线不稳。

（6）骨盆前倾错位，腰部不能前屈，上楼重心不能前倾。

（7）腹直肌收缩功能下降，躯体重心前倾功能受限。

（8）臀中、小肌、阔膜张肌收缩功能下降，小腿内收力下降。

（9）髋关节周围肌群收缩下降，股骨头与髋臼粘附力下降，下肢无力。

（10）髌骨上下髌腱韧带力距偏差产生髌股关节和踝关节损伤而致收缩力下降。

（11）翼状襞及滑膜卡压，膝关节屈曲功能受阻，髌下脂肪垫活动功能下降。

（12）腘肌与腘后囊受损，屈膝起动肌无力而膝屈曲功能滞后。

（13）髌上囊或膝关节肌衰退或损伤，髌骨滑动受限。

（14）半月板错位或游离体卡于关节间隙导致膝关节不能屈曲。

2.下楼困难

（1）耻骨肌、短收肌、梨状肌、闭孔内外肌无力或过度紧张。

（2）腘肌、股二头肌、半腱肌、半膜肌退化，拮抗股四头肌肌力下降。

（3）腘后深囊通道狭窄，髌下脂肪过度外移卡压翼状襞，股骨髁间纤维束卡压或损伤。

（4）缝匠肌肌力下降。

（5）髋关节间隙变窄。

（6）臀中肌、臀小肌、梨状肌周围滑膜囊损伤或退化。

（7）髌骨周围韧带结构痉挛，不均收缩。

（8）半月板前角损伤，半月板错位或交叉韧带胫骨唇处炎症或损伤。

（9）阔筋膜张肌、髂胫束外侧肌拮抗力下降。

（10）内收肌力量不均。

（11）胫前肌力量下降，𧿹长伸肌、趾屈肌功能下降。

（12）上、下胫腓关节活动功能下降，膝关节屈曲功能受限。腓长肌、腓短肌、腓骨第三肌功能下降或损伤。

（13）胫距关节力线移位。

（14）腰方肌、腹斜肌肌力量下降。

（15）骨盆单侧错位、长短腿。

（16）腰5、骶1神经分支卡压，足踝及𧿹趾收缩抓地力下降。

（17）髌下韧带及内、外束劳损与衰变引起髌下韧带牵拉性疼痛。

五、膝关节外侧疼痛

1.触发点治疗　①臀大、小肌；②阔筋膜张肌（可拉高髂筋束引起）；③股外侧肌[1]；④腓肠肌[4]；⑤股内收肌群。

2.针刀治疗　①髂筋束（治疗效果快捷）；②外侧副韧带起止点；③胸腰筋膜；④松解：8点、9点、10点位的支持带及筋膜。

附 1　胫骨外髁炎

1.症状、体征　膝关节疼痛，小腿后外侧麻木、疼痛，部分患者不能盘腿、向患侧卧位。少数患者有关节无力、打软腿、跪倒现象。俯卧位，在腘窝横纹外侧很容易摸到压痛明显的骨性凸起。

2.解剖、病机　股骨外侧髁附着有跖肌、腓肠肌外侧头（腱下囊），外侧胫腓副韧带（滑囊），外侧半月板，股二头肌腱及腱下囊（腓骨小头），腘斜韧带，腘肌（起始部），腘弓韧带。

胫骨外髁的明显凸起是引起局部炎症的基本条件。膝关节的屈伸势必对其后方的腘肌、腘弓韧带进行刺激、摩擦，使得局部组织发生炎症，股骨、胫骨外髁周围附着的筋膜、韧带、肌肉随之发生收缩、痉挛，造成关节疼痛、无力，偶尔刺激腓肠外侧皮神经、腓神经的情况发生。

3.针刀治疗　俯卧位，腘横纹外 1/3 明显压痛点，松解到骨面（局部有明显麻胀感才能有最佳疗效）。

附 2　外侧副韧带损伤

1.症状、体征　膝外侧局部明显疼痛，伸膝痛或有韧带断裂感。膝屈曲 30°内翻试验+。

附 3　髂筋束综合征

1.症状、体征　股骨外髁疼痛，90°屈膝位伸直至 30°时，局部疼痛加剧。

2.针刀治疗　①阔筋膜张肌；②髂筋束；③膝外侧筋膜。

六、膝关节内侧疼痛

1.触发点治疗　①收肌管：股内侧肌-大收肌后束；②股薄肌下 1/3；③缝匠肌（起点、肌腹，卡压刺激隐神经最常见的肌肉）；④内收肌（腰骶后部、臀大肌臀中肌交界处）；⑤臀中肌、臀小肌；⑥腹内外斜肌；⑦胸腰段、腰大肌（股神经）；⑧腰骶后部、臀部‹臀旁侧、臀内侧、臀后侧›；⑨冈下 3 肌（颈部深层、枕下肌群）；⑩腓肠肌[3]；⑪跖骨骨间肌。

备注：鹅足区痛（内膝眼）——还要考虑骨盆及踝周围软组织、跗骨窦

2.针刀治疗　①2 点、3 点、4 点位的支持带及筋膜；②内侧副韧带；③鹅足囊（平胫骨铲撬）、鹅足肌-腱结合部（弯曲膝关节）；④收肌管（隐神经，股神经皮支：超声引导下，针刀松解、切断或射频热凝）；⑤L1-3（横突尖、外口）（闭孔神经）；⑥髂筋束止点；⑦腰大肌；⑧腰方肌（L2-4 横突尖：股神经肌支支配股四头肌、缝匠肌，皮支支配大腿、膝关节前的皮肤）。

顾雪忠老师经验：①内侧髌下脂肪垫、髌骨外上角、鹤顶、血海、梁丘、伏兔、脾关；②双侧膝关节内侧痛，再行 T9、10、11、12 棘突骨针刀治疗。

附 1　内侧副韧带损伤

1.症状、体征　膝内侧或内后侧疼痛。股骨、胫骨起点韧带压痛、关节线压痛。屈膝 30°外翻试验+。

附 2　半月板损伤（内侧多见）

1.症状体征　膝内侧疼痛性弹响、绞锁。屈曲、伸直角度降低，不能完全伸直。膝关节屈曲，半月板后移，伸直则前移。

2.触发点治疗　①腓肠肌[3]；②半腱肌；③半膜肌；④股薄肌；⑤缝匠肌。

3.针刀治疗　①外侧：腘肌起点；②针刀横切冠状韧带（半月板、胫骨平台间粘连，使半月板可前后滑移）。

附 3　冠状韧带损害

1.症状、体征　膝关节内侧疼痛多见，行走、久立、上下楼、下蹲、跑步时疼痛，休息后缓解。关节弹响、肿胀或有积液，晨僵、久坐后起立有胶着现象。关节前内侧间隙压痛（屈曲减轻，伸直加重），关节伸屈（尤其伸膝）障碍，并可触及条索样肿块（关节伸，变小<随半月板后移>；关节屈，变大<随半月板前移>）。完全被动屈膝、前抽屉试验+、小腿被动外旋疼痛。胫骨平台内侧缝压痛。

X 线片：关节内侧间隙狭窄（100%伴有冠状韧带损伤，骨性关节炎中发生率为 85%）

2.相关解剖　冠状韧带位于胫骨髁上缘，呈冠状位包绕半月板。半月板的外侧面借助冠状韧带附着于胫骨髁边缘，韧带周围与关节囊纤维组织紧密相连，在半月板前端多有呈圆索状横行连接的膝横韧带。

附 4　滑膜皱襞综合征

1.症状、体征　髌骨内上方间歇性钝痛、关节伸屈时弹响/绞锁、髌骨上极内外侧压痛。

附 5　隐神经卡压

1.症状、体征　膝、小腿内侧钝痛、酸困或感觉异常，行走时膝关节发软。大腿内下 1/3 处压痛.

2.相关解剖　隐神经是最长的皮神经，在腹股沟韧带下方由股神经分出后，隐神经与股动、静脉沿缝匠肌相伴进入股内收肌管。收肌管的前壁为股收肌腱板，在此腱板处有小裂孔，即收肌管前口。隐神经与膝最上动脉由收肌管前口穿出收肌管，沿股内侧肌与股收肌间沟下行至膝关节内侧。由缝匠肌和股薄肌之间穿出深筋膜至皮下，伴大隐静脉下行至小腿内侧，沿胫骨内侧缘下降。至小腿下 1/3 分为 2 支，一支继续胫骨内侧缘下降至内踝；另一支经内踝前面行至足内缘。

收肌管由股内侧肌、缝匠肌、长收肌、大收肌围成。股动脉、股静脉、隐神经进入收肌管，隐神经与降膝动脉在途中穿出收肌管壁。

3.针刀治疗　髂前上棘、股骨内侧髁连线下内 1/3 压痛最明显处，膝、踝部分支压痛点。

七、膝关节不能伸直

1.触发点治疗　①股中间；②髂筋束；③阔筋膜张肌；④髂腰肌；⑤腘绳肌；⑥腓肠肌[3、4]；⑦腘肌。

2.针刀治疗　①髂筋束（整条、腱下囊）；②股二头肌（腱下囊、起点、肌腹）。

八、膝关节不能屈

1.触发点治疗 ①股四头肌；②股中间；③腓肠肌[3、4]。

2.针刀治疗 ①股四头肌（髌骨上内外2点；股中间肌4点）；②髌韧带1点，膝眼2点。

九、膝关节蹲不下，蹲下起不来

1.触发点治疗 ①股四头肌（L2-4，腰丛股神经）；②腘绳肌（L4-S3）；③髌周软组织（腘肌）；④腰方肌（膝不痛）；⑤腰大肌；⑥臀大、中、小肌；⑦梨状肌；⑧小腿三头肌。

2.针刀治疗 ①髂筋束；②鹅趾腱；③腘肌下侧隐窝（腘横纹中点外下1厘米）。

十、膝盖发凉

1.针刀治疗

（1）上半凉，收肌管（隐神经）。

（2）下半凉，腓神经返支：①脂肪垫；②腰方肌；③L2外口。

备注：必要时，可行胫骨内侧髁骨减压（髓内压）。

十一、行走时，膝意外无力

1.触发点治疗 ①股内侧肌；②股中间肌。

十二、夜间膝痛

1.针刀治疗 L2、3、4横突尖（股神经）备注：鉴别股骨头坏死。

十三、膝痛（阳性点少）

针刀治疗 L1-4横突尖（腰丛卡压）。

十四、“O”型腿

1.触发点治疗 ①内收肌；②髋外展肌群。

第十节　小腿常见功能障碍与损伤

一、小腿前侧疼痛

1.触发点治疗 ①胫骨前肌；②长收肌。

备注：从座位，站起，感觉小腿前侧疼痛——内收肌

附：前外侧夹板征（慢性骨筋膜间室综合征）

1.症状、体征 小腿前侧中1/3弥漫性钝痛或发紧，活动加重。局部皮肤肿胀，主动背屈、被动跖屈出现疼痛及表皮水肿。

二、小腿内侧疼痛

1.触发点治疗 ①胫骨后肌（足内翻跖屈受限）；②比目鱼肌（足被动背屈外翻疼痛）。

2..针刀治疗 ①L4外口；②隐神经（收肌管）。

附　后内侧夹板征

1.症状、体征　小腿远端 1/3 内侧钝痛。足内翻跖屈受限、足被动背屈外翻疼痛。

三、小腿后侧疼痛

1.触发点治疗　①比目鱼[2]；②臀小肌（后部）；③腓肠肌；④半腱/半膜肌；⑤趾长屈肌；⑥胫骨后肌；⑦跖肌。

附　腓肠肌损伤（网球腿）

症状、体征　小腿中部疼痛，行走加重。触诊腓肠肌痉挛，内侧肌腹与肌腱交界处压痛、可及痛性结节。趾被动背屈时疼痛加重。

四、小腿外侧疼痛、麻木

1.触发点治疗　①腓骨长、短肌、第 3 腓骨肌；②趾长伸肌；③胫骨前肌；④腓肠肌外侧头；⑤股外侧肌；⑥股二头肌长头；⑦臀中、小肌（前部）；⑧腰骶多裂肌。

2.针刀治疗　①腓骨小头下缘（腓神经）；②S1-3 骶后孔。

附 1　腓总神经卡压综合征

1.症状、体征　①腓骨头外侧酸胀痛，沿小腿外侧向下放散至足背；②踝背伸、外翻不能、趾伸无力、足背麻木；③足下垂；④腓骨颈有明显压痛、放射痛；⑤小腿外侧、足背感觉减退，Tinel 征+（图 2-10-1）。

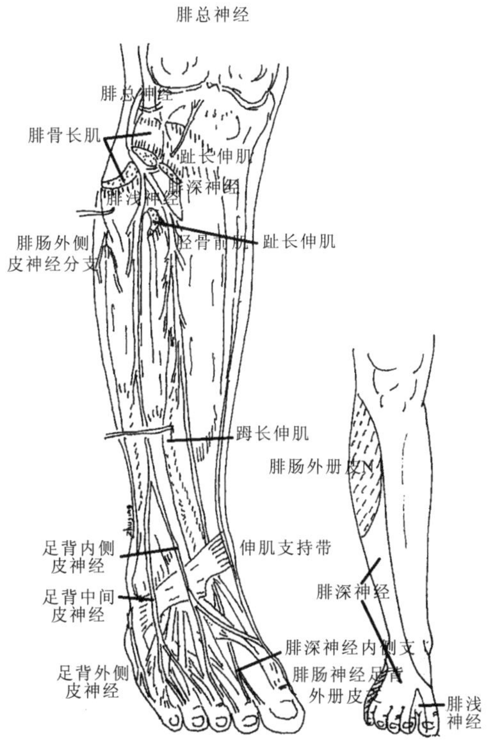

图 2-10-1　腓总神经下肢分布示意图

2.触发点治疗 ①胫骨前肌；②䟥长伸肌；③趾长伸肌。

3.针刀治疗 ①腓骨长肌（横切腓骨小头下缘，下铲）；②腓骨头上缘（股二头肌止点）；③腓骨头后侧（胫腓骨交界）。

附 2 小腿外侧夹板征

1.症状、体征 小腿外侧疼痛。足外翻、被动内翻疼痛加重。

附 3 腓浅神经卡压

1.症状、体征 小腿远端外侧、踝及足背外侧疼痛、麻木、烧灼或针刺感，伴感觉减退，腓骨下 1/3 有轻度肿胀。Tinel 征+，跖屈内翻试验+。

2.针刀治疗 小腿下 1/4（腓浅神经在此处传出深筋膜，此处筋膜镰状切迹形成一固有裂孔）——相当于光明、阳辅穴（外踝尖上 5 寸、4 寸）。

五、小腿、足底麻木

1.触发点治疗 ①臀小肌；②梨状肌；③骨间肌；④比目鱼肌；⑤腓骨长肌；⑥趾长屈肌；⑦䟥展肌；⑧䟥长屈肌。

六、夜晚小腿抽筋

1.触发点治疗 ①腓肠肌[1、2]；②比目鱼肌[2]；③趾长伸肌；④䟥长屈肌（腓骨上 2/3）；⑤趾长屈肌（胫骨 1/2）；⑥腹内外斜肌（下腹）；⑦缝匠肌；⑧长收肌，

备注：VE 40U/天×2 周

2.针刀治疗 ①C 1-7 后结节；②收肌管；③比目鱼肌腱弓。

3.体会 夜晚睡眠时，小腿抽筋，与患侧腹股沟血管受压有一定关系，故腹股沟股动脉以下动脉循行通路上有可能引起压迫的肌肉、筋膜结构都须考虑是否需要松解。

第十一节 踝、足、趾常见功能障碍与损伤

一、概述

1.足、踝的神经支配 ①股神经（L2-4 脊神经为腰丛最大的分支，皮支隐神经除分布于膝、小腿前内侧，可至足内缘）；②坐骨神经（L4-5、S1-3 脊神经组成，支配除隐神经支配区以外的小腿及足的皮肤感觉）。

二、踝关节前侧疼痛

1.触发点治疗 ①胫前肌；②趾长伸肌；③䟥长伸肌；④第 3 腓骨肌。

附：胫骨前肌腱炎（腱滑膜炎）

1.症状、体征 定位明确的疼痛位于肌-腱连接处（踝上伸肌上支持带上或下方），靠近内侧楔骨的肌腱止点疼痛。抗阻力背屈、内翻时局部疼痛，被动跖屈、足外翻疼痛。

三、踝关节内侧疼痛

1.触发点治疗　①踇展肌；②比目鱼肌；③腓肠肌；④趾长屈肌。

附：跗（跖、踝）管综合征（胫后神经卡压）

1.症状、体征　①内踝后下方固定性压痛，压之可有窜麻感；足趾跖面灼痛、针刺感、麻木或迟钝（夜间常发生）。过度旋前试验阳性（踝关节过度旋前 60 秒，出现足趾跖面症状）。②展肌萎缩最明显，跖趾关节屈曲力减弱；③足背外翻、背屈、直腿抬高时，跖面疼痛、麻木；④内侧 3 个半或外侧 1 个半趾麻木，Tinel 征+（图 2-11-1～2-11-3）。

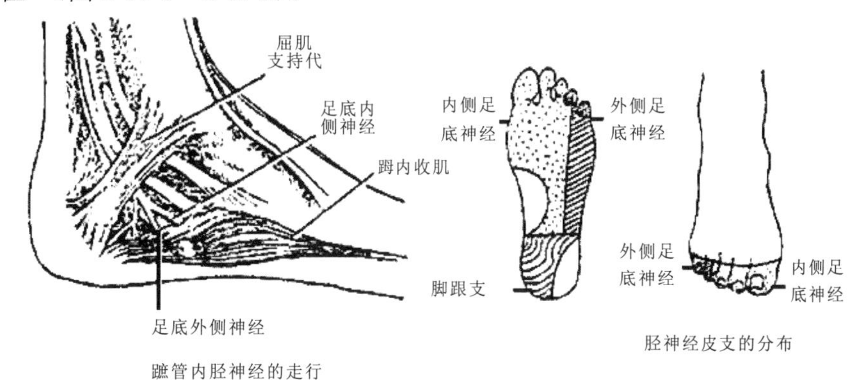

图 2-11-1　蹠管内胫神经的走行　　　　图 2-11-2　胫神经皮支的分布

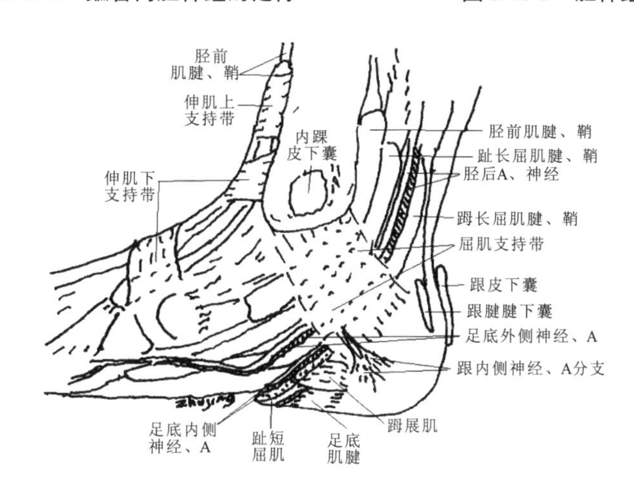

图 2-11-3

2.触发点治疗　①胫骨后肌；②趾长屈肌；③踇长屈肌。

3.针刀治疗　“4 点法”松解分裂韧带。

4.体会　胫后神经及其末梢支：跖内、外神经，在屈肌支持带〈分裂韧带〉、收肌、跖方肌处易卡压，与跗管及踝旋前有关。

四、踝关节外侧疼痛（外踝扭伤）

1.触发点治疗　①趾长、短伸肌；②腓骨长肌（腓骨头远端 2-4cm 触发点）、腓骨短肌（腓骨下 1/3）、第 3 腓骨肌；③比目鱼肌；④阔筋膜张肌；⑤臀小肌；⑥腰方肌。

备注：习惯性踝扭伤——臀大肌、臀大肌臀中肌交界处。

附：跗骨窦高压症

1.症状、体征　①外踝前下酸痛，行走或踩踏刹车过多则症状加重；②跗骨窦可肿胀、压痛；③小腿外侧感觉异常，如酸困、乏力等。

2.针刀治疗　跗骨窦（窦口周围，多切几刀以开放窦口，深入，切开窦内脂肪组织、滑囊）。

五、踝关节后侧疼痛（跟腱损伤、跟腱周围炎）

1.症状、体征　①跟腱酸痛，跟腱内、外、前缘疼痛，足尖着地等跟腱紧张动作引起症状加重，且有晨僵；②跟腱及其周围可见肿胀、压痛，厚钝。

2.触发点治疗　①比目鱼肌；②胫骨后肌；③腓肠肌（内侧头）；④胫骨前肌；⑤腓骨长、短肌。

3.针刀治疗　①皮下囊（皮下通透）；②腱下囊（腱二侧通透）；③腱后脂肪垫。

六、踝关节、足部肿胀

1.触发点治疗　①腓肠肌；②比目鱼肌。

七、足背侧疼痛

1.触发点治疗　①趾短伸肌；②踇短伸肌；③趾长伸肌（胫骨前肌外侧缘进针，朝向腓骨）；④趾短屈肌；⑤踇短屈肌；⑥骨间肌；⑦胫骨前肌；⑧腓骨长肌。

附：前跗管综合征（腓深神经卡压）

1.症状、体征、病机　足背麻木，尤其1-2趾间麻木、针刺感，或有疼痛（神经可在踝上下伸肌支持带之间卡压：内侧分支可在踇短伸肌腱下卡压，外侧支可在趾长伸肌腱下方卡压）。休息不舒服，行走却舒服。踝背屈减弱。

伸肌下支持带紧张，前跗管变窄挤压其中的腓深神经而引发的一系列临床症状和体征（图2-11-2）。

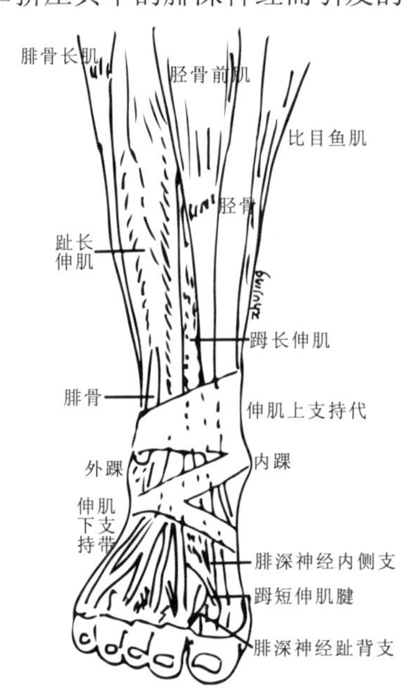

图2-11-4　腓深神经分布示意图

2.触发点治疗　①胫骨前肌；②踇长伸肌；③趾长伸肌。

3.针刀治疗　①足背伸肌下支持带（内外踝前下缘连线—趾长伸肌腱内侧缘：扇形切 3 刀，刀刃直立，沿皮下推切 2cm）；②小支持带（胫骨前肌腱止点外侧—踇长伸肌腱内侧缘）。

八、趾背侧疼痛

1.触发点治疗　①胫骨前肌（胫骨中上 1/3，针刺向胫骨 45° 斜刺，避免损伤神经、血管）；②踇长伸（膝、踝中点，腓骨前）；③踇短屈肌。

九、趾下疼痛、麻木

1.触发点治疗　①踇长屈肌（腓骨后下 1/3）；②踇短屈肌；③胫骨后肌。

2.针刀治疗　跖关节内侧缘（趾固有神经）。

十、趾僵硬综合征（踇趾关节炎）

1.症状、体征　踇趾、第一跖趾关节疼痛，尤其行走时足离地过程中加重。

2.触发点治疗　①踇展肌；②踇长、短伸肌；③踇长、短屈肌；④足背第 1/2 骨间肌。

十一、小趾背侧疼痛

1.触发点治疗　①骨间肌；②趾长伸肌。

十二、小趾下疼痛

1.触发点治疗　①趾长屈肌；②胫骨后肌。

十三、跖骨头疼痛

1.触发点治疗　①拇短屈肌；②趾短屈肌；③踇展肌；④踇长屈肌；⑤骨间肌；⑥小趾展肌；⑦趾长屈肌；⑧胫骨后肌；⑨小趾短屈肌。

十四、5 个足趾收缩无力

腓深神经受卡压。

1.触发点治疗　①趾长伸肌（胫骨前肌、腓骨长肌之间，腓骨头远端 8cm）；②踇长伸肌。

十五、前脚掌（跖横弓）疼痛

1.触发点治疗　①趾长屈肌；②趾短屈肌；③踇收肌。

附：前足痛

1.触发点治疗　①趾短屈肌；②踇收肌、踇短屈肌；③跖骨骨间肌；④内收肌；⑤腓骨肌；⑥趾长伸肌；⑦腰骶后部、臀旁侧；⑧冈下 3 肌（颈部深层）；⑨胸段深层；⑩跗骨窦、踝后脂肪垫、髌下脂肪垫。

十六、前足掌麻木

1.针刀治疗

1）行走时：① L5/S1 内口；② S2-3 后孔；③梨状肌下孔。

2）睡眠时：踝管。

十七、足弓、足中部疼痛

1.触发点治疗　①腓肠肌[1]；②趾长屈肌；③踇展肌；④踇收肌；⑤比目鱼肌；⑥骨间肌；⑦胫骨

后肌；⑧胫骨前肌；⑨梨状肌；⑩内收长短肌。

附 1　腓骨长肌腱炎（腱滑膜炎）

1.症状、体征　舟状骨骨沟疼痛（腓骨长肌），外踝后侧疼痛（腱滑膜炎）。足外翻、跖屈，完全被动背屈、内翻疼痛。

附 2　胫骨后肌腱炎（腱滑膜炎）

1.症状、体征　内踝肌腱远侧疼痛、踝后侧肌腱疼痛、舟状骨腱骨膜连接处疼痛。抗阻力跖屈内翻疼痛、完全被动外翻或背屈疼痛。

十八　跖骨基底疼痛

（一）跖骨基底疼痛

1.触发点治疗　①腓骨长肌；②胫骨前肌。

（二）第5跖骨基底疼痛

1.触发点治疗　①腓骨短肌；②第 3 腓骨肌。

附：腓骨短肌腱炎（腱滑膜炎）

1.症状、体征　第 5 跖骨基底疼痛（腓骨短肌），外踝后侧疼痛（腱滑膜炎）。足外翻、跖屈，完全被动背屈、内翻疼痛。

十九、足底麻木、酸胀、发冷

1.触发点治疗　①胫骨前肌；②趾长伸肌；③趾短伸肌；④腓肠肌（下内侧）；⑤比目鱼肌（上内侧）；⑥踇、趾长屈肌；⑦踇、小趾展肌；⑧趾短屈肌（图 2-11-5）。

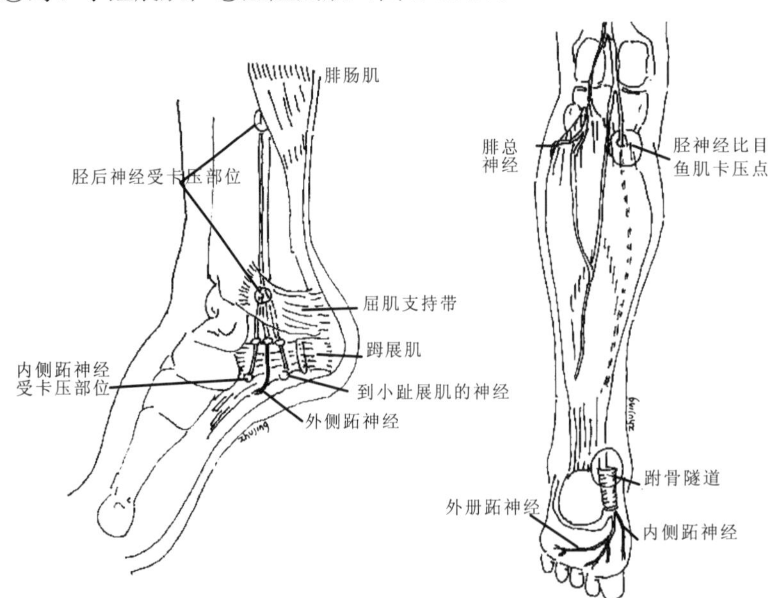

图 2-11-3　胫后神经、胫神经木腿、踝部卡压点示意图

2.针刀治疗　①内踝支持带；②踇展肌起点；③腓肠肌胫后神经卡压点；④比目鱼肌胫神经卡压点；⑤S1-4 骶后孔；⑥L2 外口；⑦腰方肌（肋 12—髂嵴）。

3.体会

（1）松解 T12/L1/2 外口，效果不理想：可向下松解 L3/4/5 外口；或者再考虑 S1、2、3、4 骶后孔。

（2）手法治疗：患者俯卧位，医者一手轻提踝关节，屈膝近 90°，弹拨腘窝胫神经。

二十、跟骨骨刺、跖腱膜炎、跟骨脂肪垫炎-滑囊炎

足底皮肤感觉由胫神经的分支足底内外侧神经、跟内侧神经所支配。胫神经的 4 个易卡压点：①腘肌卡压；②比目鱼肌卡压；③内踝屈肌支持带；④跟舟韧带（胫神经在此分为 3 支），最常见、又是最容易被忽视的卡压点。

（一）足底筋膜炎

1.症状、体征　晨起或长时间休息后，迈出第一步时足跟前内侧疼痛明显，行走数步后疼痛有所缓解，但随步行时间的增长或站立时间的增加，疼痛会加剧。疼痛呈锐性疼痛而无放射性。跟骨结节周围多见局限性明显压痛，沿筋膜走行触及压痛，足底筋膜紧张时更加明（踝被动背屈、趾背屈）。

备注：跟痛症（跟骨高压症）疼痛为持续性，休息不仅不能减轻，反而有增重趋势，夜间痛（静息痛）是其突出特点；跟骨内外侧、跖面整个跟骨均有压痛，并有叩击痛（这是区别于跟骨骨刺的主要点）。

负重的足部 X 片是必要的，用于发现骨刺及钙化。骨刺多集中于趾短屈肌起始部而不是在传统认为的足底筋膜疼痛部。

（二）足跟垫萎缩

1.症状、体征　足跟正中部集中性疼痛，多呈深部痛，无放射，多数行走时疼痛。跟骨结节足底侧易出现压痛，与肿胀程度相关。疼痛通常与踝关节、足趾活动度及结节压迫无关。

（三）Baxter神经卡压综合症

1.症状、体征　疼痛多位于跟骨前 4～5cm，或在跟骨结节远端，疼痛多为炽热痛，沿外侧足底放射。其多与足底筋膜炎并存。

跟骨结节前内侧多见局限性明显压痛，且可出现 Tinel 征+。取决于腓肠肌、比目鱼肌是否萎缩以及足后部的力线。足后部由于胫后肌腱力量不足所致的外翻与马蹄足所致的内翻可以加重症状。

外侧足底神经的第一分支，唯一一支位于踇展肌与趾短屈肌下，同时在足底方肌上的神经。支配足底方肌、趾短屈肌、小趾外展肌，以及足底外侧皮肤、跟骨骨膜、沿足底韧带的感觉（图 2-11-4）。

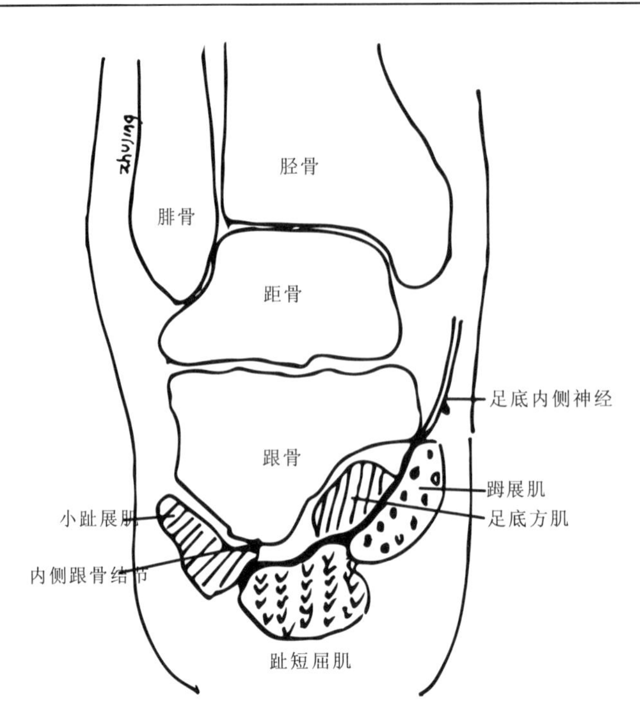

图 2-11-6　足底内侧神经与跟骨周围肌肉关系示意图

Baxter 神经易受卡压的两点：①跗展肌、趾短屈肌与足底方肌之间。②神经绕过内侧跟骨结节处。

（四）跟骨应力性骨折

1.症状、体征　疼痛多剧烈、弥散，沿着跟骨内外侧分布。活动及负重时加重，休息时也不见得减轻。沿跟骨外侧有压痛，跟骨挤压实验阳性。

跟骨侧位片在症状产生 2～8 周后可以显示跟骨骨小梁的破坏，尽管这些图片在疾病的早期多被认为正常。与正常骨小梁垂直的硬化骨线预示着压缩骨折的愈合。当疼痛持续而平片没有证据时，MRI 或者骨扫描有助于诊断。

（五）踝管综合征

1.症状、体征　足跟疼痛感觉模糊且定位困难，然而疼痛与麻木多发生于踝关节与跟部内后方，多放射于足底。久站及活动时加剧。沿踝管产生的 Tinel 征与沿胫神经分布导致的不可修复的感觉减退是最重要的症状。其余刺激方法，如足背伸运动，拉伸胫神经也容易诱发症状。

MRI 对于诊断踝管解剖异常及占位导致的胫神经受压具有重要作用。神经传导速度及肌电图有助于确诊（图 2-11-7）。

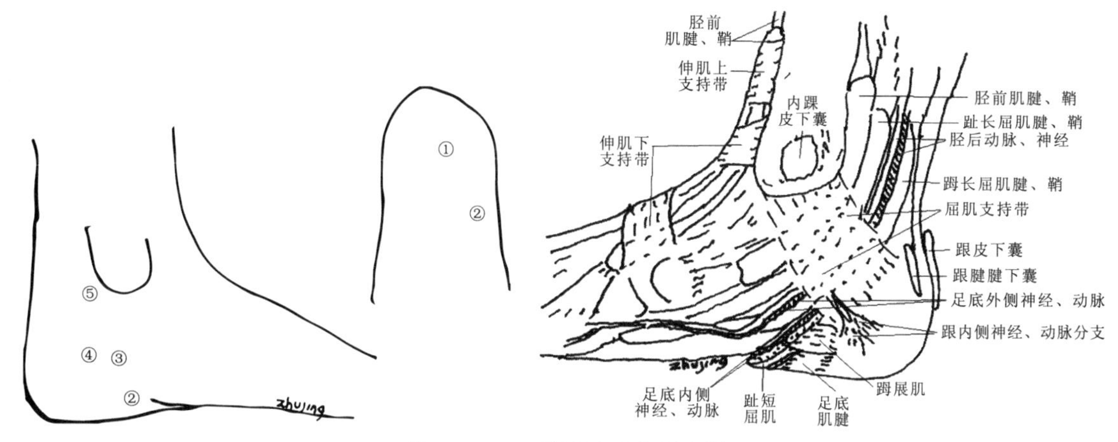

图 2-11-7　5 种跟痛定点示意图

①跟垫萎缩；②足底筋膜炎；③Baxter 神经卡压综合征；④跟骨压缩性骨折；⑤踝管综合征

2.触发点治疗　①比目鱼肌；②足底方肌；③胫后肌（跟腱痛为主）；④下腹直肌（锥状肌）；⑤腘绳肌。

（1）跟外侧：①腓肠肌（外侧）；②第 3 腓骨肌；③小趾展肌；④臀大肌、臀旁侧；⑤跗骨窦、踝后及髌下脂肪垫。

（2）跟内侧：①踇展肌；②收肌管（股内侧肌-大收肌后束）；③内收肌（腰骶后部、臀大肌臀中肌交界处）；④腹内外斜肌；⑤冈下 3 肌（颈部深层、枕下肌）；⑥胸腰段<T12-L2>；⑦腰大肌；⑧跗骨窦。

（3）跟后侧痛：①臀大肌（骨盆后旋→跟骨分力增加→跟滑囊、脂肪垫）；②腹外斜肌；③冈下 3 肌（枕下肌、下颈段深层）。

（4）跟前侧痛：①内收肌；②臀旁侧；③腰骶后部；④上胸段；⑤冈下 3 肌（颈部深层、枕下肌）；⑥跗骨窦，后踝、髌下脂肪垫。

2.针刀治疗

1）跟骨结节针刀松解小技巧（于洋老师经验）：压痛点向足弓平移 1. 5cm，斜刺，可以避免术后因行走刺激而引起的局部疼痛、不适。

2）胫神经跟内侧支松解（䠀展肌起点附近），Baxter 神经卡压综合征。

3）内踝支持带（铲撬腱鞘），踝管综合征。

4）踇、趾长屈肌腱鞘（足跟内侧底部疼痛）。

3.体会

1）比目鱼肌的选点不只局限于 TrP1，范围可大一些（选取 5-6 点）。

2）若跟腱、足弓也感觉疼痛，再要考虑胫骨后肌。

3）配合针刺坐骨神经（次髎、秩边、承扶、殷门、委中、承山，太溪<胫后神经跟支>），放射、窜麻至后跟，效果好。或按 L5/S1 椎间盘突出症的治疗思路治疗。

4）除局部压痛点治疗之外，还要考虑跗骨窦、跟底、踝后、髌下脂肪垫。有时还需要松解内踝支持带，再铲撬趾、䠀长屈肌腱腱鞘；外踝腓骨上下支持带，再铲撬腓骨长肌腱鞘。

5）如果是跟骨高压症，则需行骨减压术。

6）跟骨骨刺、跟骨脂肪垫劳损、跟骨滑囊炎的鉴别。

（1）跟骨骨刺：起步痛，行走后缓解，劳累后疼痛加重。

（2）跟骨脂肪垫劳损：起步不痛，越走越痛。

（3）跟骨滑囊炎：起步痛，越走越重。

7）可引起跟痛的相关组织损伤及骨关节结构异常（结合整体力线）。

（1）髌下脂肪垫劳损。

（2）骨盆移位（前旋——要考虑股四头肌是否有相关病变）、髋关节外旋（行走时，患足呈外八字）。

（3）腰骶区骶棘肌劳损。

（4）C6-7 棘突旁软组织劳损。

（5）椎枕肌。

附：长短腿身体代偿机制

两腿长度相差 1cm，可引起脊柱、骶髂、髋、膝、踝代偿性改变。

长短退的判断：俯卧位，比较内侧踝尖，比较髂后上棘，低的一侧为长腿。髂嵴上缘，高的一侧为长腿。

1.出现短腿有关的肌肉

（1）腰大肌：单侧腰大肌痉挛紧张可导致脊柱腰椎向同侧凹陷，骨盆向对侧产生侧移（髂腰肌除了能够使髋关节做前屈和旋外，还能够使髋关节做外展）。可做经典的托马斯实验评估髂腰肌的肌肉张力。

（2）腰方肌：单侧腰方肌短缩紧张可导致腰椎段侧弯凹陷，骨盆向上移位。

不管是结构性长短腿，还是功能性长短腿都会有骨盆代偿（骶髂关节）。对于功能性长短腿而言，站立时骨盆低的一侧（也就是短腿）会出现髋骨的前旋，更多出现在右侧；站立时骨盆高的一侧（也就是长腿）会出现髋骨的后旋，更多出现在左侧。

（3）侧腹肌。

（4）髂翼外 3 肌。

2.功能性长短腿中髋关节、膝关节和足的代偿

1）站立时功能性短腿：此时会有髋骨旋前。

髋关节：处于内收和内旋位。表现出来就是大转子部位会明显突出（假胯相对明显）。

膝关节：髌骨朝向内前方。膝关节外翻（X 型腿），小腿胫骨内旋（胫骨粗隆和髌骨相对位置来判断），Q 角增加，导致髌骨的运动轨迹改变，髌股关节受伤；膝关节外侧间隙变窄，半月板应力增加受伤，胫腓关节功能紊乱。

足：旋前（足背屈，足外展和足弓塌陷三者同时出现合称为足旋前），跟骨会有外翻——足底腱膜应力增加，导致足底腱膜炎，跟腱炎等。

（2）站立时功能性长腿：此时会有髋骨旋后。

髋关节：大腿的内收肌肉群会短缩紧张，同时造成髋关节的外展和外旋肌肉群受到抑制而无力。

膝关节：髌骨内旋；膝关节外翻甚至内翻（O 型腿），Q 角变小，膝关节内侧间隙变窄，半月板应力增加受伤。

足：旋后（足跖屈，足内收和足内翻，足弓变高三者同时出现合称为足旋后），跟骨会有内翻——足底腱膜短缩，导致足底腱膜炎，跟腱炎等。

二十一、脚趾麻木

1.触发点治疗　①踇长屈肌；②骨间肌；③腓骨长肌；④踇展肌；⑤踇收肌；⑥趾长伸肌。

2.针刀治疗　跖趾横韧带（足跖面进针）；①外侧趾——胫神经；②踇趾、第二趾间——腓深神经（腓骨小头腱弓、踝前支持带）。

附：趾底总神经卡压综合征

1.症状、体征、病机　①跖骨下方阵发性疼痛，行走及足趾活动时，跖骨头麻木、灼痛、跳痛。多发生于 3-4 趾的相对面、脱鞋后疼痛立即减轻；②足底相邻跖骨头间（通常 3-4 趾间跖横韧带处有明显压痛），横向挤压跖骨头可引起患趾蹼间产生明显疼痛。相邻跖骨头和趾间深韧带与跖腱膜之间受卡压而产生。

2 触发点治疗　①趾短屈肌；②趾长屈肌；③足背骨间肌。

3.针刀治疗　定点于跖骨头侧面骨缘，松解跖横韧带（足底面进针）。

需要引起注意：①长短腿可引起腿、臀、背、颈肌肉内产生触发点，并持久存在。所以留心患者是否存在长短腿现象，并及时纠正很重要。短腿常见于同侧骶髂关节后错位、臀中小肌、腰方肌挛缩；长腿常见于同侧骶髂关节前错位、阔筋膜张肌、股直肌、缝匠肌挛缩。②腰臀部、大腿根部肌群触发点引起的传导痛可跳跃膝关节向下汇聚于踝关节时，可在足跟、脚底汇聚形成主诉症状。

第十二节　其他病症

一、排汗异常

1.病因病机　颈胸、腰骶段多裂肌及相关肌群肌紧张带的形成牵拉椎体失稳而错位，刺激或压迫交感神经节，使其支配的小血管、皮肤立毛肌和汗腺的节后纤维传导功能失常，导致排汗异常。

2.触发点治疗　①颈 8 针；②颈、上胸段多裂肌。

3.针刀治疗　①C1-7 后结节，颈椎（后、侧方）；②T1-4（棘间韧带、外口）；③相应皮节脊神经根上下椎体附着的多裂肌、棘间韧带及外口。

二、全身怕冷

1.触发点治疗　①全椎多裂肌；②颈 8 针；③膝 8 针；④腹肌。

三、低热（长期不明原因）

1.触发点、针刀治疗　腰骶多裂肌。

四、秽语综合征

1.触发点治疗　①颈 8 针；②颈后 8 针；③上胸段多裂肌；④舌骨肌；⑤上腹肌。

第三章　内科病症

该篇章就内科常见病进行论述。主要包括呼吸系统、循环系统、消化系统、泌尿与生殖系统、内分泌系统的常见疾病。

第一节　呼吸系统病症

该节就呼吸系统常见病进行论述。包括哮喘，肺炎，气管、支气管炎，肺气肿等疾病（表 3-1-1）。

表 3-1-1　与呼吸运动有关的肌群简介

名称	起点	止点	作用	神经支配
前斜角肌	C3-6 前结节	第 1 肋骨的上缘里面	颈侧屈，侧旋，前屈，上提第 1 肋骨	C5-7 神经前支
中斜角肌	C2-7 后结节	第 1 肋骨上缘外面	颈侧屈，侧旋，前屈，上提第 1 肋骨	C2-7 神经前支
后斜角肌	C5-7 后结节	第 2 肋骨侧面	颈侧屈，侧旋，前屈，上提第 2 肋骨	C2-8 神经前支

上后锯肌位于菱形肌深面，起于项韧带下部第 6、7 颈椎和第 1、2 胸椎棘突，肌纤维斜向外下方，止于第 2-5 肋骨肋角的外侧面，作用为上提肋骨以助吸气。

下后锯肌位于背阔肌中部的深面，借腱膜起自下位两个胸椎棘突及上位两个腰椎棘突，肌纤维斜向外上方，止于下 4 肋骨肋角外面，作用是下拉肋骨向后，并固定肋骨，协助膈的吸气运动。受肋间神经支配。

腹外斜肌为宽阔扁肌，位于腹前外侧部的浅层，起始部呈锯齿状，起自下位 8 个肋骨的外面，肌束由外上斜向前下方，后部肌束向下止于髂嵴前部，上中部肌束向内移行于腱膜，经腹直肌的前面，并参与构成腹直肌鞘的前层，至腹正中线终于白线。腹外斜肌一侧收缩，使脊柱向同侧侧屈和向对侧回旋。两侧同时收缩，使骨盆后倾或呈水平位，两侧同时收缩可下拉胸廓。

腹内斜肌位于腹外斜肌深层，肌纤维由后外下向前内上斜行。起点：胸腰筋膜，髂嵴和腹股沟韧带外侧；止点：第 10-12 肋骨下缘和白线，其腱膜参与构成腹直肌鞘前、后壁。下缘部分肌纤维呈弓状跨过精索上方移行为腱膜，在腹直肌外侧缘与腹横肌的腱膜结合，形成腹股沟镰（联合腱），附于耻骨梳。腹内斜肌和腹横肌下缘的部分肌纤维，一起沿精索向下出腹股沟管浅环进入阴囊，包绕精索和睾丸形成提睾肌。功能：上固定时，两侧收缩，使骨盆后倾。下固定时，一侧收缩，使脊柱向同侧屈和回旋；两侧收缩使脊柱屈。

腹横肌为腹壁最内层的阔肌。大部分被腹内斜肌所遮盖，最上部的肌纤维被腹直肌所遮盖，为腹部阔肌中最深和最薄者。起点广阔，自上而下起自第 7-12 肋软骨内面（与膈肌肌齿相互交错）、胸腰筋膜前层、髂嵴前部、腹股沟韧带外侧 1/3。向内横行移行于腱膜止于腹白线，参与腹直肌鞘后层及腹白线的构成。功能为维持和增加腹压，协助咳嗽，排便分娩，憋气动作等生理功能。该肌受下 6 对胸神经和第 1 腰神经前支、髂腹股沟神经和髂腹下神经支配。

腹直肌起自耻骨联合和耻骨嵴，肌纤维向上止于胸骨剑突和第 5-7 肋软骨前面。肌的全长被 3-4 条横行的腱划分成多个肌腹。

腹前外侧群肌的作用是保护腹腔脏器，维持腹内压；参与完成排便、分娩、呕吐和咳嗽等生理功能；并能降肋助呼气，也能使脊柱前屈、侧屈和旋转。

胸大肌起自锁骨内侧半，胸骨和第 1-6 肋软骨，肌束向外侧集中，止于肱骨大结节嵴。近固定，使上臂在肩关节处屈、水平屈，内收、旋内。远固定，上肢上举后固定时，可拉引躯干向手臂靠拢，提肋助吸气。

胸小肌位于胸大肌深面，呈三角形。起自第 3-5 肋骨，止于肩胛骨的喙突。作用是拉肩胛骨向前下方。当肩胛骨固定时，可上提肋以助吸气。

肋间肌，肺由胸部的肋骨保护，每两根肋骨之间有两组肌肉，分别称为肋间内肌和肋间外肌，合称肋间肌。吸气时，肋间肌收缩。呼气时，肋间肌舒张。

膈的肌束起自胸廓下口周缘和腰椎的前面，可分为三部：胸骨部起自剑突后面；肋部起自下 6 对肋骨和软肋骨；腰部以左右两个膈脚起自第 2 至 3 节腰椎。各部肌束均止于中央的中心腱。所以，膈的外周部属肌性部，而中央部分是腱膜，膈上有三个裂孔：在第 12 胸椎前方，左右两个膈脚与脊柱之间的主动脉裂孔，降主动脉和胸导管在此通过；主动脉裂孔的左前上方，约与第 10 胸椎水平，有食管裂孔，食管和迷走神经前后干在此通过；在食管裂孔的右前上方的中心腱内有腔静脉孔，约与第 9 胸椎水平，内通过下腔静脉，右膈神经。膈为主要的呼吸肌，收缩时，膈穹窿下降，胸腔容积扩大，以助吸气；松弛时膈穹窿上升，胸廓垂直径减小，助呼气。

一、哮喘

1.病因病机　颈中段、胸段交感神经节受刺激，导致交感神经 B 受体功能低下，迷走神经 M 受体功能亢进是导致本病的根本原因（支气管平滑肌痉挛，黏膜水肿和腺体分泌亢进）。研究证明：交感神经 B 受体功能低下或迷走神经 M 受体功能亢进可使 cAMP/cGMP 比例失调，导致哮喘发作。

2.相关解剖　肺的功能活动主要受迷走神经、交感神经支配。肺、支气管的自主神经支配：①副交感神经：节前神经发自迷走神经背核，经迷走神经和肺丛止于气管、支气管和肺内神经节，其节后纤维分布于支气管平滑肌、腺体，收缩支气管、分泌黏液。②交感神经：节前纤维发自 T2–6 胸髓侧角，经相应胸神经交通支入交感干，上行止于星状神经节及上胸部交感神经节，节后纤维经肺丛，分布于支气管平滑肌、血管，使支气管平滑肌松弛，管径扩大，抑制腺体分泌。

肺血管由交感、副交感神经双重支配，主要是使肺血管收缩的交感神经，少数使血管扩张的副交感纤维。

颈胸节段多裂肌及紧张带造成相应椎体错位，直接或间接压迫、刺激交感神经，其作用于肺、支气管的功能受到抑制，而副交感神经的作用增强，使支气管平滑肌痉挛，分泌增加，同时膈肌（C3–5）运动减弱，从而出现胸闷、咳嗽、气急等症状。

3.触发点治疗 ①颈8针；②胸段多裂肌、回旋肌；③上后锯肌（吸气难）；④下后锯肌（呼气难）；⑤膈点；⑥腹直肌；⑦腹斜肌；⑧胸大、小肌；⑨前锯肌；⑩胸髂肋肌。

4.针刀治疗 ①茎突前缘（迷走神经）；②C3-5后结节（膈神经）；③T1-4-12（T1、2重点，棘间韧带、外口）；④斜角肌；⑤L2横突尖（膈肌）；⑥T10-12（肾上腺，棘间韧带、外口）；⑦腹直肌肋弓；⑧胸肋关节、肋横关节。

5.体会 配合埋线治疗，可以巩固疗效。

二、肺炎（气管、支气管炎）、肺气肿

1.相关解剖 肺、气管中枢传入神经主要为迷走神经的传入纤维，有数种"感受器"：①刺激感受器：分布在支气管、中小细支气管，能接受各种物理、化学的刺激；②咳嗽反射感受器：分布在咽喉与气管上端，受到刺激后主要能引起咳嗽反射；③张力感受器：分布在无数肺泡内，能感受肺泡扩张或水肿等的刺激。

副交感神经传出纤维：在呼吸道的主要副交感神经也是迷走神经，它们能自脑部的神经中枢发出兴奋性冲动，当冲动传到神经末梢时释放出神经递质，作用于分布在支气管平滑肌、腺体和血管壁上的相应的受体，使这些器官发生效应，而致支气管平滑肌收缩、腺体分泌和血管充血、黏膜肿胀。

交感神经传出纤维：它们的末梢分布在各级气管和支气管，当交感神经发生兴奋性冲动后，能在其末梢释放出肾上腺素等介质，作用于相应的受体，发生生理效应，其效应与副交感神经的作用正相反：能舒张支气管平滑肌，抑制腺体分泌，并使小血管收缩，黏膜肿胀消退。

气管、支气管、毛细支气管平滑肌及肺泡隔内丰富的弹性纤维均受自主神经支配，收缩舒张以调节进入肺泡的气流量。

2.触发点治疗

（1）颈8针。

（2）上胸段多裂肌。

（3）胸部3部曲（黄强民老师首提）。①胸大、小肌；②前锯肌；③胸段多裂肌。

（4）肋间肌。

（5）上腹直肌。

3.针刀治疗 ①茎突前缘（迷走神经）；②C1-7后结节，颈椎后、侧方肌群——C3-5后结节（膈神经）<肺气肿>；③T1-5（棘间韧带、外口）。

附：咳嗽

1.咳嗽反射的周围神经机制 气道咳嗽外周感受器主要有迷走神经的快适应感受器（RAR）纤维和支气管肺C纤维，前者对机械刺激敏感，后者对化学刺激敏感；支气管肺C纤维活化释放的神经激肽可间接激活RAR。

2.咳嗽反射的中枢神经机制 延髓咳嗽中枢与孤束核及呼吸神经元有关，咳嗽还受大脑皮层控制。中枢神经递质和受体在咳嗽调节中也有重要作用，如吗啡与中枢鸦片受体结合可抑制咳嗽，其他如5-

羟色胺，神经激肽，胆碱能受体对咳嗽中枢都有调节作用。

3.触发点治疗　①颈 8 针；②胸锁乳突肌（胸骨部最下端）；③胸部 3 部曲；④膈点。

三、平卧，呼吸不畅

1.触发点治疗　①胸锁乳突肌；②斜角肌（前、中斜角肌是重点）；③舌骨肌；④胸骨肌；⑤胸大肌；⑥腹肌（腹直肌、侧腹肌）。

四、呃逆

1.触发点治疗　①颈 8 针；②腹直肌（上部为重点）；③膈点；④腹内外斜肌；⑤下胸、上腰多裂肌。

2.针刀治疗　①C3-5 横突（膈神经）；②L2 横突（上外缘）；③12 肋上缘（图 3-1-1）。

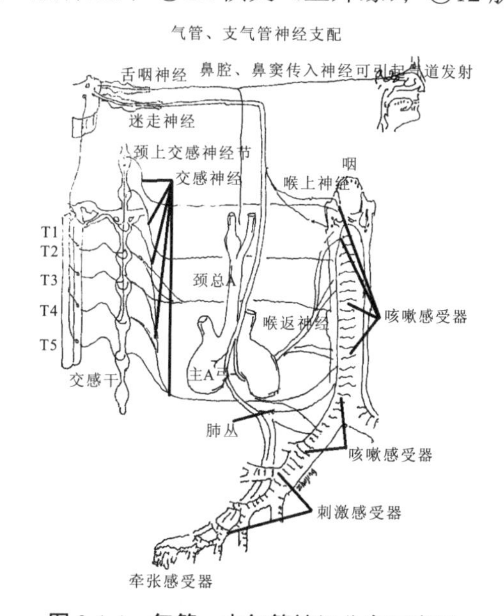

图 3-1-1　气管、支气管神经分布示意图

第二节　循环系统病症

该篇章就循环系统常见病进行论述。包括心绞痛、心律失常、血压异常、静脉曲张等。

一、心绞痛

1.病因病机　心脏对缺血缺氧十分敏感，当冠脉供血不足时，心肌缺血缺氧即可引起症状。颈椎病引起的心前区疼痛是颈脊神经后根受刺激所致，因其疼痛分布区和心源性通过脊神经后根反射弧的内脏感觉反射痛相似，故二者易被混淆。起源于 C8-T1 胸前神经内侧支、C6-7 外侧支受刺激可引起假性心绞痛。受刺激的颈部交感神经节、椎动脉周围交感神经丛通过心下、心中交感神经支产生内脏感觉反射，引起心前区疼痛，甚至心律失常。

T1-5 因多裂肌、回旋肌触发点的形成而缩短，牵拉椎体移位，刺激胸心神经，亦可产生相同症状。

2.相关解剖　支配心脏的传出神经为心交感、心迷走神经。心交感神经：由 T1-5 节段侧角发出纤维，其轴突在椎旁交感神经链中上行，在颈交感神经节换元，节后纤维分布于窦房结、心房肌、房室交界、房室束、心室肌。心迷走神经：由延髓迷走神经背核和疑核区域发出的纤维，其轴突混于迷走神经干中下行，和心交感神经组成心丛，换元后，节后纤维分布于窦房结、心房肌、房室交界、房室束及其分支，只有少许纤维分布到心室肌。

3.触发点治疗 ①颈 8 针；②胸大肌；③上腹直肌；④上胸段多裂肌。

4.针刀治疗 ①茎突前缘（迷走神经）；②C1-4 后结节（交感神经）；③T1-4（棘间韧带、外口：交感神经）；④胸骨柄上切迹至剑突（分多点：十字切、通透）；⑤胸肋关节。

备注：至阳穴（T7/8 棘间隙）——胸腹急性疼痛（心绞痛、胃痛、胆绞痛等），胸闷、气短、心慌（悸），醉酒等疗效显著！

二、心律失常

心律失常是由于窦房结激动异常或激动产生于窦房结以外，激动的传导缓慢、阻滞或经异常通道传导，即心脏活动的起源和（或）传导障碍导致心脏搏动的频率和（或）节律异常。

可见于各种器质性心脏病，其中以冠心病、心肌病、心肌炎和风心病为多见（尤其心衰、心梗），发生在基本健康者或植物神经功能失调患者中的心律失常也不少见。其他病因尚有电解质或内分泌失调，麻醉，低温，胸腔或心脏手术，药物作用和中枢神经系统疾病等，部分病因不明。

1.相关解剖 颈上交感神经节附于 C1-3 或 C2-4，颈中交感神经节位于 C5-6，颈下交感神经节位于 C7 横突前。当所属节段的多裂肌、斜角肌、枕下肌群肌紧张带的形成使椎体移位，直接和或间接的刺激、压迫使得颈上交感神经兴奋，则出现阵发性室上性心动过速；颈中交感神经和经动脉窦受影响，则引起心动过缓。胸交感神经节受影响，则出现房/室性期前收缩；星状神经节及胸 1-3 交感神经受刺激，则发生房颤。

2.触发点治疗 ①颈 8 针；②胸大肌（第 5 肋下缘<乳头与胸骨中线上>）；③胸小肌；④前锯肌；⑤大小菱形肌（C6-T4 起始部）；⑥胸髂肋肌；⑦颈椎、上胸段（T1-6）多裂肌。

3.针刀治疗 ①心跳快，右侧茎突前下缘。慢，左侧茎突前下缘；②C1-7 后结节，颈椎（后、侧方）；③T1-4（棘突间韧带、外口）；④胸肋关节；⑤T3−7 椎棘突−椎板−后关节（图 3-2-2）。

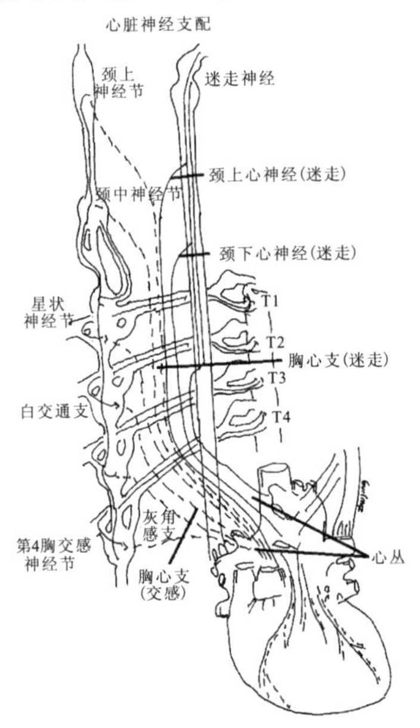

图 3-2-2　心脏神经支配示意图

三、血压异常

心跳加快，冠脉舒张，导致高血压。交感神经兴奋性降低，则血流障碍，脑缺血，下丘脑下部之前的舒血管中枢与延髓内侧的减压区受影响，可致血压下降。颈动脉窦受刺激，可使血压升高或降低。

颈椎椎周软组织尤其椎前筋膜的黏连、挛缩可牵拉、压迫、刺激椎前交感神经节，使其兴奋性增高，从而血压升高；同时也使椎动脉、颈内动脉发生扭曲、痉挛、压迫，导致大脑缺氧缺血，为确保大脑的血供，人体就会通过各种途径、方法使血压升高。

颈动脉窦支是舌咽神经在颅底处发出的分支（舌咽神经是混合神经，此分支为其中的副交感神经），为颈动脉窦和颈动脉小球的传入神经。其沿颈内动脉前侧下降，在行走中与以下神经分支相结合：①迷走神经的结状神经节发出的分支；②颈上交感神经节的分支（此支行于颈内动脉后侧）。以上神经汇合后即形成神经丛，然后分布于颈动脉窦及颈动脉小体，其终末装置为颈动脉窦的压力感受器。

颈动脉窦是非常灵敏的感知血压的压力感受器，能灵敏地调节血压在一个恒定的值。从卧位突然站立时出现晕厥，是动脉窦的调节血压的灵敏度下降所致。风纪扣过紧，突然转头时出现晕厥，是颈动脉窦受刺激，反射性（外力压迫动脉窦，好似血压升高）地使血压突然下降所致。

当颈动脉窦对血管内压力（血压）的感知度下降时，尽管血压高，却感知不了血压高，这样就慢慢形成高血压了，这是高血压病的一个重要的原因。

高血压早期，大脑的调节只是通过神经机制—内脏神经的功能使交感神经兴奋，血管收缩，致血压升高，进而调节血压；但高血压日久，尤其是降压药使神经升血压机制被抑制，这时大脑只有动员肾素—血管紧张素Ⅰ—醛固酮系统来促使水钠潴留，往往造成顽固性高血压，这种情况下，用药物较难把血压降下来。

1.触发点治疗

1）第一次：①颈 8 针；②胸锁乳突肌中下段；③斜角肌；④肩胛舌骨肌；⑤胸骨舌骨肌；⑥颈动脉前浅筋膜（刃针替代干针）；⑦胸大、小肌；⑧腹肌。

2）第二次：①椎枕肌；②颈、上胸段多裂肌。

2.针刀治疗 ①颈椎病基础治疗；②茎突前缘（迷走神经）；③C2 棘突；④C1-7 后结节，颈椎（后、侧方）；⑤T1-4，5-9（棘韧带、外口）；⑥T10-L3（棘韧带、外口）；⑦颈前筋膜套松解（吴才华）。

3.体会（许振南）

1）对于有肾素—血管紧张素Ⅰ—醛固酮系统升高的高血压，针刀治疗茎突、颈椎前、后结节，往往见效不明显。

2）针刀疏通剥离 T3-12 外口，降低血管紧张素转化酶（肺细胞分泌），使收缩血管的血管紧张素Ⅰ不能转化成有收缩血管作用的血管紧张素Ⅱ。

3）针刀疏通剥离 T10-12 外口、L1-3 外口，使肾上腺髓质的兴奋性下降，肾素下降至正常，醛固酮下降至正常，血管紧张素Ⅰ降至正常。

四、下肢静脉曲张

1.触发点治疗

1）静脉曲张出现在大腿中段以下：①长短收肌；②大收肌；③腰骶后部；④臀内侧臀大肌、臀旁侧；⑤髂腰肌（血管思路）；⑥股直肌、股内侧肌；⑦下腹肌；⑧腘绳肌。

2）静脉曲张出现在小腿，不过膝：①小腿三头肌（腓肠肌、比目鱼肌）；②小腿后侧筋膜、髌下脂肪垫、踝后脂肪垫、跗骨窦。

3）静脉曲张出现在膝关节内上局部：①收肌管（股中 1/3 前内侧：缝匠肌、股内侧肌、长收肌、大收肌）。

2.针刀治疗　曲张静脉凸起侧浅筋膜。

第三节　消化系统病症

该篇章就食管、胃、肠、肛门常见病进行论述。包括反流性食管炎、胃病（胰腺）、胆囊炎（结石）、大便异常（痔疮）等。

一、反流性食管炎

1.症状、体征

1）典型症状表现为胸骨后烧灼感（烧心）、反流和胸痛。烧心是指胸骨后向颈部放射的烧灼感，反流指胃内容物反流到咽部或口腔。反流症状多发生于饱餐后，夜间反流严重时影响病人睡眠。但也可无任何反流症状，仅表现为上腹疼痛、不适等消化不良的表现。

2）疾病后期食管瘢痕形成狭窄，烧灼感和烧灼痛逐渐减轻，但出现永久性咽下困难，进食固体食物时可引起堵塞感或疼痛。

3）严重反流食管炎可出现食管黏膜糜烂而致出血，多为慢性少量出血。长期或大量出血均可导致缺铁性贫血。

2.病因病机

（1）抗反流屏障的破坏：食管下端括约肌（LES）是在食管与胃交界线之上 3～5cm 范围内的高压区。该处静息压为 15×133kPa，构成一个压力屏障，起着防止胃内容物反流入食管的生理作用。正常人腹内压增加能通过迷走神经而引起 LES 收缩反射，使 LES 压成倍增加以防食管反流。LES 压过低和腹内压增加时不能引起有力的 LES 收缩反应者，则可导致食管反流。

（2）食管酸廓清功能的障碍：正常食管酸廓清功能主要是食管排空。当酸性胃内容物反流时，只需 1～2 次（10～15 秒）食管继发性蠕动即可排空几乎所有的反流物。

（3）食管黏膜抗反流屏障功能的损害：食管上皮细胞增生和修复能力的削弱是反流性食管炎产生的重要原因之一。

（4）胃十二指肠功能失常：①胃排空异常；②胃十二指肠反流，当幽门括约肌张力和 LES 压同时低下时，胃液中的盐酸和胃蛋白酶，十二指肠液中的胆酸、胰液和溶血性卵磷脂等均可同时反流入食管，侵蚀食管上皮细胞的角化层，并使之变薄或脱落。反流物中的 H+及胃蛋白酶则透过新生的鳞状上皮细胞层而深入食管组织，引起食管炎。

（5）膈肌紧张：向下压迫胃体，食物不能从幽门及时、顺利排空，反向逆行而上，从贲门上涌而出。

3.触发点治疗 ①颈 8 针；②胸骨肌；③上腹肌；④胸椎多裂肌；⑤7-12 肋内侧缘（膈肌附着部。站立或坐位，身体前倾，一手 4 指呈耙状钩拉一侧肋缘内侧深部，向上提拉，另一手指叠于其上以加强力量，维持 15 秒；另一侧，重复上述动作）。

4.针刀治疗 ①茎突前缘（迷走神经）；②C1-4 后结节（颈上交感神经）；③T5-9（棘间韧带、外口）。

附：喷门失弛缓症

1.症状、体征

1）咽下困难：无痛性咽下困难是本病最常见、最早出现的症状。起病多较缓慢，但亦可较急，初起可轻微，仅在餐后有饱胀感觉而已。咽下困难多呈间歇性发作，常因情绪波动、发怒、忧虑惊骇或进食过冷和辛辣等刺激性食物而诱发。病初咽下困难时有时无，时轻时重，后期则转为持续性。少数患者咽下液体较固体食物更困难。

2）疼痛：可为闷痛、灼痛、针刺痛、割痛或锥痛。疼痛部位多在胸骨后及中上腹；也可在胸背部、右侧胸部、右胸骨缘以及左季肋部。疼痛发作有时酷似心绞痛，甚至舌下含硝酸甘油片后可获缓解。随着咽下困难的逐渐加剧，梗阻以上食管的进一步扩张，疼痛反而逐渐减轻。

3）食物反流：随着咽下困难的加重，食管的进一步扩张，相当量的内容物可潴留在食管内至数小时或数日之久，而在体位改变时反流出来。从食管反流出来的内容物因未进入过胃腔，故无胃内呕吐物的特点，但可混有大量黏液和唾液。在并发食管炎、食管溃疡时，反流物可含有血液。

4）体重减轻：体重减轻与咽下困难影响食物的摄取有关。对于咽下困难，患者虽多采取选食、慢食、进食时或食后多饮汤水将食物冲下，或食后伸直胸背部、用力深呼吸或摒气等方法以协助咽下动作。病程长久者可有体重减轻，营养不良和维生素缺乏等表现。

5）出血和贫血：患者常可有贫血，偶有由食管炎所致的出血。

6）其他：由于食管下端括约肌张力增高，患者很少发生呃逆，此为本病的一个重要特征。在后期病例，极度扩张的食管可压迫胸腔内器官而产生干咳、气急、发绀和声音嘶哑等。由于食管贲门部的神经肌肉功能障碍所致的食管功能障碍引起食管下端括约肌弛缓不全，食物无法顺利通过而滞留，从而逐渐使食管张力、蠕动减低及食管扩张的一种疾病。其主要特征是食管缺乏蠕动，食管下端括约肌高压和对吞咽动作的松弛反应减弱。临床表现为吞咽困难、胸骨后疼痛、食物反流以及因食物反流误吸入气管所致的咳嗽、肺部感染等症状。

2.病因病机 一般认为是神经肌肉功能障碍所致。其发病与食管肌层内 Auerbach 神经节细胞变性、减少或缺乏以及副交感神经分布缺陷有关。神经节细胞退变的同时，常伴有淋巴细胞浸润的炎症表现。

二、胃病、胰腺病

1.胃的神经支配 胃的运动神经为交感和副交感神经。交感神经来自脊髓第 6－9 胸节，经内脏大神经至腹腔神经节，由节细胞发出的节后纤维经腹腔丛随血管分支布于胃壁（血管壁、平滑肌、腺体）。

其作用使胃蠕动减慢，胃液分泌减少，括约肌紧张，血管舒张。副交感神经纤维来自左、右迷走神经，在第 4 胸椎水平以下，在食管壁形成食管丛，然后又重新组合成前干（以左迷走神经纤维为主）和后干（以右迷走神经纤维为主）经食管裂孔随食管进入腹腔。前干行于食管腹段的右前方，位于浆膜和肌膜间，在贲门附近分为胃前支和肝支。肝支经小网膜右行参加肝丛的构成。胃前支伴胃左动脉沿胃小弯走行，沿途分出 5～6 个小支与胃左动脉的胃支相伴到胃前壁，在角切迹附近以鸦爪形的分支分布于幽门窦和幽门管的前壁。后干行于食管的右后方，在贲门附近分为胃后支和腹腔支。腹腔支沿腹膜后胃左动脉干右行，参加腹腔丛的构成。胃后支在胃前支深面沿胃小弯走行，沿途发出小支至胃后壁，在角切迹附近以鸦爪支分布于幽门窦和幽门管的后壁。副交感神经使胃蠕动加强，胃腺分泌增加，括约肌开放。

交感神经与副交感神经在肌层间和黏膜下层分别形成肌间神经丛（Auerbach’ s 神经丛）和黏膜下神经济管理（Meissner’ s 神经丛），副交感神经在此二丛的神经内换神经元后，发出的节后纤维与交感神经节后纤维共同支配平滑肌、腺体等效应器官。临床上胃、十二指肠溃疡时采用选择性迷走神经切断术，即切断迷走神经的胃前、后支，保留肝支和腹腔支，以减少胃的分泌和蠕动，但术后出现胃排空障碍。近年来有人主张行高选择性迷走神经切断术，即仅切断胃前、后支向胃体发出的小支，而保留分布于幽门部的鸦爪支，使术后胃仍具有良好的排空功能。

胃的感觉神经伴随交感、副交感神经走行。一般认为传递痛、温觉纤维伴交感神经进入脊髓第 6～9 胸节，而传递其他感觉如饥饿、膨满、恶心等的感觉纤维伴随迷走神经进入延髓。

2.胰腺的神经支配 胰腺的神经来自腹腔丛、肝丛、脾丛及肠系膜上丛和左肾丛，沿血管进入胰腺，亦有由胰腺后面直接进入的。由这些神经纤维形成胰腺前、后丛，两者间有交通支。腹腔神经丛位于胰腺后上方。胰腺炎症或胰腺肿瘤可刺激或压迫此神经丛而引起腰背部放射性疼痛。

（1）交感神经纤维：交感神经的节前纤维来自胸 5-10 脊髓节段，主要通过内脏大神经终于腹腔神经节、肠系膜上神经节或终于沿胰腺血管的一些小神经节内。交感神经的节后纤维最后分布于胰腺的血管，通过对血管的作用，增加血流量，影响胰腺外分泌。

（2）副交感神经纤维：副交感神经纤维起自迷走神经，直接或通过腹腔神经丛终于胰腺内结缔组织间隔中的神经节，其节后纤维则终于胰腺腺泡及胰岛细胞。胰腺副交感神经对胰腺的作用目前尚不十分了解，可能和胰腺酶的形成和释放有关。但是，切断迷走神经对胰腺外分泌的成分和数量无明显影响。临床上亦有应用迷走神经切断术来治疗急性胰腺炎而获得良好效果的。此外，胰腺的副交感神经纤维也与胰腺的内分泌激素的分泌有关。

（3）胰腺的感觉纤维：胰腺有许多环层小体，是否与痛觉的传导有关尚无定论。环层小体由交感神经纤维所支配，胰的交感神经感觉纤维向心走行，经内脏神经到交感干，然后进入脊髓。来自胰尾的感觉纤维主要进入左交感干；来自胰头、总胆管及胆管口括约肌的感觉纤维主要进入右交感干。因此胰腺本身的病灶部位在某种程度上决定了腹痛部位。切断内脏神经，有时可以减轻慢性胰腺炎或其他胰腺疾病的疼痛。由于胰腺与体壁相邻近，体壁上分布的躯体神经也常被胰腺病变所牵连，因此交感神经切除虽对慢性胰腺炎所致的顽固性疼痛有良好效果，但在有浸润性的胰腺癌时所引起的疼痛则常是无效的。

（4）非胆碱能神经：近来发现非胆碱能神经的兴奋能刺激胰淀粉酶的分泌，其末梢释放多肽，称为多肽能性神经纤维，其细胞内的偶联机制与由胆碱能神经激活者不同。（图 3-3-1）

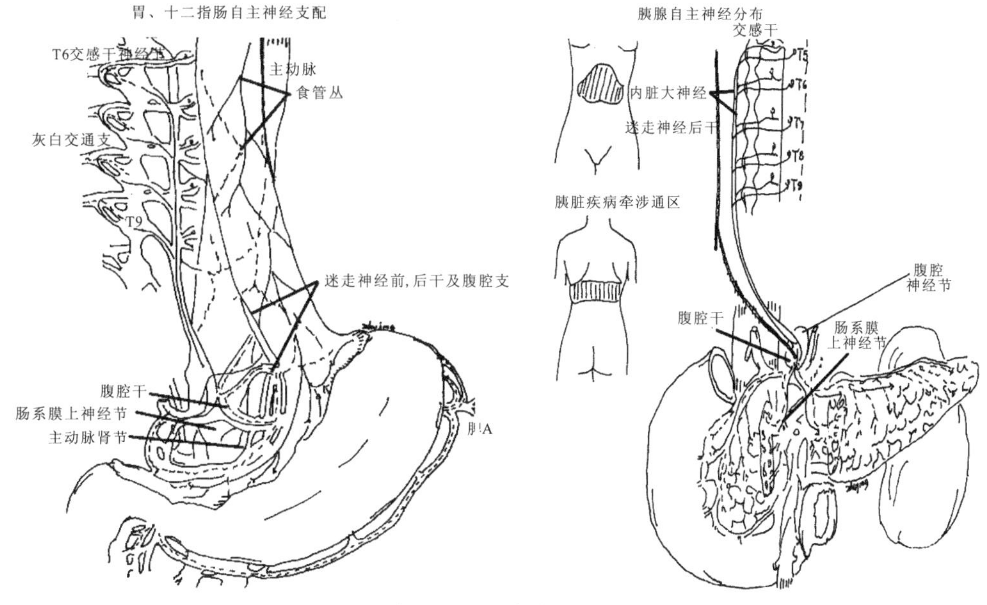

图 3-3-1　胃、十二指肠、胰腺自主神经分布示意图

3.触发点治疗　①颈 8 针；②中下胸段多裂肌；③左上腹肌（腹直肌、腹外斜肌压痛明显处）。

4.针刀治疗　①茎突前缘；②C2-7 横突；③T5-12（棘间韧带、外口）：重点为 T5-9，T10-12（胆、脾、胃俞穴——中医认为胃与肝胆脾关系密切）；④星状神经节、上腹直肌（上中脘、梁门）、气海、足三里、阴陵泉、地机——针刀（埋线）。

三、胆囊炎（结石）

胆囊的神经支配由腹腔神经丛分出的交感神经和迷走神经沿肝动脉分支经肝丛分布于胆囊及肝外胆管。此外，尚有来自膈神经的纤维借膈神经丛与腹腔神经丛的交通支经肝丛分布于胆囊。迷走神经功能抑制，可使胆囊排空延迟，胆囊内胆汁瘀滞，利于胆结石的形成（图 3-2-2）。

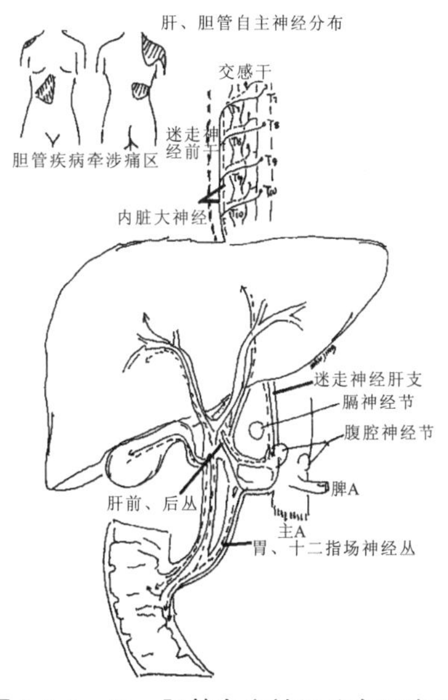

图 3-2-2　肝、胆管自主神经分布示意图

1.触发点治疗 ①右侧腹肌（胆囊区为重点）；②中胸段多裂肌；③颈 8 针。

2.针刀治疗 ①茎突前缘；②T5-9 棘间韧带、外口。

四、食欲不振

支配人食欲的神经中枢在下丘脑。下丘脑分为前中后三部分。中部为结节部，其内侧有一个神经核团，称下丘脑腹内侧核。该核的外侧部受刺激后，即感到饥饿而进食，称为饥饿中枢。腹内侧核的内侧部受刺激，即停止进食，称为饱食中枢。故下丘脑的腹内侧核就是调节进食的食欲中枢。

1.触发点治疗 ①下胸上腰段多裂肌；②内收肌；③腹直肌。

五、大便异常、痔疮

（包括：溃疡性结肠炎、五更泻）

1.触发点治疗 ①盆底 4 部曲；②腰方肌（深层激痛点）；③髂腰肌。

2.针刀治疗 ①S1-4 骶后孔；②T10-L2（棘间韧带、外口）；③L2-3 横突尖（左）；④腰骶阳性点。

3.“盆底四部曲”定位与针法（黄强民老师首创）

（1）第一曲：下腹肌（腹直肌下段、腹斜肌、锥状肌）。

（2）第二曲：股内收肌群（耻骨肌、内收长短肌、股薄肌、内收大肌坐骨结节止点）。

（3）第三曲：腰骶部肌（骶部多裂肌、闭孔内外肌）。

（4）第四曲：盆底肌群（坐骨海绵体机、球海绵体肌、会阴深浅横肌、肛门括约肌、提肛肌、阴道括约肌）。

主治：各类盆底疾患妇科病（盆腔炎、外阴白斑等），男科疾病（前列腺疾病）、大小便异常等。

附：筋膜性腹泻

1.临床特征 多有左下腹、下腹痛（腹平坦，有轻压痛或无），T9-L2 棘突有偏歪，伴棘突旁压痛或和 L2、3 横突叩击痛，甚至可及硬节。腹股沟韧带下及小转子有压痛或可及阳性病灶。便前多有腹痛，便后消失，大便 3-7 次/日，水样便或不成形黏液便，饮食正常或某些刺激性食物可诱发加重。大便常规多无阳性发现，药物治疗效果不佳。结肠镜多见肠黏膜轻度充血或有激惹征。

2.病机分析 小肠、升结肠、横结肠由 T6-L1 交感神经节后纤维支配，其纤维由内脏大神经、腹腔节、肠系膜上丛节后纤维布于肠壁；其副交感神经起于延髓内迷走神经背核，经腹腔神经丛至肠系膜上丛分布于小肠、升结肠、横结肠。T12-L3 交感神经节后纤维支配降结肠、乙状结肠和直肠，由内脏小神经、内脏最小神经、肠系膜下丛分布于降结肠、乙状结肠、直肠。其副交感神经由 S2-4 脊髓副交感核，经骶神经、盆内脏神经、盆丛布于降结肠、乙状结肠、直肠。副交感神经兴奋或交感神经抑制时，肠蠕动增强而出现腹泻。腰椎及小关节、椎旁肌筋膜等软组织因外伤、劳损以后残留的病灶引起局部无菌性炎症改变，形成刺激性灶或激痛点，累及脊神经根，引起交感神经功能紊乱，交感神经的正常生理功能受到抑制，而副交感神经的功能占优势，使肠胃蠕动增强，并增进胃液、肠液、胆汁和胰液的分泌，从而导致腹泻（图 3-3-3）。

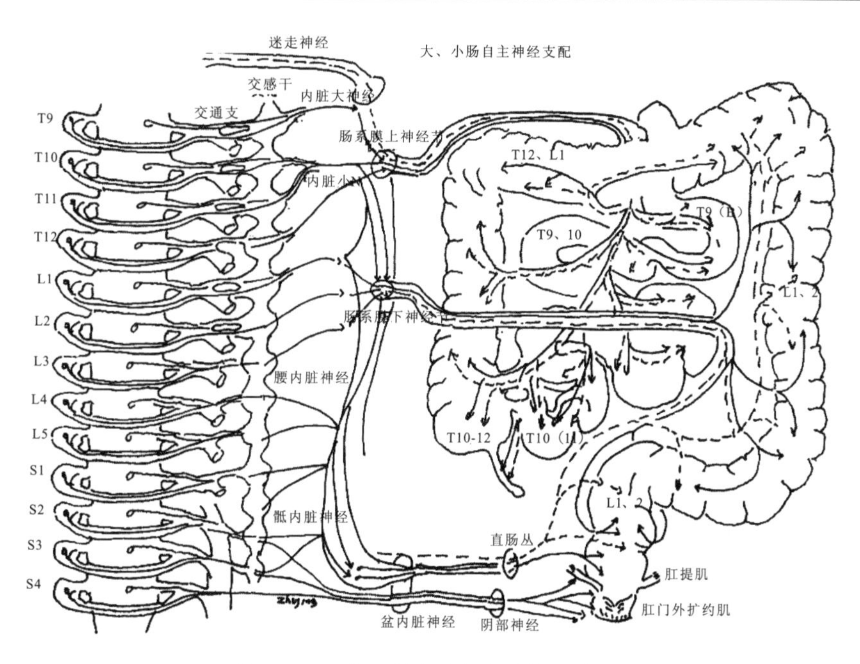

图 3-3-3　大小肠自主神经支配示意图

第四节　泌尿、生殖系统病症

该篇章就泌尿、生殖系统常见病进行论述。包括肾病、排尿异常、前列腺炎（增生）；性功能障碍、精子异常、痛经、月经不调、不孕不育、盆腔炎等。

1.泌尿系统病症　支配肾的神经主要有交感神经与副交感神经。

（1）交感神经来自腹腔神经丛发出的肾丛（腹腔神经丛是最大的内脏神经丛，位于腹主动脉上段的前方，围绕腹腔动脉和肠系膜上动脉的根部）。丛内有一对腹腔神经节，接受内脏大神经来的节前纤维；节的下外侧特别突出，称为主动脉肾节，接受内脏小神经来的节前纤维，由腹腔节发出的分支，大部分是节后纤维，但是有少量仍是节前纤维，它们再到腹腔丛分出的副丛内的神经节（如肠系膜上、下神经节等）交换神经元。迷走神经后干的腹腔支参与组成许多副丛，如肝丛、胃丛、脾丛、胰丛、肾丛和肠系膜上、下丛等，各副丛分别沿同名血管分支到达各个脏器）。

（2）副交感神经来自迷走神经的分支。这些神经沿肾血管进入肾实质内，形成神经末梢网，分布于肾小球及肾小管。血管外膜有感觉神经末梢，肌层则有运动神经末梢。

一、肾结石

1.触发点治疗　①腹肌；②下胸上腰段多裂肌（T10-L2）；③腰大肌；④腰方肌；⑤腰骶多裂肌。

2.针刀治疗　①T10-12（棘间韧带、外口、肾脏、输尿管：）②S2-4（骶后孔及骶骨面筋膜阳性点：膀胱）。

二、肾绞痛

1.触发点治疗　①下后锯肌；②腰方肌[1]；③上腹肌；④T5-12 多裂肌。

2.针刀治疗　①茎突前缘（迷走神经）；②T5～9（10～12）（棘间韧带、外口）。

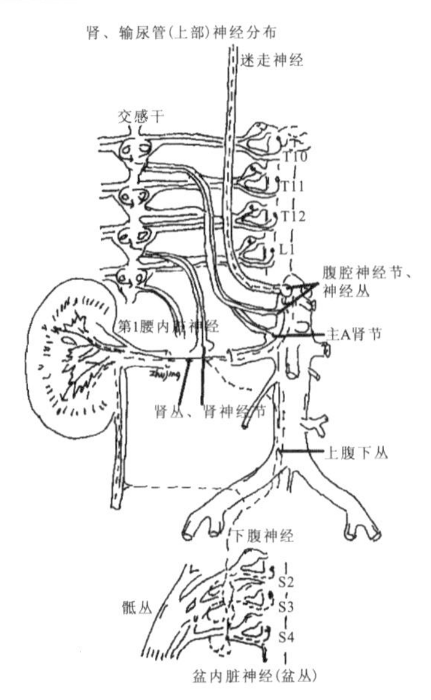

图 3-4-1　肾、输尿管神经分布示意图

三、排尿异常

包括尿频尿急、排尿困难、遗尿。

1.病因病机　T10～L3 多裂肌紧张带引起相应胸腰椎椎体错位，刺激膀胱自主排尿中枢，S1-4 多裂肌紧张带压迫、刺激骶副交感低级中枢。上段颈椎多裂肌紧张带引起颈椎椎体错位，刺激椎动脉，引起椎基底动脉供血不足，导致颈交感神经受刺激，影响大脑皮质高级中枢而出现排尿异常。

2.相关解剖　控制排尿最主要的肌肉是逼尿肌和盆底肌（由肛提肌、尾骨肌构成），其中肛提肌是盆底的主要肌肉，两侧肛提肌附着于盆壁内侧面，左右对称性排列，中线连合，呈向下的漏斗状。

3.排尿生理过程　膀胱由交感神经、副交感神经、感觉神经、躯体运动神经支配，经节后纤维起自 2～4 骶髓侧角（排尿刺激中枢在此位置），支配膀胱逼尿肌和膀胱内括约肌，使膀胱逼尿肌收缩，内括约肌松弛，排尿。交感神经节后纤维起自 1～3 腰髓侧角（排尿抑制中枢在此位置），使膀胱逼尿肌松弛，内括约肌收缩，贮尿。感觉神经主要传导痛觉，躯体运动神经支配尿道膜部括约和盆底肌，从而控制排尿。

膀胱的神经为内脏神经所分布，其中①交感神经来自第 11、12 胸节和第 1、2 腰节，经盆丛随血管分布至膀胱壁，使膀胱颈平滑肌、尿道内括约肌收缩，逼尿肌松弛而储尿；②副交感神经为来自脊髓第 2～4 骶节的盆内脏神经，支配膀胱逼尿肌，使之收缩，抑制尿道内括约肌而排尿。膀胱反射的传入纤维，也是通过盆内脏神经传入。自主神经和体干神经皆参与膀胱和尿道的排尿功能。这两个神经系统，均包含着感觉和运动神经。自主神经包括交感和副交感。交感神经前神经节纤维，来自全部胸椎及第一、二、三腰脊髓段，它通过骶前神经即上腹下神经丛，在第五腰椎处分为左右两支腹下神经。这两支神经和腹下神经节结合后，进入膀胱。副交感神经来自第二、三、四骶脊髓段，聚合成为盆神经，供应膀胱及其颈部。体干神经来自第 2-4 骶脊髓段，以阴部神经为代表，其分支分别支配膀胱、前列腺、会阴及尿道外括约肌（使其收缩并维持其紧张性），在女性则支配膀胱、尿道及阴道。

膀胱的感觉传入神经包括交感神经和副交感神经，其中交感神经传导膀胱痛觉，副交感神经传导膀胱的牵张感觉和膀胱颈的痛觉。

4.触发点治疗　①下腹肌（腹直肌、腹内外斜肌、锥状肌）；②腹外斜肌；③内收肌；④耻骨肌；⑤大收肌；⑥臀大、中肌；⑦腰骶多裂肌；⑧闭孔内、外肌。

5.针刀治疗　①S2-4 骶后孔（骶骨面筋膜阳性点）；②茎突前缘（迷走神经）；③C1-7 后结节，颈椎（后、侧方）；④T1-4（棘间韧带、外口）；⑤T10-L3（棘间韧带、外口。备注：L1、2<生殖股神经>）；⑥L1、2、3、4 横突上下外、腹侧；⑦梨状肌、闭孔内肌。

附：尿道综合征

尿道综合征是指以下尿路刺激症状如尿频、尿急、尿痛及排尿困难等为主压力性尿失禁，但膀胱和尿道检查无明显器质性病变、尿常规或培养未见明显异常的一组非特异性综合征。主要表现为反复发作尿频、尿急、尿痛、尿量减少，不少患者还伴有会阴部，耻骨上区和下腹部的坠胀、疼痛。排尿次数可越来越多，急迫感和下坠感十分剧烈，甚至离不开便器。可发生于任何年龄，成年已婚妇女更为多见（图 3-4-2）。

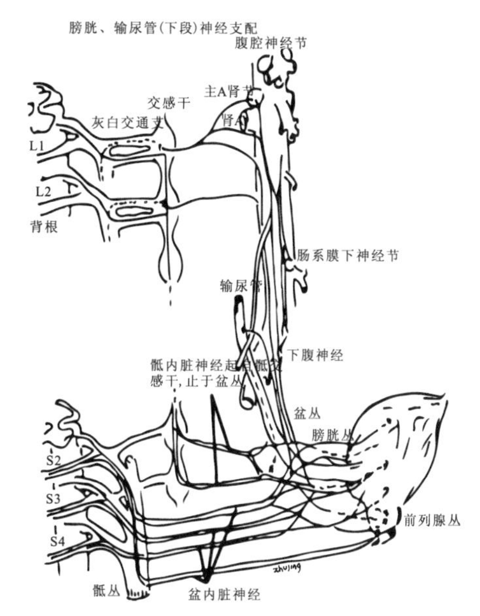

图 3-4-2　膀胱、输尿管（下段）神经支配示意图

第五节　生殖系统病症

内生殖器的神经支配：主要受交感神经与副交感神经支配。交感神经纤维自腹主动脉前神经丛发出，下行进入盆腔后分为两部分：①卵巢神经丛：分布于卵巢和输卵管；②骶前神经丛：大部分在宫颈旁形成骨盆神经丛，分布于宫体、宫颈、膀胱上部等。骨盆神经丛中有来自第Ⅱ、Ⅲ、Ⅳ骶神经的副交感神经纤维以及向心传导的感觉神经纤维。交感神经使平滑肌和血管收缩，副交感神经则使其舒张。

输精管神经丛（精索神经丛）由精索上、中、下神经共同构成（精索上神经有来自腹主动脉丛，精索中神经来自上腹下丛，精索下神经来自下腹下丛），沿睾丸动脉表面下行分布至输精管、附睾、提睾肌和睾丸的被膜，其中分布到输精管的分支在输精管表面形成神经丛。感觉纤维随交感神经传入，经腹主动脉丛和腰交感干以及第 11-12 胸神经、第 1 腰神经后根入脊髓。

髂腹股沟神经沿精索的外下侧下降穿出皮下环至浅筋膜。

生殖股神经的生殖支沿精索的内下侧与精索伴行发出分支支配提睾肌，终末支分布于睾丸鞘膜的壁层和脏层。

阴茎的神经主要来自第 2～4 骶神经，经阴部神经和盆丛至阴茎，交感神经和副交感神经在骨盆腔形成盆丛，其分支沿血管壁分布于阴茎海绵体。①交感神经包括阴茎海绵体大、小神经，形成阴茎海绵体丛，为调节阴茎疲软和射精过程的神经；②副交感神经是阴茎勃起的主要神经，主要通过调节阴茎管和阴茎海绵体平滑肌的松弛作用而调控阴茎的勃起动作，故又称为勃起神经。感觉神经主要为阴茎背神经，位于阴茎背动脉的两侧，支配阴茎皮肤、包皮及系带。

一、前列腺炎（增生）

1.相关解剖 前列腺的神经来自盆腔神经丛，包括交感神经和副交感神经。①交感神经兴奋使前列腺、精囊及射精管平滑肌收缩，促使精液排出，同时交感神经使尿道内括约肌和前列腺括约肌收缩，但抑制逼尿肌的收缩，使膀胱颈部及前列腺部尿道闭合，从而阻止尿液排出，而在射精时防止精液逆流；②副交感神经主要刺激前列腺腺泡的分泌，产生前列腺液，参与精液的组成。副交感神经兴奋时，逼尿肌收缩，尿道括约肌和前列腺括约肌舒张，促进排尿。前列腺有阴部内动脉、膀胱下动脉、直肠下（中）动脉的分支分布，底部、两侧的前列腺静脉丛经膀胱下静脉入髂内静脉。淋巴管发达，主要入髂内、骶淋巴结。

2.病因病机 腰骶部骶丛神经、自主神经受刺激、激惹。

3.触发点治疗 ①下腹肌（锥状肌）；②内收肌；③腰骶多裂肌。

4.针刀治疗 ①S2-4 骶后孔（骶骨面筋膜阳性点）；②T10-L3（棘间韧带、外口）；③梨状肌；④骶髂关节；⑤前列腺（超声引导下水针刀，十字切开；先一侧注射 20ml 臭氧，下一次，另一侧）。

5.体会 长针，刺代秩边（髂前上棘、大转子等边三角处），针感至小腹、尿道为佳（图 3-4-3）。

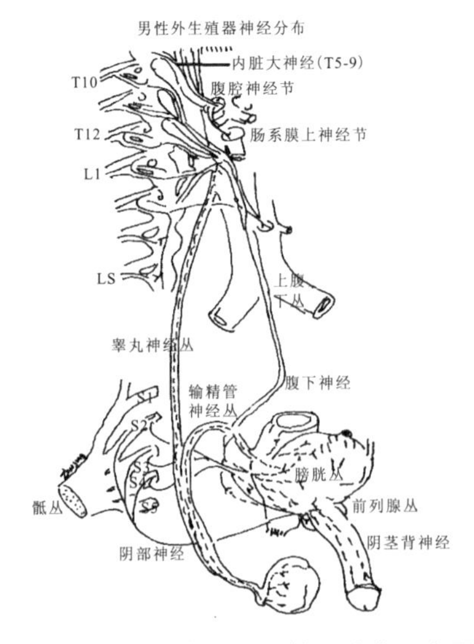

图 3-4-3　男性外生殖器神经分布示意图

二、性功能障碍

1.触发点治疗　①下胸段多裂肌；②腰、骶多裂肌；③下腹肌；④内收肌；⑤颈多裂肌；⑥颈8针。

2.针刀治疗　①S2-4 骶后孔；②骶骨面阳性点（条索、硬节、压痛点）：横行排切至骨面；③会阴神经；④阴茎背神经（下耻骨联合：针刺）；⑤T10-L3 外口（T10-12：肾上腺）；⑥L1-3（横突上下外、腹侧）；⑦C1-7 后结节，颈椎（后、侧方）；⑧椎枕肌。

三、精子异常

1.针刀治疗　①S2-4 骶后孔（骶骨面筋膜阳性点）；②C1-7 后结节，颈椎（后、侧方）；③T1-4（棘间韧带、外口）；④茎突前缘（迷走神经）。

四、痛经（子宫内膜异位症）

1.病因病机　脊源性痛经是由于腰椎下段椎旁软组织受损，小关节错位及骶髂关节半脱位等病理性改变导致的经期前后或在行经期间发生小腹痛或其他不适。腰骶筋膜及韧带中有血管、神经穿行，月经来潮时，盆腔血管充盈，体积增大，腰骶筋膜、韧带应力增加，局部组织形成高压应力，使行走在其间的神经、血管受到卡压或卡压加重，血管管径变小，血流减速，产生淤积，代谢物堆积而产生疼痛。

腰椎、骶骨及其两侧可寻找到压痛及硬块，耻骨联合上缘压痛，L5 棘突压痛偏歪，L4、5 横突压痛。

2.相关解剖　生殖系统尤其子宫主要由交感神经系统支配。骶前孔内侧布有交感干，3～4 对骶神经借横支铰链；尾交感干由一奇支及其分支构成，分支为：①灰交通支与相应骶尾神经相连；②骶内脏神经出自 S1～2 神经节，加入盆丛（下腹下丛），血管支分别加入骶中动脉、髋内动脉丛；经臀上、下神经及阴部神经至其伴行动脉，通过坐骨神经分布至腘窝以远的下肢动脉。盆丛位于直肠两侧、前面，由左右腹下神经、骶交感神经干发出的骶内脏神经、盆内脏神经纤维组成，丛内有散在的神经丛，发出许多副丝（直肠丝、膀胱丝、前列腺丝、输精管丝、子宫阴道丝等），沿骶内动脉的分支分布。

3.触发点治疗

（1）小腹痛为主：①内收肌；②下腹肌（腹直肌〈尤其耻骨联合上部〉、腹内外斜肌、锥状肌）伴恶心、呕吐：脐上腹直肌和腹外斜肌；③盆底肌；④胸多裂肌。

（2）腰痛为主：①腰骶多裂肌；②冈下 3 肌；③颈部深层；④枕下肌群；⑤髂腰肌。

4.针刀治疗　①S1～4 骶后孔（骶骨面筋膜阳性点：骶副交感神经功能亢进，子宫平滑肌痉挛）；②T3～10（棘间韧带、外口）；③T12～L5（棘间韧带、外口）；④L1～3 横突。

5.体会　①骶髂关节错位可致一系列盆腔脏器功能紊乱的症状，纠正错位很重要；②一般须连续治疗 2-4 个周期，可获痊愈。

五、月经不调（闭经）

1.相关解剖　骨盆内的神经有腰骶丛、骶部自主神经系统构成。腰丛由 L1～3 及 L4 部分组成，分为髂腹下神经、腹股沟神经、生殖股神经、股外侧皮神经、股神经和闭孔神经。L4 之下部与 L5 合成腰骶干。骶丛为腰骶干和 S1～3 及 S4 部分构成，分成坐骨神经、阴部神经。骶部自主神经系统自 S2～4 分出，布于直肠、肛门平滑肌。

卵巢功能受丘脑下部-腺垂体系统的调节，卵巢分泌的性激素起反馈作用。自主神经受压迫或刺激可导致上述矛盾制约功能失调，出现月经不调、闭经。

2.触发点治疗　①颈8针；②下腹肌；③下胸段多裂肌；④腰、骶多裂肌；⑤内收肌。

3.针刀治疗　①S2-4骶后孔（骶骨面筋膜阳性点）；②T5-L5（棘间韧带、外口。重点T10-L2）。

六、不孕不育

1.针刀治疗　①S1～4骶后孔（多裂肌、回旋肌是治疗重点）；②L1、2、3横突；③茎突。

备注：①督脉、任脉，拨针；②小腹细火针（图3-5-1）。

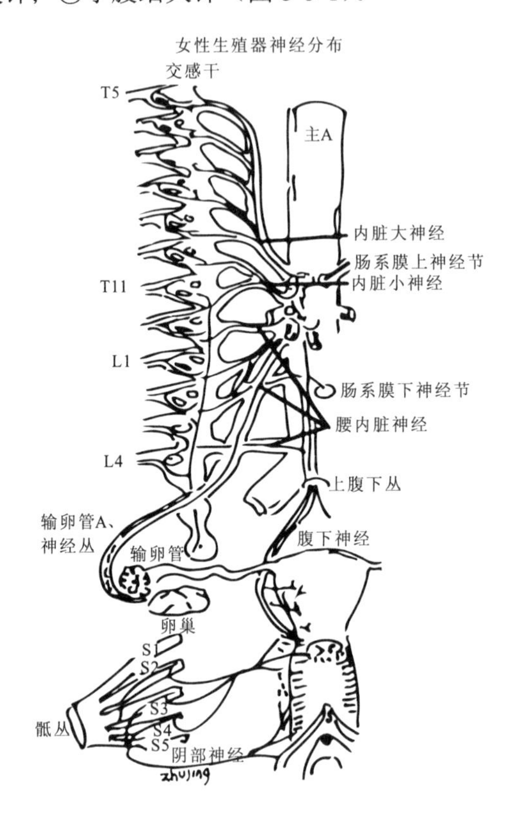

图3-5-1　女性生殖器神经分布

七、生殖器痛

1.触发点治疗　①腹直肌；②腹斜肌；③骨盆内肌；④大收肌；⑤腰大肌；⑥梨状肌；⑦球海绵体肌。

八、盆腔炎

1.病因病机　腰骶段多裂肌、回旋肌触发点形成导致肌挛缩，牵拉椎体错位、刺激腰骶。

内生殖器及其周围结缔组织、盆腔腹膜发生炎症。

2.触发点治疗　①腰骶多裂肌；②下腹肌；③耻骨肌；④闭孔内、外肌；⑤内收肌。

3.针刀治疗　①T1-4（棘间韧带、外口）；②T10-L3（T5-9）（棘间韧带、外口：交感神经）；③S1-4骶后孔（副交感。骶骨面筋膜阳性点，多裂肌、回旋肌是治疗重点）；

4.体会　长针代秩边向前深刺，针感向盆腔、会阴反射为佳。

九、阴道松弛

1.触发点治疗　①下腹肌；②内收肌；③闭孔肌；④腰骶多裂肌。

第六节　内分泌、免疫系统病症

该篇章就内分泌、免疫系统疾病进行论述。主要包括：肥胖、乳腺病、甲状腺病、糖尿病、类风湿性关节炎、强直性脊柱炎、痛风等。

免疫器官是以淋巴组织为主的器官。分为中枢和外周免疫器官两种。中枢免疫器官是免疫活性细胞发生、增殖、分化和成熟的场所，对外周淋巴器官发育和全身免疫功能起调节作用。主要是胸腺和骨髓。外周免疫器官是成熟 T 细胞和 B 细胞定居的场所，也是这些细胞在抗原刺激下发生免疫应答的部位。包括淋巴结、脾脏、扁桃体、淋巴组织。

参与免疫功能的器官与无被膜淋巴组织、免疫细胞（主要为淋巴细胞、巨噬细胞等）共同组成免疫系统。中枢免疫器官将 B 细胞或 T 细胞送到周围免疫器官，淋巴细胞在中枢免疫器官内不需抗原刺激即可增殖。周围免疫器官包括相互连接成网络的血液循环和淋巴循环两个循环通路，包括脾脏、分散全身各处的淋巴结、肠壁淋巴小节、呼吸道粘膜的淋巴组织、阑尾、扁桃体等。周围免疫器官中的淋巴细胞由中枢免疫器官迁移而来，需受到抗原刺激才能增殖，故其增殖是抗原依赖的。

T 淋巴细胞是在胸腺内产生，而 B 淋巴细胞在骨髓内产生。在胸腺和骨髓内，B 和 T 淋巴细胞表面产生特异的抗原受体，这些抗原受体是淋巴细胞中与抗原结合、发生反应的重要细胞膜结构。此外，在中枢免疫器官内，T 和 B 淋巴细胞就已形成了对“自己”抗原耐受而对“非己”抗原起免疫反应的能力。

一、甲状腺病

1.甲状腺的神经支配　甲状腺接受交感神经和副交感神经双重支配，前者主要是来自颈部交感神经节的节后纤维，后者来自迷走神经。

2.触发点治疗　①颈 8 针；②胸锁乳突肌；③茎突舌骨肌；④颈多裂肌；⑤舌骨下肌群（胸骨舌骨肌、胸骨甲状肌、肩胛舌骨肌、甲状舌骨肌）；⑥上胸段多裂肌。

3.针刀治疗　①茎突前缘（迷走神经，减慢心率）；②C1-7 后结节（C4-7 前后结节为重点），颈椎肌群（后、侧方）；③T1-4（棘间韧带、外口）；④颈前筋膜套（多点，浅层点切）；⑤甲状腺肿大：甲状腺中部前后包膜（十字切开）。

二、痛风

1.症状体征　急性发作多数起病急骤，且多在午夜突然因疼痛惊醒。关节呈红肿热痛，痛不可触（呈“刀割样”、“咬噬样”或“烧灼样”剧烈疼痛）

2.病因病机　嘌呤合成与分解代谢发生障碍（摄入过多，代谢紊乱，尿酸排泄减少，血清及体液中的尿酸都会异常升高）引起高尿酸血症所致。

3.触发点治疗　①颈 8 针；②颈段多裂肌；③中-下胸段多裂肌。

4.针刀治疗　①茎突前缘（迷走神经）；②椎枕肌（改善脑血供、下丘脑及垂体功能，使下丘脑及垂体对嘌呤代谢发挥有效的调控作用）；③C1～7 后结节，颈椎（后、侧方）；④T5～9（棘间韧带、外口，肝代谢）；⑤T10～12（棘间韧带、外口——肾代谢）。

附：急性发作的针刀治疗　①𧿹长伸、屈肌腱鞘；②关节囊；③侧副韧带。

5.体会　治疗思路：嘌呤代谢主要在肝脏，尿酸的排除主要在肾脏，通过刺激支配肝、肾的自主神经，以期调节嘌呤的代谢与尿酸的排出。

三、糖尿病

1.胰腺的神经支配　支配胰腺的交感、副交感神经干来自左右腹腔神经节及其神经丛、肠系膜上动脉神经节及其神经丛、迷走神经腹腔支。

胰周神经丛：①胰头神经丛：a 右腹腔神经节到胰腺钩突内侧；b 肠系膜上动脉到腺钩突内上侧。②腹腔丛；③肠系膜上动脉周围神经丛；④主动脉丛；⑤脾丛；⑥肝丛。这些神经丛发出分支到胰腺，形成胰前后丛进入胰腺。

胰的交感神经来自 T5～11 节段脊髓灰质侧角的中间外侧核发出的交感神经节前纤维构成的内脏神经，进入腹腔神经节、肠系膜上神经节或沿胰血管分布的小神经节内，并交换神经元，其节后纤维主要或全部终止于胰腺的血管，影响胰腺的外分泌。

胰腺的副交感神经的节前神经元细胞体位于延髓的迷走神经背核，发出的节前纤维构成迷走神经。胰腺的迷走神经主要来自右迷走神经的纤维，直接或通过腹腔神经丛，经胰腺上下缘到达胰腺，伴随动脉走行进入胰腺实质后，节前纤维与在胰腺内的小神经节交换神经元，其节后纤维终止于胰腺腺泡、胰岛细胞，对胰腺的外分泌、胰岛的分泌起直接调节作用图（3-6-1）。

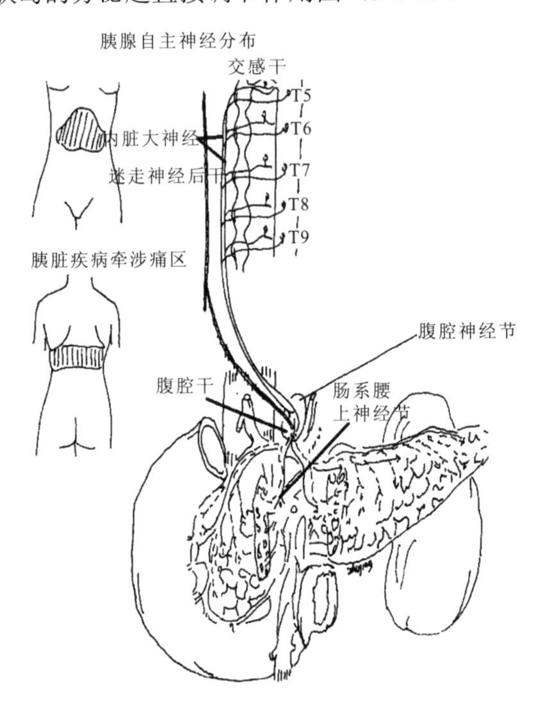

图 3-6-1　胰腺自主神经分布示意图

2.触发点治疗　①颈 8 针；②椎枕肌（提高脑供血）；③颈多裂肌；④全胸段、上腰段多裂肌；⑤上腹肌（左侧）。

3.针刀治疗　①茎突前缘（迷走神经）；②C1-7 横突（交感神经）；③T1-L2（T5-11<胰交感>）（棘间

韧带、外口）；④颈前筋膜套松解（吴才华）；⑤肺脾肾俞（软组织松解+关节突刺骨）；⑥任督二脉拨针。

4.体会　根据血糖下降情况，逐步减量至血糖基本正常，观察 3 个月后方可完全停药。

四、肥胖

1.病因病机

1）神经因素：下丘脑中存在着两对与摄食行为有关的神经核。一对为腹内侧核，又称饱中枢；另一对为腹外侧核，又称饥中枢。饱中枢兴奋时有饱感而拒食，破坏时则食欲大增；饥中枢兴奋时食欲旺盛，破坏时则厌食拒食。二者相互调节，相互制约，在生理条件下处于动态平衡状态，使食欲调节于正常范围而维持正常体重。当下丘脑发生病变时，不论是炎症的后遗症（如脑膜炎、脑炎后），还是创伤、肿瘤及其他病理变化，如果腹内侧核破坏，则腹外侧核功能相对亢进而贪食无厌，引起肥胖。反之，当腹外侧核破坏，则腹内侧核功能相对亢进而厌食，引起消瘦。

2）内分泌因素：许多激素如甲状腺素、胰岛素、糖皮质激素等可调节摄食，因此推想这些激素可能参与了单纯性肥胖的发病机制。肥胖者对胰岛素抵抗而导致高胰岛素血症，而高胰岛素血症可使胰岛素受体减少而增加胰岛素抵抗，从而形成恶性循环。胰岛素分泌增多，可刺激摄食增多，同时抑制脂肪分解，因此引起体内脂肪堆积。性激素在单纯性肥胖发病机制中可能起作用。

进食过多可通过对小肠的刺激产生过多的肠抑胃肽（GIP），GIP 刺激胰岛 β 细胞释放胰岛素。在垂体功能低下，特别是生长激素减少、促性腺及促甲状腺激素减少引起的性腺、甲状腺功能低下的情况下可发生特殊类型的肥胖症，可能与脂肪动员减少，脂肪合成相对增多有关。临床上肥胖以女性为多，特别是经产妇或经绝期妇女或口服女性避孕药者易发生，提示雌激素与脂肪合成代谢有关。肾上腺皮质功能亢进时，皮质醇分泌增多，促进糖原异生，血糖增高，刺激胰岛素分泌增多，于是脂肪合成增多，而皮质醇促进脂肪分解。

2.针刀治疗

（1）茎突前缘（迷走神经）。

（2）C1～7 横突，C4～7 为重点（甲状腺）。

（3）脐周 8 穴（水分、阴交、外陵、天枢、滑肉门）。

（4）提起局部疏松脂肪层：扇形切割、通透剥离。

（5）治疗伴随病症，①腹部：T5～9、L1～3（外口）；②大腿：T10～L2（棘间韧带、外口）。

3.体会

（1）治疗迷走神经，降低食欲（食欲由迷走神经的感觉神经传入），减少胃酸分泌（消化力下降），减弱胃肠蠕动（减缓食物吸收），减少胆汁的产生及分泌（减少脂肪的乳化，减少脂肪的吸收），减少胰腺液的分泌（减少蛋白质的消化）。

（2）针刀在疏松层（脂肪组织的板层）进行平面的通透剥离（不宜在浅层，晕层，致密脂肪操作），可改善局部的淋巴循环，带走大分子蛋白及其他大分子的有害的或代谢的物质（局部脂肪堆积和局部的有害大分子物质有关）。毛细血管等从每一个针刀的通路（简称针路）迅速长入（每天约 0.3～0.5μm），依此把脂肪分子带走。

（3）锻炼腹横肌，深呼气，再用力呼气。

五、类风湿性关节炎、强直性脊柱炎

与遗传、感染、免疫反应、性激素等有关。

1.类风湿性关节炎 病理机制为免疫功能紊乱，自身免疫细胞免疫自身的滑膜组织，产生细胞因子引起相关的临床症状。病理主要有滑膜衬里细胞增生，间质大量炎性细胞浸润，以及微血管的新生，血管翳的形成及软骨和骨组织的破坏等。

2.强直性脊柱炎 病理机制为较长时间的炎症累及滑膜、关节和关节软骨；有的累及肌腱和韧带附着于骨端部位，常引起纤维性瘢痕粘连，其至骨性强直，此时的病理机制以瘢痕粘连，活动后牵拉损伤为主，免疫性炎症为次。以骶髂关节和脊柱慢性炎症为主，其特征性病理变化为肌腱和韧带附着点炎症，晚期可发生脊柱强直、畸形，甚至出现严重的功能障碍。病理为复发性、非特异性炎症，滑膜关节囊以及韧带或骨肌腱的附着点炎症、纤维化。

朱汉章等认为附着点病是强直性脊柱炎的基本病变，是指肌腱、韧带、关节囊等附着于骨的部位发生炎症、纤维化以至骨化，导致机体组织动态平衡失调，导致局部软组织粘连、结疤及挛缩，从而产生顽固性疼痛及僵直。骨化为其基本病变，多见于骶髂关节、椎间盘、椎体周围韧带、跟腱、跖筋膜等处。（图 3-6-2）。

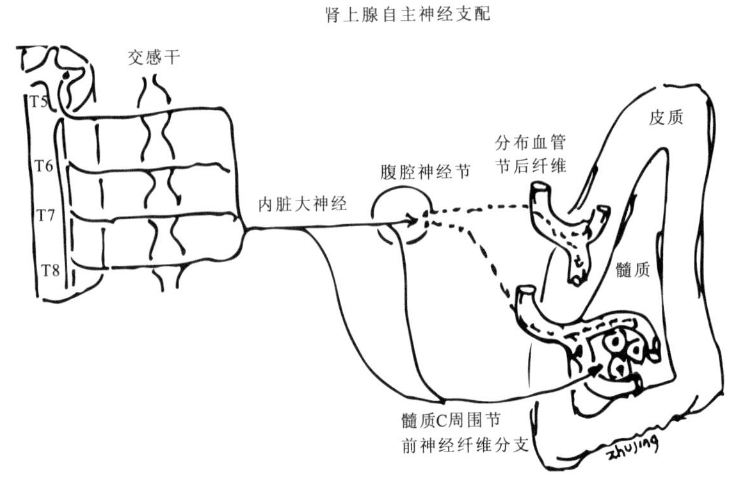

图 3-6-2 肾上腺自主神经支配示意图

3.触发点治疗 ①颈 8 针；②颈、胸段多裂肌。

4.针刀治疗 ①茎突前缘（迷走神经）；②C1～7 后结节，颈椎肌肉（后、侧方）；③T1～4（棘间韧带、外口）；④T5～8（棘间韧带、外口）；⑤T10～L2（肾上腺分泌糖皮质激素，上午 8 点或下午 2 点为分泌高峰）。

（一）类风湿性关节炎

1.触发点治疗 ①指伸肌；②指屈肌；③指间肌。

2.针刀治疗 指间关节囊。

（二）强直性脊柱炎

1.触发点治疗 ①腰、骶多裂肌（回旋肌）；②棘肌；③最长肌；④髂肋肌。

2.针刀治疗　①棘间韧带、棘突间肌；②多裂肌、回旋肌；③关节突关节囊；④骶髂关节；⑤影响呼吸：上后锯肌、下后锯肌；⑥驼背明显：腹直肌起止点；⑦髋关节受累：缝匠肌、股直肌起点，股二头肌、半键肌、半膜肌起点，臀大肌、阔筋膜张肌、臀中肌、梨状肌、股方肌、臀小肌、髂腰肌以及髋关节的关节囊。

六、乳腺病

1.病因病机　情绪损伤、药物作用（含性激素、影响性激素的药物）引起下丘脑-垂体-卵巢性腺轴功能异常导致本病。

2.相关解剖

1）乳房的交感神经中枢位于 T2～6 脊髓的灰质侧角内。节前纤维通过脊神经根和白交通支进入相应椎旁交感干神经节，换元后通过肋间神经的皮支分布至乳房。部分沿胸外侧动脉和肋间动脉进入乳房，分布于皮肤、乳头、乳晕、乳腺组织，支配腺体分泌和平滑肌收缩。

2）乳房的躯体神经是颈丛 C3、4 和 2～6 肋间神经的皮支。C3、4 脊的前支通过颈丛的锁骨上神经分布到胸上部，支配乳房上部皮肤感觉。肋间神经内侧支自胸骨旁出胸大肌，支配乳房内侧皮肤。肋间神经外侧支在腋前线前锯肌穿出，支配乳腺外侧皮肤。第四肋间神经外侧皮支是支配乳头的唯一神经。在乳腺后方距边缘 15～20cm 处进入乳腺，损伤会造成乳头和乳晕不同程度的麻痹。

3）肋间背神经位于腋窝，由第二肋间神经外支，臂内侧皮神经和第三肋间神经外侧支共同组成，横过腋窝，越过背阔肌白色肌腱进入上臂内侧和背侧皮肤感觉。

3.触发点治疗　①颈 8 针（胸锁乳突肌）；②锁骨下肌；③胸骨肌；④胸大、小肌；⑤前锯肌；⑥冈下肌；⑦大、小圆肌[冈下肌、小圆肌→胸大肌（胸小肌）→乳房悬吊韧带缩短→乳腺小叶增生（纤维瘤、乳腺炎）]⑧胸髂肋肌⑨上胸段多裂肌（T3-5 重点）。

4.针刀治疗　①增生结节（双指卡，压肋骨上，沿乳腺导管方向，切开松解）；②C1～4 后结节（颈椎后、侧方）；③T3～6（多裂肌，棘间韧带、外口）；④S2～4 骶后孔（骶骨面筋膜阳性点）。

七、产后少乳

1.乳房的神经解剖　产后缺乳主要是由于下丘脑分泌的催乳素抑制激素通过垂体门脉系统作用于垂体，抑制泌乳素的合成、分泌所导致。

2.触发点治疗　①胸部三部曲；②颈 8 针；③胸锁乳突肌；④椎枕肌（提高脑血供）。

3.针刀治疗　①C1～7 后结节（颈椎后、侧方）；②T1～4（棘间韧带、外口）；③茎突前缘（迷走神经）。

八、干燥综合征

1.症状、体征

1）局部表现

（1）口干燥症：①多数患者诉有口干，严重者因口腔黏膜、牙齿和舌发黏，以致在讲话时需频频饮水，进固体食物时必需伴水或流食送下。②猖獗性龋齿是本病的特征之一，约 50%的患者出现多个难以控制发展的龋齿，表现为牙齿逐渐变黑，继而小片脱落，最终只留残根。③成人腮腺炎，50%患者表现有间歇性、交替性腮腺肿痛，累及单侧或双侧。大部分在 10 天左右可以自行消退，但有时持续性肿大。少数有颌下腺肿大，舌下腺肿大较少。④舌部表现为舌痛，舌面干、裂，舌乳头萎缩而光滑。⑤口腔黏膜出现溃疡或继发感染。

（2）干燥性角结膜炎：眼干涩、异物感、泪少等症状，严重者痛哭无泪。部分患者有眼睑缘反复化脓性感染、结膜炎、角膜炎等。

（3）其他：鼻、硬腭、气管及其分支、消化道黏膜、阴道黏膜的外分泌腺体均可受累，使其分泌较少而出现相应症状。

2）系统表现：还可出现全身症状，如乏力、低热等。约有 2/3 患者出现系统损害。

（1）皮肤：可出现过敏性紫癜样皮疹，多见于下肢，为米粒大小边界清楚的红丘疹，压之不褪色，分批出现。每批持续时间约为 10 天，可自行消退而遗有褐色色素沉着。

（2）关节：关节痛较为常见，多不出现关节结构的破坏。

（3）肾：约半数患者有肾损害，主要累及远端肾小管，可出现肾小管酸中毒。小部分患者出现较明显的肾小球损害，临床表现为大量蛋白尿、低白蛋白血症，甚至肾功能不全。

（4）肺：轻度受累者出现干咳，重者出现气短。肺部的主要病理为间质性病变，另有小部分患者出现肺动脉高压。有肺纤维化及重度肺动脉高压者预后不佳。

（5）消化系统：可出现萎缩性胃炎、胃酸减少、消化不良等非特异性症状，患者可有肝脏损害。

（6）神经：少数累及神经系统，以周围神经损害为多见。

（7）血液系统：本病可出现白细胞计数减少或（和）血小板减少，血小板低下严重者可出现出血现象。本病淋巴肿瘤的发生率远远高于正常人群。

3）诊断标准

（1）口腔症状（3 项中有 1 项或 1 项以上）：①每日感口干持续 3 个月以上；②成年后腮腺反复或持续肿大；③吞咽干性食物时需用水帮助。

（2）眼部症状（3 项中有 1 项或 1 项以上）：①每日感到不能忍受的眼干持续 3 个月以上；②有反复的砂子进眼或砂磨感觉；③每日需用人工泪液 3 次或 3 次以上。

（3）眼部体征（任 1 项或 1 项以上阳性）：①Schirmer I 试验（+）；②角膜染色（+）。

（4）组织学检查：下唇腺病理示淋巴细胞灶

（5）唾液腺受损（下述检查任 1 项或 1 项以上阳性）：①唾液流率（+）；②腮腺造影（+）；③唾液腺同位素检查（+）。

（6）自身抗体：抗 SSA 或抗 SSB（+）（双扩散法）。

4）触发点治疗：①颈 8 针；②面 3 针。

（1）眼睛：①颞肌；②眼周肌（额肌、皱眉肌、眼轮匝肌）。

（2）口腔：①茎突舌骨肌；②咬肌。

5）针刀治疗：①茎突前、后缘（迷走、面神经）；②蝶腭神经节（支配泪腺、支配鼻咽部、硬腭相关腺体）；③素髎穴针刺（眼干）。

第四章 皮肤病症

该篇章就皮肤常见病症进行论述。主要包括荨麻疹、牛皮癣、湿疹等。

一、概述

（一）皮肤病

1.皮肤病分类

（1）病毒性皮肤病：常见的有单纯疱疹、带状疱疹、疣（寻常疣、跖疣、扁平疣、传染性软疣、尖锐湿疣）、水痘、风疹、手足口病。

（2）细菌性皮肤病：常见的有脓疱病、毛囊炎、疖、痈、蜂窝织炎、丹毒及麻风。

（3）真菌性皮肤病：常见的有头癣、体股癣、手足癣、甲真菌病、花斑糠疹、马拉色菌毛囊炎。

（4）动物引起的皮肤病：如疥疮、螨皮炎、隐翅虫皮炎、虱病、虫螯伤或咬伤。

（5）性传播疾病：如梅毒、淋病及尖锐湿疣。

（6）过敏性与自身免疫性皮肤病：常见的有接触性皮炎、湿疹、荨麻疹；变应性皮肤血管炎、药物性皮炎。

（7）物理性皮肤病：常见的有日光性皮肤病、夏季皮炎、痱子、冻疮、鸡眼、手足皲裂、压疮。

（8）神经功能障碍性皮肤病：常见的有瘙痒症、神经性皮炎及寄生虫妄想症。

（9）红斑丘疹鳞屑性皮肤病：常见的有银屑病、单纯糠疹、玫瑰糠疹、扁平苔藓、红皮病。

（10）结缔组织疾病：常见的有红斑狼疮、硬皮病、干燥综合征及皮肌炎。

（11）大疱性皮肤病：常见的有天疱疹、大疱性类天疱疹。

（12）色素障碍性皮肤病：常见的有黄褐斑、白癜风、雀斑、色素痣、咖啡斑、黄褐斑、雀斑样痣、太田痣、色素性玫瑰糠疹、斑痣、先天性色素痣等。

（13）皮肤附属器疾病：常见的有痤疮、酒渣鼻、脂溢性皮炎、斑秃、秃发、多汗症及臭汗症。

（14）遗传性皮肤病：常见的有鱼鳞病、毛周角化病、毛发苔藓、遗传性大疱性表皮松解症、家族性良性慢性天疱疮。

（15）营养与代谢障碍性皮肤病：常见的有维生素缺乏症（蟾皮病、核黄素缺乏病、烟酸缺乏症）、肠病性肢端皮炎、黄瘤病。

（16）皮肤肿瘤：癌前期皮肤病，如日光性角化病、黏膜白斑；恶性皮肤肿瘤，如鲍恩病（皮肤原位癌）、湿疹样癌（Paget 病）、基底细胞癌、鳞状细胞癌、蕈样肉芽肿、恶性黑素瘤。

2.触发点治疗各种皮肤病的通用思路 皮损处作为牵涉痛区：①局部肌肉、浅筋膜；②相应肌肉（肌群）触发点；③支配区相应皮节神经。

3.针刀治疗各种皮肤病的通用思路

（1）神经思路：①T1～4（T5～L2）棘间韧带、外口（交感神经）；②茎突前缘（迷走神经）；③C1～4（5～7）（交感神经）；④斑马图（对应的C1～7横突尖、T1～L5棘间韧带/外口、S1～4骶后孔）。

（2）局部治疗：皮损区浅筋膜（针刀通透剥离、注射臭氧）。

二、色斑（面色晦暗、痤疮、黑眼圈）

1.触发点治疗　①颈8针；②面3针；③胸锁乳突肌；④相应面肌（眼周肌）；⑤颈多裂肌；⑥上胸段多裂肌。

2.针刀治疗　①C7（大椎）针刀+拔罐；②T3（肺俞）针刀+拔罐。

附：顾雪忠老师经验，①副神经松解：上段，胸锁乳突肌；下段，上斜方肌；②枕大、枕下神经松解；③颈外动脉颈袢神经松解，或颈前筋膜套松解；④面神经颧支松解；⑤茎突前后缘、乳突3肌松解；⑥C123横突尖松解；⑦面部美容拨针局部通透；⑧督脉拨针。

三、周身瘙痒（荨麻疹）

1.触发点治疗　①颈8针（胸锁乳突肌上段）；②全椎多裂肌（颈、胸、腰、骶多裂肌）。

2.针刀治疗　①茎突前后下缘；②C1～7后结节；③T1～4（棘间韧带、外口）；④C7～T7拨针。

四、斑秃（普脱）

1.病因病机　头皮局部帽状腱膜挛缩卡压神经、血管，使得头皮的血液供应不足，毛囊得不到足够的营养供给；交感神经紧张性增高，毛细血管持续性收缩，造成毛根部血液循环障碍，毛根种子层的细胞功能减退而发病。体液和细胞免疫以及补体系统功能的某些障碍，免疫功能低下，很可能会导致脱发的发生。

2.触发点治疗　①颈8针；②颈多裂肌；③枕下肌；④颞肌；⑤颞顶肌；⑥枕额肌。

3.针刀治疗

（1）斑秃局部（①密集型点刺；②帽状腱膜下通透剥离）。

（2）枕大、枕小、耳大神经松解。

（3）椎枕肌、颈后肌群。

（4）C1～3横突（皮节神经）。

（5）C4～7横突（外周免疫器官：扁桃体、胸腺神经支配）。

（6）T1～4棘间韧带、外口（交感神经）。

五、唇炎

1.触发点治疗　①颈8针；②口轮匝肌；③颧肌；④上下唇方肌；⑤颏肌；⑥下腹直肌。

六、牛皮癣

1.病因病机（可干预）

（1）免疫紊乱：细胞免疫，有的血清IgG、IgA、IgE增高；部分患者血清中存在抗IgG抗体。

（2）精神因素：精神创伤、情绪紧张及过度劳累可诱发本病或使病情加重。精神紧张可以使皮肤的感觉神经末梢释放P物质、活性肠肽、降钙素、基因相关肽、神经生长因子、垂体腺苷酸环化酶激活多肽等神经多肽及其相应受体，引起神经源性炎症。

（3）自主神经系统功能紊乱：交感神经反应敏感性降低，而副交感神经功能则亢进。

（4）药物：氯喹、碳酸锂及β肾上腺能阻滞药等可使本病加重。

2.三个时期　①进行期：旧皮损无消退，新皮损不断出现，原有的皮损也可以不断扩大，皮损浸润炎症明显，周围可有红晕，鳞屑较厚，针刺、搔抓、手术等损伤可导致受损部位出现典型的银屑病皮损，称为同形反应或 Kobner 现象。皮损发生发展的快慢以及这一阶段持续的时间，可以有很大的区别。有的皮损突然爆发，短期内可布满全身，但很快不再发展，从而进入静止期，有的则不断出现少量的皮损，而原来的皮损或缓慢地持续发展，或停止发展而处于静止状态，甚至有少量皮损已开始逐渐消退。在这种情况下，进行期往往要持续很长时间，才能过渡到静止期；②静止期：皮损稳定，无新皮损出现，红晕消退，炎症较轻，此期可保持相当长的时间；③退行期：旧疹不断消退，鳞屑变薄，破碎以至消失，有的皮损中央消退，呈环状或半环状，有的特大片分割成许多小片。多数皮损先从周边消退，逐渐缩小，最后成为淡白色色素减色斑或深褐色色素沉着斑。

3.分类　寻常型银屑病具有顽固性和易复发性的特点，是一种好转与复发反复交替出现的慢性皮肤病，同是寻常型银屑病，不同的患者的皮损形态常可以有所不同。就是同一个患者，他的皮损形态在病程中也常会表现出不同。

（1）点滴状银屑病：皮损较小，如同大小不等的雨滴散布于身体的各处。这种形态多见于刚发生不久的进展期银屑病。

（2）环状或轮状银屑病：皮损发展到一定程度后，便从中央开始消退，逐渐地红斑就变成了耳环状或车轮状。

（3）地图状银屑病：皮损发展扩大后，往往形成不规则的地图状外观。许多皮损相互融合以后，也会形成地图状外观。

（4）回状银屑病：皮损从中央消退的同时，周边又不断向周围发展扩大。当许多环状皮损的边缘相宜融合时，就形成了弯曲迂绕、极不规则的回状外观。

（5）盘状或银币状银屑病：皮损呈圆形，大小似银币，鳞屑白、厚而且附着紧密。看上去就像是很多个银币贴在皮肤上。

（6）毛囊性银屑病：表现为毛囊性的鳞屑性丘疹。诊断时，常常需要作皮肤病理检查。

（7）蛎壳状银屑病：皮损上鳞屑成层地堆积很厚，呈上小下大的圆锥形，很像在皮肤上扣上了一个个蛎壳。

七、湿疹

1.病因病机　①内因，如慢性消化系统疾病、精神紧张、失眠、过度疲劳、情绪变化、内分泌失调、新陈代谢障碍等。②外因如感染、生活环境、气候变化、食物等均可影响湿疹的发生。外界刺激如日光、寒冷、干燥、炎热、热水烫洗以及各种动物皮毛、植物、化妆品、肥皂、人造纤维等均可诱发。

（1）免疫反应：Th2 型免疫反应是湿疹发病机制中普遍被认可的特征之一。

（2）变态反应：肥大细胞和嗜碱性粒细胞是参与变态反应的两种重要细胞。慢性湿疹病人的皮损处可以检测到肥大细胞明显增加，肥大细胞的脱颗粒和湿疹的发生有着密切的联系，释放的组胺与湿疹病人皮肤表面瘙痒红肿有关，组胺可以破坏二级皮肤保护层，使皮肤表面瘙痒严重，加重破损皮肤。

（3）皮肤屏障功能异常：湿疹患者体内小链脂质增加，异常的脂质堆积会使得皮肤功能异常，其与湿疹的严重程度呈正相关。密封蛋白（CLDN-1）表达增加能够使得湿疹患者皮肤破损的情况得到改善。

2.触发点治疗 ①颈 8 针；②全椎多裂肌；③腹直肌；④皮损局部肌肉、浅筋膜及牵涉到的肌肉、肌群及神经。例如足弓内侧湿疹，䠀展肌（胫神经跟内侧支）；胫骨前肌和趾长伸肌（腓浅神经<足背内侧皮神经>）；腓肠肌内侧头和比目鱼肌（胫神经）；䠀长屈肌、趾长屈肌、胫骨后肌；股二头肌长头、梨状肌、腰骶段多裂肌（隐神经足内侧皮区 L3～4、坐骨神经 L4～S3）。

3.针刀治疗 ①茎突前缘（迷走神经及体液免疫亢进）；②C5～T4（C5/6/7 横突，T1/2/3/4 棘间韧带、外口，细胞免疫低下）；③C1～4 横突；④T10～L2（肾上腺）（棘间韧带、横突、外口）；⑤皮损下浅筋膜通透剥离、注射臭氧（20～40ug/ml）；⑥C7～T7 拨针；⑦L4 外口；⑧胸大小肌；⑨腹肌；⑩局部肌群（触发点）。

4.体会

（1）要跟患者病人沟通好，告知疾病治疗周期会较长。

（2）全身性重症更适合接诊（病人的期望值不高）。

附：阴囊湿疹

1.触发点治疗 ①颈 8 针；②腰骶多裂肌；③下腹肌；④耻骨肌；⑤内收肌。

八、足癣

1.相关解剖 足部的神经来自腰神经的股支皮神经，即隐神经及腰骶丛的混合支、坐骨神经的分支及腓深神经、腓浅神经的胫神经。隐神经是股神经中最长的肌皮神经，分布于内踝及足内侧的皮肤。腓浅神经是足骨内侧皮神经、足背中间皮神经足背内侧神经在足部分为内、外两支。内侧支分布于䠀趾内侧及足内侧的皮肤，外侧分布于第二、三趾背的相对缘。足背中间皮神经在足背外侧分为两支，内侧支支配三、四趾皮肤，外侧支支配四、五趾皮肤。腓深神经行至足部跖骨间隙分为两条趾背支，分布于第一、二趾相对缘皮肤。胫神经是坐骨神经的两大终末支，胫神经在腘窝处分为腓肠内侧皮神经，则称为腓肠神经。腓肠神经沿跟腱外侧缘下降，经外踝及跟骨间，在外踝的下侧转向前行，改称足背外侧皮神经，沿足及小趾外侧缘，达小趾末基底部。腓肠内侧皮神经分布于足及小趾外侧缘的皮肤。胫神经的两个终末支一是足底内侧神经，二是足底外侧神经，足底内侧神经的皮支分布于足底内侧的皮肤，足底外侧神经的皮支支配足底外侧的皮肤。足部的深支神经主要来自坐骨神经，腘窝处分为胫神经和腓神经，胫神经在足部分为足底内侧神经、足底外侧神经和跟支。足底内侧神经在趾底分为 2 支，一支为趾底部的神经，支配第四、五趾，另一支为趾底固有神经，支配第四、五趾，足底外侧神经也分为 2 支，一支为趾底总神经，支配第一至三趾，另一支为足底固定神经，支配第一至四趾，跟支则支配足跟。腓总神经在小腿部分为腓深神经和腓浅神经，腓深神经支配踝关节，而腓浅神经在足背分为 2 支，一支为足背中间神经，支配第三至五趾，另一支为足背内侧神经，支配第一至四趾（图 4-0-1）。

2.触发点治疗　①趾长伸肌（腓深神经趾背神经：𧿹趾-第 2 趾间皮肤）、趾短伸肌；②趾长、短屈肌；③踇展肌，踇长、短伸、屈肌（视有无皮损而定）；④骨间肌；⑤小趾展肌、短屈肌；⑥胫骨后肌；⑦股二头肌长头（足背外侧皮神经：2-5 趾间皮肤，为腓肠神经的延续，在腘窝内腓总神经发出的腓肠外侧皮神经，和发自胫神经的腓肠内侧皮神经汇合成腓肠神经）；⑧梨状肌、腰骶段多裂肌（坐骨神经 L4-S3）。

3.针刀治疗　跖骨浅横韧带。

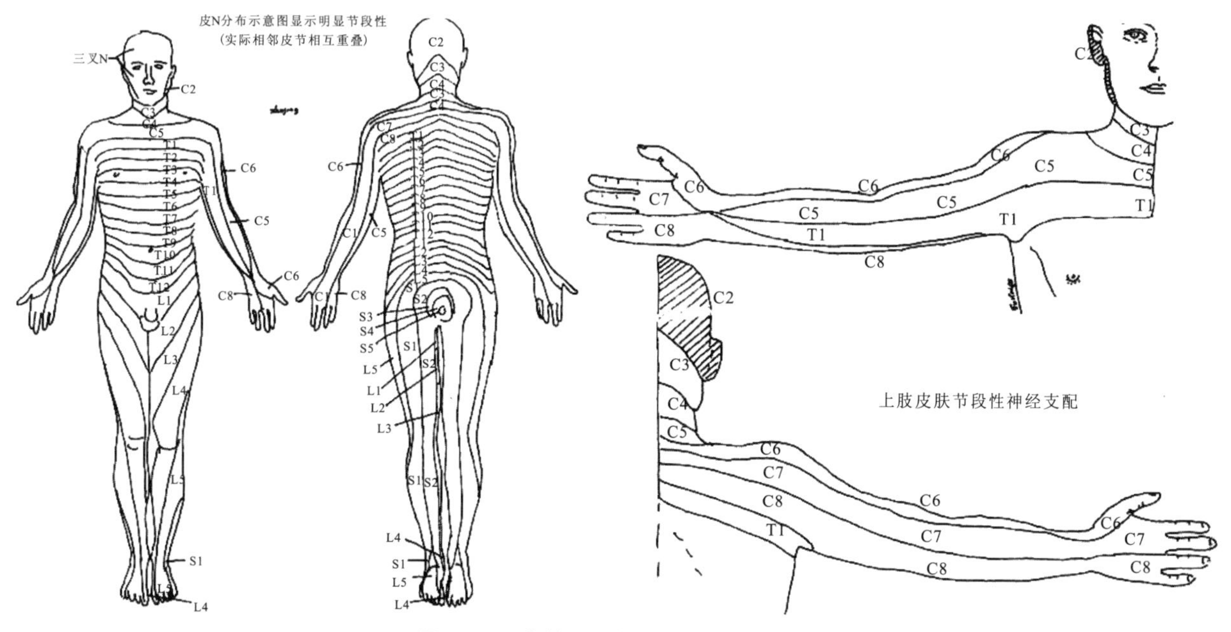

图 4-0-1　皮神经分布示意图（斑马图）

①额、面目：三叉神经；②后头部 C2；③颈前 C3～4；④项部 C3～5；⑤臂前外侧 C5；⑥臂前内侧 T1；⑦臂外侧、拇指、大鱼际 C6；⑧臂内侧、无名指、小指、小鱼际 C8；⑨臂后侧 C7；⑩示指、中指、其后部分掌部 C7；⑪锁骨 C5；⑫乳头上胸前 T1～3；⑬乳头-脐，T5～9；⑭脐-耻骨：T10～12；⑮脐上-肋弓：T8～9；⑯腹股沟-大腿前：L1～4；⑰背部 C6～T12；⑱腰部 L1～5；⑲大腿内侧 L1～3；⑳小腿内侧 L3～4；㉑小腿前外侧 L5～S1；㉒踇趾、足内侧、内踝 L3/4；㉓小趾、足外侧、外踝 S1/2；㉔足背 L5（L4～S1）；㉕足底 L4～S2；㉖足后跟 S1～2；㉗大小腿后侧 S1～2；㉘生殖器 S2～3；㉙会阴、坐骨区 S1～5。

第五章　五官科病症

该篇章就五官科常见病症进行论述。主要包括视力障碍、眼痛眼干、飞蚊症、麦粒肿；鼻炎、耳鸣（耳聋）；牙痛、咽炎、舌（腭）痛、口腔溃疡、颞颌关节功能紊乱等。

第一节　眼部疾病

该篇章就视觉系统的常见病进行论述。包括视力障碍、眼痛、麦粒肿等。

一、视力障碍

1.病因病机　颈段多裂肌、回旋肌，斜角肌、胸锁乳突肌触发点形成导致肌痉挛，肌短缩致椎体错位，可直接刺激颈上神经节及分布于椎动脉、关节囊、项韧带等组织的交感神经末梢、椎管内脊膜返支受病理性刺激引起反射性视神经中央动脉痉挛而致视力下降；瞳孔对光调节不灵而致视力模糊、复视；茎突舌骨肌及其周围筋膜挛缩，影响眼部血液循环，出现眼胀、近视、青光眼；三叉神经脊髓束受刺激，引起眼周神经痛及前额痛；椎动脉供血不全可引起视中枢、脑神经损害，导致视网膜病变。

颈椎尤其寰枢椎、寰枕关节、C4、5 错位，椎动脉可直接受压、刺激，产生血管痉挛，出现椎-基底动脉血流减少，大脑皮质视觉投影中枢血流量低于视区脑组织正常代谢所需量时，即可造成中枢性视力障碍。

2.相关解剖　12 对脑神经有 6 对直接控制眼及其周围组织的活动：①视神经；②动眼神经；③滑车神经；④三叉神经；⑤展神经；⑥面神经。

眼部的血运十分丰富，由椎动脉、颈内动脉供给。椎动脉穿颈椎横突孔，经枕骨大孔入脑。寰枢椎处，椎动脉迂回曲折、C5 横突孔距椎体较近。

3.触发点治疗　①颈 8 针、面 3 针；②颞肌、咬肌；③眼周肌（皱眉肌、眼轮匝肌）；④颧肌；⑤椎枕肌；⑥颈夹肌；⑦胸锁乳突肌；⑧斜方肌[1]。

4.针刀治疗　①颈椎基础治疗（C2 棘突）；②茎突后缘（面神经）；③眶上、下孔神经。

5.体会　①松解椎枕时，注意枕骨大孔、寰枢椎、寰枢/寰枕间椎动脉的解剖；②手法整复寰枕、寰枢关节的错位很重要。

二、眼痛

1.触发点治疗

1）眼眶疼痛：头夹肌。

2）眼球疼痛：①胸锁乳突肌；②颈夹肌上部（感觉从头内穿过至眼后部）；③颞肌（前部）；④咬肌；⑤枕肌；⑥枕下肌群；⑦斜方肌；⑧眼轮匝肌。

三、眼干

1.病因病机　①水液层泪腺泪液分泌不足；②睑板腺功能不良造成油脂层分泌不足。

来自颈内动脉丛的交感神经纤维和面神经的副交感神经纤维控制泪腺分泌。交感神经控制正常泪腺分泌，副交感神经控制大量的泪液分泌。

2.触发点治疗　①颈 8 针；②面 3 针；③颞肌；④额肌；⑤皱眉肌。

3.针刀治疗　①茎突前、后缘（迷走、面神经）；②蝶腭神经节（支配泪腺）；③素髎穴针刺。

四、飞蚊症（斜视）

1.触发点治疗　①颈 8 针；②面 3 针；③颞肌；④颈胸段多裂肌。

2.针刀治疗　①茎突后缘（面神经）；②颈椎病基础治疗。

五、麦粒肿

1.触发点治疗　①咬肌；②颞肌[1]；③颧肌；④皱眉肌；⑤翼外肌。

第二节　鼻部疾病

一、鼻炎

1.病因病机　C1～4 椎周肌肉、筋膜、韧带因急慢性损伤而发生病变，斜角肌、枕下肌群肌紧张带牵拉椎体移位，活化了的触发点肌肉发生痉挛、挛缩，两者可刺激颈上交感神经节、颅底（茎乳孔）软组织，引起交感、副交感神经兴奋或抑制，使所支配的器官机能发生障碍。

鼻炎、鼻窦炎或变应性鼻炎等的一般病理变化，副交感神经过于兴奋，而交感神经受到抑制。通常最多见的是鼻腔血管充血、扩张，黏膜肿胀，鼻甲肥大，通气受阻，鼻涕大量增多，进而导致鼻窦口缩小甚或堵塞，排泄不畅，窦腔内长期存储脓液，或由于人体差异，局部对敏感源的反应轻重不一，但多表现为腺体膨大、鼻黏膜苍白水肿、喷嚏不断。

过敏性鼻炎时，来自三叉神经分支的翼腭窝神经节调节鼻部交感和副交感神经的功能失衡。加上某些外来刺激下，而发生喷嚏，流涕、鼻痒、鼻堵等临床症状。

2.相关解剖　鼻部血管的舒缩功能由自主神经支配。副交感神经来自面神经分支岩浅大神经，交感神经来自颈内动脉交感神经丛、岩深神经，两者合成翼管神经至蝶腭神经节（最大的副交感神经节，主要由岩大神经（面神经的一支）组成，上颌神经之间有纤维连接，位于头颅侧面眶尖后下方深在狭小的不规则骨性间隙，由蝶骨体、蝶骨翼突、腭骨垂直板、上颌骨的后面围成，为一高 2mm，宽 1mm 大的三角形或心形凹陷的翼腭窝内。距离鼻腔外侧壁 1～9mm，靠近蝶腭孔，位于翼管和圆孔的前方，形态扁平，直径 3. 50±0. 64mm，呈粉红或灰色。翼腭窝向前上经眶下裂与眶相通；向后外经圆孔通颅中窝；向内经蝶腭孔与鼻腔相通；向外经翼腭裂与颞下窝相通；向下经翼腭管、腭大孔、腭小孔与口腔相通；向下后经腭鞘管与咽部相通；向后经翼管与破裂孔相通。翼腭窝内有上颌神经、翼管神经、蝶腭神经节及上颌动脉翼腭段等重要结构。上颌动脉翼腭段位于蝶腭神经节的前方，其在窝内分支甚多且变异较大，主要分支有：上牙槽后动脉、眶下动脉、腭大动脉、咽动脉、翼管动脉、蝶腭动脉。

蝶腭神经节由感觉神经纤维根、副交感神经根和交感神经根组成。

感觉根--来自上颌神经的蝶腭支，大部分纤维穿过神经节组成腭神经，少量纤维进入神经节组成感觉根。

副交感根--来自岩大神经（面神经一部分），分支与三叉神经深方分支共同到达鼻腔、软腭、扁桃体、悬雍垂、上颚、上唇、咽部上方的黏膜，还发出节后神经纤维到达泪神经（三叉神经第一支眼神经的分支），支配泪腺。鼻黏膜腺体由岩大神经控制分泌功能，腭黏膜腺体的分泌受鼻腭神经、岩大神经和岩小神经的控制，咽部黏膜腺体受咽神经控制，这些都是上颌神经的分支。

交感根--来自颈上神经节的交感传出纤维。经过颈动脉丛、岩深神经，岩深神经和岩大神经共同组成翼管神经，在进入神经节之前通过翼管。

蝶腭神经节大多数神经属上颌神经感觉纤维（含蝶腭神经），来自腭、鼻、咽部的黏膜及眼眶。这些感觉纤维穿过神经节，经过其节支再进入上颌神经，与节细胞之间没有形成突触联系。

蝶腭神经节的副交感根是翼管神经，此神经从后方进入神经节，起自脑桥下部特异性泪腺核的节前纤维与面神经的感觉根一起形成岩大神经，后者与岩深神经一起形成翼管神经，这些节前纤维与蝶腭神经节细胞形成突触联系。节后纤维自蝶腭神经节发出后，加入上颌神经颧神经支，进入颧颞神经，最终加入眼神经的分支泪腺神经，为泪腺提供分泌纤维。对于腭、咽、鼻黏膜腺的分泌纤维（起源未确定），可能遵循类似通路到达蝶腭神经节，在节内形成突触联系，其节后纤维经腭支和鼻支分布。

蝶腭神经节的交感根也加入翼管神经，其节后纤维起自颈上交感神经节，行于颈内动脉交感丛和岩深神经中。

蝶腭神经节发出四大支即眶支，腭神经，鼻支和咽神经。

眶支分 2～3 条细支，分布到眶骨膜和眶肌，部分纤维穿过筛后孔分布至蝶窦与筛窦。

腭神经分布到口腔顶，软腭，腭扁桃体以及鼻腔黏膜。分为大小两支。腭大神经分布至硬腭的牙龈，黏膜和腺体，与鼻睫神经的终末支有交通。另一支腭小神经经腭骨结节的腭小孔穿出，发出分支至腭垂，腭扁桃体及软腭。

鼻神经由蝶腭孔入鼻腔，形成内侧组和外侧组。大约 6 条鼻外后上神经分布至上中鼻甲后部以及后筛窦内的黏膜。约 2～3 条鼻内后上神经在蝶窦开口下方跨越鼻腔顶，分布于鼻腔顶及鼻中隔后部的黏膜。其中最大的鼻腭神经，分布在鼻中隔，在此与腭大神经相交通。

咽神经起自蝶腭神经节后部，与上颌动脉咽支一起穿过腭鞘管，分布至鼻咽腔咽鼓管以后的黏膜。

颈上交感神经节是颈部最大的交感神经节，长约 1. 5～5. 5cm，上极可达颅底，C1～4（以 C2～3 为主）横突前。颈内动脉丛起于颈上交感神经节的上端，是颈上节最大的分支，随动脉走行，同时分布于各器官。迷走神经头部分支与颈上节有交通支。另一交通支与 C1-2 神经袢发出小支至结状神经节，经血管的神经包括脑、脊神经节发出的传入纤维和血管收缩、舒张纤维的传出神经（图 5-2-1、5-2-2）。

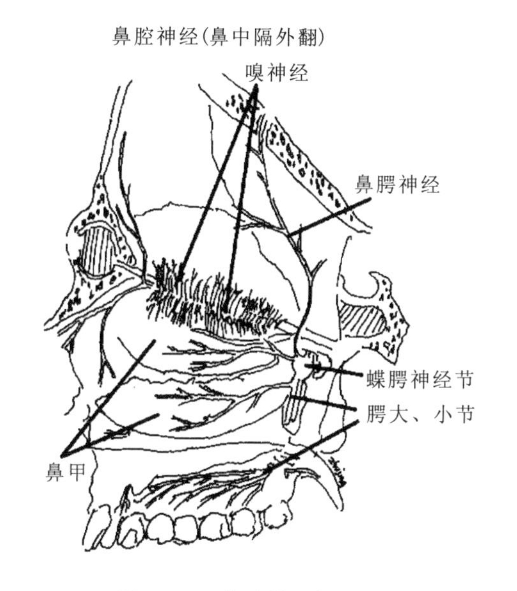

图 5-2-1　鼻腔神经解剖示意图

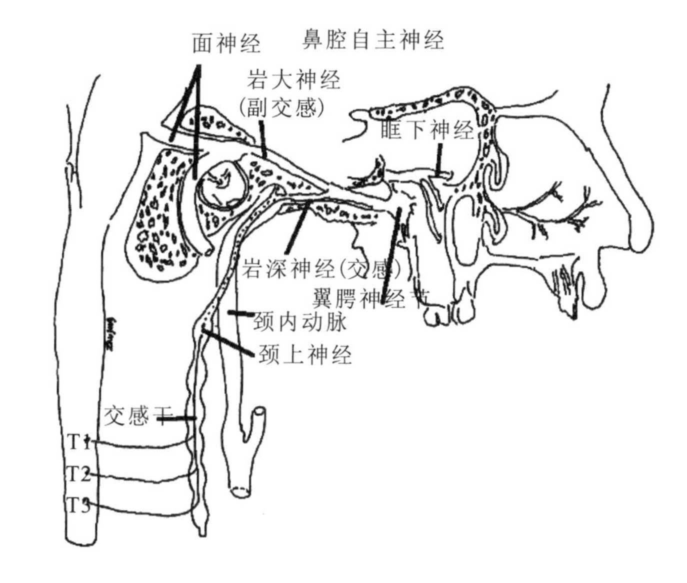

图 5-2-2　鼻腔自主神经解剖示意图

3.触发点治疗　①颈 8 针；②面 3 针；③颧肌；④鼻翼肌（内眼角至鼻骨末端中点）；⑤颞肌；⑥上腹直肌；⑦椎枕肌、头半棘肌；⑧胸锁乳突肌胸骨部；⑨上斜方肌。

4.针刀治疗　①枕外隆突 1.5～4 厘米内阳性点；②C2 棘突；③茎突后缘（面神经：鼻涕多）；④蝶腭神经节（嗅觉、鼻部感觉）针刺；⑤C 1～7 后结节；⑥T1～4（T5～L2）（棘间韧带、外口）；⑦下鼻甲（向同侧眼球扎）；⑧迎香、印堂、上星、百会（针刀点刺）。

5.体会

（1）临床上，很多颈椎病患者接受触发点疗法或其他治疗后，症状好转或治愈，鼻部疾患也向好或不治而愈。

（2）过敏性鼻炎大多存在寰枢关节紊乱，手法整复有较好疗效。

（3）针刺蝶腭神经节效果好（超声引导技术下针刺更安全、效果更确切，患者几乎没有痛苦。局部显微解剖学分析，最有可能被刺破的较大动脉是蝶腭动脉。该动脉是上颌动脉的终末支，穿过蝶腭孔进入鼻腔，长度约 13mm，外径约 2.8mm，斜行于蝶腭神经节前外下方）。若方向、角度正确，进针 52～58mm 刺中神经节后，即刻显示鼻甲缩小，鼻道变宽，继之分泌物减少，患者自觉面部发麻或放电样感觉、鼻腔有吹风或喷水样感觉、鼻塞减轻、头痛等症状减轻或消失（萎缩性鼻炎则要几天后，出现鼻黏膜逐渐转红、湿润、光滑，结痂减少或脱落，患者亦感轻快舒适）。

一般性鼻炎不用留针，每周 1 次，10 次一疗程。每次仅针刺一侧蝶腭神经节，双侧蝶腭神经节交替进行针刺。重症萎缩性鼻炎例外，留针 10～15min，可双侧同刺。改善后，再每月针 1 次为好。小儿针刺年龄最好超过 7 周岁。

蝶腭神经节针刺方法如下。

（1）体位：仰卧、侧卧、坐位；

（2）定位：颧弓下缘与下颌骨冠突后缘交界处的体表投影点；

（3）定向：患者头向对侧适当倾斜，并稍许向后仰，针刺方向与额状面呈 15°，与矢状面呈 75°，与水平面呈 15°，总的进针方向为前内上（对侧太阳穴颞区）。神经节、进针点、术者视线三点一线，可使进针点与蝶腭神经节位置等高，向前平行刺进（更易刺中靶目标）。

（4）针刺入路解剖层次：皮肤—浅筋膜—咬肌—颧弓下缘与冠突后缘交界处—颞肌—翼外肌—翼腭裂外口蜂窝组织—翼腭裂腔隙—蝶腭神经节。

（5）手法与针感：①手法：探索进针，缓慢提插；②刺中蝶腭神经节时，可获得明显的针感：同侧目内眦下至口角有麻木、胀、重感、放电样酸胀感；同侧面部产生剧烈电击感；鼻内有喷水、吹风样感；鼻腔紧缩感；这些针感可单独出现，亦可同时出现。

（6）注意事项：①如果患者主诉口腔的顶部出现刺激感，则意味着针尖靠近腭大神经和腭小神经，则必须向尾侧及后内侧调整；②如果患者主诉在上排牙齿和牙龈处出现刺激感，那么针尖靠上颌神经太近，必须向尾、内侧调整。

在超声和或 X 线透视引导下，联合应用神经刺激仪（感觉穿刺针到达满意的位置后，用 50Hz 的刺激频率测试，如果针尖位置正确，靠近蝶腭神经节，患者会感觉鼻内有嗡嗡的感觉）经侧面颧骨下入路穿刺是进行蝶腭神经节毁损（注射）的首选（最佳）方式。

二、鼻窦疼痛

1.触发点治疗　①颈 8 针；②面 3 针；③胸锁乳突肌；④咬肌；⑤翼外肌；⑥眼轮匝肌；⑦颧肌；⑧提唇肌。

第三节　耳部疾病

一、耳鸣（聋）

1.病因病机　上颈段多裂肌、斜角肌、枕下肌群肌紧张带牵拉椎体错位和或刺激、压迫颈上交感神经节或颅底（茎乳孔）软组织，使内耳的生理功能受到干扰而产生症状。内耳血供绝大部分来自从基底动脉分出的内听动脉，当椎动脉壁周围的交感神经受刺激后，反射性引起椎动脉痉挛而致椎-基底动脉供血不足，从而使内听动脉血流减少而发病。

2.相关解剖

（1）中耳由鼓膜、听骨链（锤骨、砧骨、镫骨）、咽鼓管、骨膜张肌、镫骨肌组成。

（2）内耳（迷路）由耳蜗、前庭器组成。迷路分为骨、膜迷路，骨迷路由骨壁厚约 2～3mm 骨密质构成，包括耳蜗、前庭、半规管；膜迷路由封闭的膜性管/囊构成，分为椭圆囊、球囊、膜半规管、蜗管、内淋巴管/囊。

（3）耳蜗是听觉感受器，由骨质管腔围绕锥形骨轴旋转 2.5～2.75 周构成。被前庭膜、基底膜分成 3 个管腔：前庭阶、骨阶、蜗管，内充淋巴。基底膜上有螺旋器，由毛细胞、支持细胞构成，与淋巴、丰富的听觉神经末梢接触，将机械振动波转换成神经冲动（图 5-3-1）。

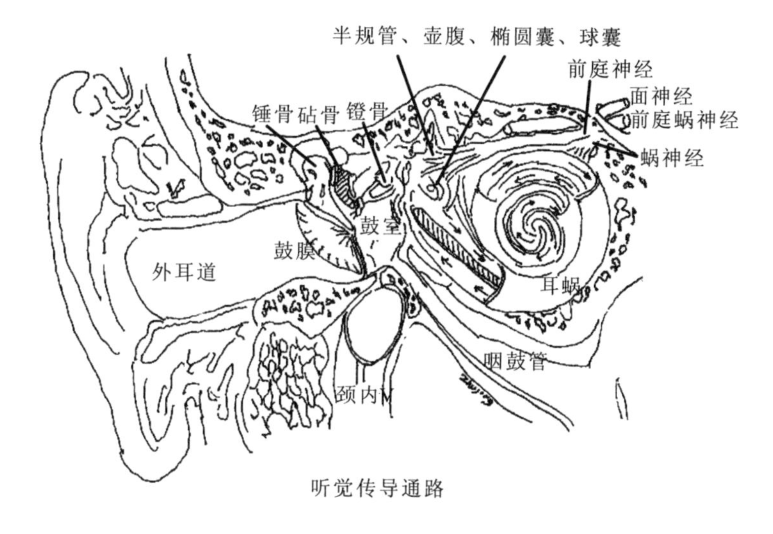

图 5-3-1　听觉传导通路示意图

3.触发点治疗　①颈 8 针（胸锁乳突肌上段、锁骨支）；②面 3 针；③颞肌；④颞顶肌；⑤咬肌（深层）；⑥二腹肌（后腹）；⑦枕肌；⑧椎枕肌；⑨头夹肌；⑩颈后肌群；⑪臀旁侧（臀中肌前束）；⑫内收肌；⑬腰骶后部；⑭腹内外斜肌；⑮冈下 3 肌。

4.针刀治疗　①C1 横突尖（椎动脉）；②C2～7 后结节；③茎突后缘（面神经：镫骨肌）。

5.体会　①顽固性耳鸣行乳突骨减压，可取良效；②手法整复枕环、寰枢关节可进一步提高疗效。

附：脑鸣

脑鸣是指延脑的耳蜗神经核至大脑皮质听觉中枢的整个通道任何一个部位的病变所致的耳鸣，病人感觉脑内鸣响。

1.病因病机　枕颈部肌群痉挛，压迫刺激椎动脉、颈动脉血管，致使血液在脑内血管流动时产生涡流，撞击血管壁引起脑鸣。

2.触发点治疗　①颈 8 针；②椎枕肌；③上斜方肌。

3.针刀治疗　①C1 横突尖（椎动脉）；②C2 棘突、椎板；③C2-4 后结节；④茎突后缘（面神经）。

4.体会　①多普勒检查，了解脑血管状况；MRI 或 CT 检查延髓或脑干有无器质性病变；②有高血压者，应该控制好血压。

二、耳朵、下颚疼痛

1.触发点治疗　①翼外肌；②翼内肌；③咬肌；④胸锁乳突肌；⑤上斜方肌。

第四节　口腔疾病

该篇章就口腔的常见病进行论述，包括牙痛、咽炎、舌（腭）痛、口腔溃疡、颞颌关节功能紊乱等。神经在口腔的分布如下。

（1）上颌神经。①鼻腭神经：支配上中切牙、侧切牙、尖牙、前牙及其腭侧黏骨膜及牙龈。②腭前神经：支配上颌尖牙到第3磨牙及其腭侧粘骨膜及牙龈。③上牙槽后神经：支配上颌第2、3磨牙、第一磨牙的腭根及远中颊根、牙周膜、牙槽骨，颊侧牙龈。④上牙槽中神经：支配上颌第1、2前磨牙及第1磨牙的近中颊根，牙周膜、牙槽骨，颊侧牙龈。⑤上牙槽前神经：支配上颌前牙中切牙、侧切牙、尖牙、前牙及其牙周膜，牙槽骨，颊侧牙龈。

（2）下颌神经。①颊神经：支配下颌第2前磨牙到第3磨牙的颊侧牙龈、颊侧的皮肤和黏膜。②舌神经：支配下颌中切牙到第3磨牙的舌侧牙龈、口底及舌前2/3的黏膜和颌下腺、舌下腺。③下牙槽神经：支配下颌中切牙到第3磨牙及其牙周膜、牙槽骨。④颏神经：支配下颌中切牙到第1前磨牙的唇颊侧牙龈、下黏粘膜及颏部皮肤。

一、牙痛

（一）上臼齿、上颌疼痛

1.触发点治疗 ①咬肌（腱肌交界处）；②颞肌[2、3]。

（二）下臼齿、下颌疼痛

1.触发点治疗 ①咬肌（颌角）；②斜方肌[1]；③胸锁乳突肌（面颊）。

（三）门齿、上切齿疼痛

1.触发点治疗 颞肌[1]。

（四）下切齿疼痛

1.触发点治疗 二腹肌前腹。

二、夜间磨牙

1.分型 ①磨牙型：常在夜间入睡以后磨牙或仅做咬牙动作，常伴有“咯吱、咯吱”的声音，患者本人多不知晓。②紧咬型：常有白天注意力集中时不自觉地将牙咬紧，但没有上下牙磨动的现象。③混合型：兼有夜磨牙和白天紧咬牙的现象。

2.病因病机 磨牙是由于咀嚼肌反复收缩，上下牙齿相互碰撞发出声响引起的。咀嚼肌收缩受三叉神经控制，三叉神经兴奋后，会导致咀嚼肌收缩，就出现了磨牙现象。

3.触发点治疗 ①颈8针；②面3针；③颞肌中、后部；④咬肌；⑤补充叶酸、$VitB_1$、$VitB_6$、$VitB_{12}$、。

4.针刀治疗 ①蝶腭神经节（上牙、上腭）；②茎突后缘（面神经）。

三、舌痛、咽腭疼痛（舌咽神经痛）

1.舌体的神经支配 舌前2/3的感觉由舌神经传递，味觉由参与舌神经的鼓索味觉纤维支配；舌后1/3两侧的感觉及味觉是舌咽神经支配；舌根中部由迷走神经支配。舌的运动神经是舌下神经，但舌腭肌则是由副神经的延脑根，通过迷走神经的咽支支配。

2.症状、体征、病机 耳根、咽部疼痛，说话、吞咽时发作。

由茎突咽肌下缘周围组织挛缩、粘连形成的无菌性炎症刺激舌咽神经而致。

3.触发点治疗 ①胸锁乳突肌；②翼内肌；③下颌舌骨肌；④茎突舌骨肌；⑤二腹肌（后腹）。

4.针刀治疗 茎突前下缘（迷走、舌咽、舌下神经，茎突舌肌、茎突舌骨肌韧带、茎突咽肌）

四、口干

1.触发点治疗　①茎突舌骨肌；②咬肌。

2.针刀治疗　①茎突前、后缘（迷走、面神经）；②蝶腭神经节（支配鼻咽部、硬腭相关腺体）。

五、流口水

1.触发点治疗　①面3针；②二腹肌；③咬肌；④胸锁乳突肌（胸骨、锁骨端）；⑤斜角肌。

2.针刀治疗　茎突后缘（面神经）。

六、镜面舌

1.触发点治疗　①面3针；②腹肌。

七、口腔溃疡

1.病因病机　口腔溃疡的发生是多种因素综合作用的结果。包括局部创伤、感染（血链球菌及幽门螺杆菌等细菌也与口腔溃疡关系密切）、精神紧张（情绪波动、睡眠状况不佳的情况下发病，可能与植物神经功能失调有关）、食物、药物、激素水平改变（雌激素量下降），营养不良及维生素（叶酸、维生素 B_{12}）或微量元素缺乏（锌、铁）可降低免疫功能，增加口腔溃疡发病的可能性；消化系统功能紊乱（腹胀、腹泻或便秘等）、内分泌系统性疾病、遗传（父母双方均患有时，其子女约有80%～90%患病，若双亲之一患此病时，其子女约有 50%～60%患病）、免疫及微生物在口腔溃疡的发生、发展中可能起重要作用。

口腔溃疡通常预示着机体可能有潜在系统性疾病，口腔溃疡与胃溃疡、十二指肠溃疡、溃疡性结肠炎、局限性肠炎、肝炎、女性经期、维生素B族吸收障碍症、植物神经功能紊乱症等均有关。

2.触发点治疗　①颈8针；②面3针；③口轮匝肌；④颊肌；⑤腹直肌。

3.针刀治疗　①茎突后缘（面神经）；②三叉神经（上、下颌支）。

八、颞颌关节功能紊乱

1.病因病机　颞下颌关节周围肌群痉挛；上颈段肌群肌紧张带牵拉寰枕、寰枢关节、C2～3 错位，刺激颈上交感神经节。三叉神经核既接受 C1～3 传入纤维，又接受三叉神经脊髓束的纤维，这是颈-头神经反射的结构基础。三叉神经的下颌神经咀嚼肌支功能受影响，令其支配的颞肌、咬肌、翼内外肌功能亢进、痉挛，导致颞颌关节功能紊乱。

2.相关解剖　由下颌头与颞骨下颌窝和关节结节组成，有2个内衬滑膜的双腔关节，关节囊松弛，侧方为内、外侧韧带所加强。囊内中间隔有弹性纤维的软骨关节盘，呈卵圆形，区分为前、中、后三部分，将关节腔分成上、下两半。上面呈鞍状，前凹后凸，与关节结节和下颌窝的凸凹轮廓相对应；下面凹正对下颌头，周缘与关节囊相接，前缘与穿过关节囊的翼外肌腱相连。关节外更有蝶下颌韧带（蝶棘至下颌小舌）和茎突下颌韧带（茎突至下颌角）予以加固。刚一张口时，由于下颌头的旋转，关节运动主要发生在下位关节腔。随着张口度的增加，上位关节腔开始发挥作用并向前下方滑动。在张口期间关节盘会发生位置改变，如果关节盘内部紊乱就可能引起疼痛和颞下颌关节功能障碍。值得注意的是囊外原因引起的颞下颌关节疼痛远比关节盘内部紊乱更常见（图5-4-1）。

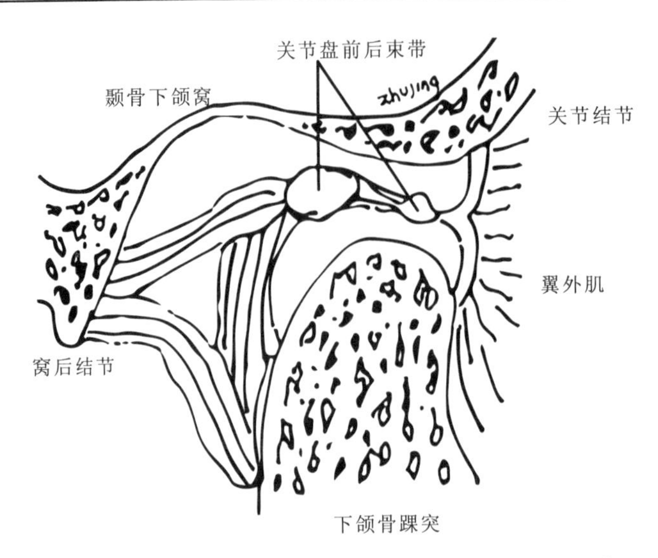

图 5-4-1　颞下颌关节张口位髁突、关节盘、关节间隙示意图

3.触发点治疗　①咬肌；②颞肌；③翼内、外肌；④胸锁乳突肌；⑤上斜方肌；⑥颈 8 针；⑦比目鱼肌。

4.针刀治疗

（1）下颌骨冠突（颞肌止点）松解，颧弓上外缘直扎，再向内斜下扎冠突。

（2）髁突前，切断部分过于紧张的翼外肌；张口，髁突后缘与颧弓交界处平行进针松解，再转至髁突后、下缘剥离。

第五节　咽喉疾病

一、慢性咽炎

1.症状体征　咽部不适感、异物感、痒感、灼热感、干燥感或刺激感，还可有微痛等。主要由其分泌物及肥大的淋巴滤泡刺激所致，使患者晨起时出现频繁的刺激性咳嗽，伴恶心。一般无痰或仅有颗粒状藕粉样分泌物咳出。

2.病因病机　慢性感染引起的弥漫性咽部黏膜、黏膜下及其淋巴组织的慢性炎症。主要原因为急性咽炎反复发作、鼻咽部慢性炎症、烟酒及有害气体刺激等。

分类：①慢性单纯性咽炎（咽黏膜慢性充血、白细胞、淋巴细胞、浆细胞浸润，黏膜及黏膜下结缔组织和淋巴组织增生）；②慢性肥厚性咽炎（咽黏膜弥漫性充血肥厚，黏膜下广泛的结缔组织及淋巴组织增生）；③干燥性及萎缩性咽炎（常继发与萎缩性鼻炎，初期黏液腺分泌减少，继因黏膜下层慢性炎症致黏膜及黏膜下层萎缩变薄，咽后壁可有干痂附着）。

3.相关解剖　咽部神经支配极为丰富，感觉和运动神经主要来自咽后壁的咽丛，含有迷走神经、舌咽神经、副神经和副交感神经的分支，此外尚有三叉神经第二支、舌咽神经等直接分布于咽部，故咽部感觉极为灵敏（图 5-5-1）。

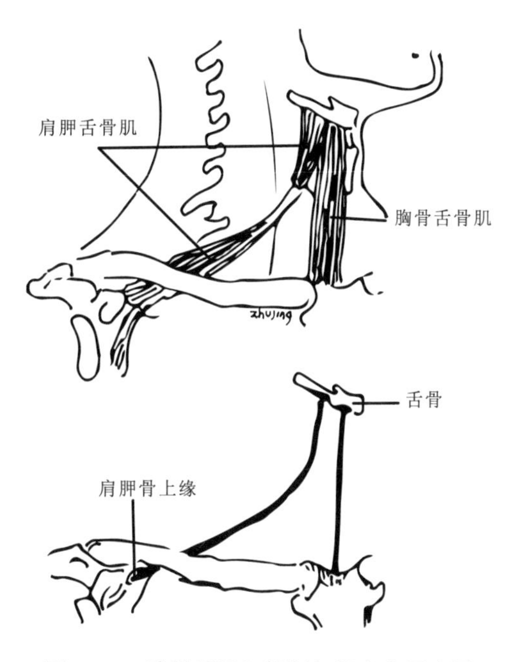

图 5-5-1　胸骨舌骨肌解剖与起止点示意图

4.触发点治疗　①二腹肌；②舌骨肌群；③颈 8 针；④颈、上胸多裂肌。

5.针刀治疗　①舌骨大角；②胸骨舌骨肌（胸骨锁骨端、肌腹、舌骨下外缘）；③茎突（前缘，迷走神经、尖部，茎突舌骨肌）；④C1～4 后结节；⑤T1～4；⑥颈前筋膜套松解（天突穴位于胸骨柄后缘，调转刀口 90°，再散切松解）；⑦咽后壁滤泡点刺。

二、打鼾

打鼾由咽部慢性肥厚性炎症（慢性扁桃体炎、慢性肥厚性咽炎、慢性腺样体炎）所致，因为弥漫性的咽部炎症常常引起整个咽腔黏膜呈弥漫性肥厚增生，导致咽部狭窄或咽部软组织松弛低垂而引起咽部不适和打鼾。本病以咽部干痒疼、异物感、频频清嗓、睡眠打鼾、呼吸暂停为主要症状，以及咽黏膜肥厚、咽峡狭窄、软腭松弛低垂等为主要特征。

1.病因病机　咽峡、咽侧索、悬雍垂及咽黏膜肥厚，咽后壁淋巴滤泡增多，或扁桃体肿大，或腺样体肿大导致呼吸道狭窄。茎突周围筋膜、与之相连的肌肉痉挛、挛缩可刺激或压迫位于其内侧的舌咽神经（行走于颈内、动静脉之间）：其咽支分布咽黏膜、茎突咽肌支分布软腭、扁桃体支分布扁桃体窝外侧、舌支支配舌后黏膜感觉。舌骨大角筋膜挛缩可刺激其后方喉上神经喉内支，咽侧壁、颈血管鞘受压迫。迷走神经咽支与舌咽神经咽支吻合，喉上神经的内支分布会厌、舌根、喉咽前壁黏膜。颈交感干颈上神经节（C2/3 或 4 横突高度）喉咽支分布咽壁。

2.触发点治疗　①颈 8 针；②二腹肌；③胸锁乳突肌、胸骨甲状肌；④舌骨肌群；⑤上腹直肌。

备注：声音嘶哑的触发点针法同上（颈上神经节注射）。

3.针刀治疗

（1）甲状软骨切迹外旁开 1 寸（自上至下 2 厘米范围内取 3 点，刃针点刺放血）；或人迎穴点刺（①浅、中层松解颈血管鞘〈包裹颈总动脉、颈内动脉、颈内静脉、迷走神经〉，可解除颈动脉、迷走神经的压迫及卡压，同时可放松交感神经，改善扁桃体局部供血；②深层松解颈上交感神经节，通过改善扁桃体的血供而取效，对扁桃体炎或肥大有很好的疗效）。

（2）舌骨大角（对应扁桃体的颈前处，各选 3 点刃针点刺放血）。

（3）茎突、C1 横突、乳突。

（4）颈前筋膜 V 区、上下区（吴才华针刀松解术）。

（5）扁桃体隐窝口（扁桃体表面神经末梢分布极少，基本无痛感。每次 3 个，点刺 2 下即可）。

（6）毫针点刺软腭（先中央，再周边）、咽侧索、咽后壁黏膜及淋巴滤泡。

备注：扁桃体炎、扁桃体肥大的触发点及针刀治疗针法同上。

附：茎突综合征

1.解剖 位于鼓部下方、乳突尖前、茎乳孔前，正常茎突全长为 1. 5cm。尖端位于颈内外动脉之间，附着茎突舌骨韧带。根部内侧及稍后方附着茎突咽肌，中部后及侧面附着茎突舌骨肌，末端前附着茎突舌肌。茎突前方、左右侧分布颈动脉、颈静脉，舌咽神经、迷走神经、交感神经、副交感神经。

2.常见症状 头痛、耳痛耳鸣、咽异感（梗阻）、咽痛（吞咽痛）、颈痛。

3.可见症 ①眼部：眼痛、视觉异常（雾视、飞蚊症等）、角膜炎/溃疡等眼疾；②耳鼻咽喉：眩晕（梅尼埃）、乳突区痛、耳内异感、耳聋、晕车；③鼻部：鼻塞、鼻痛、多涕、鼻炎；④咽喉：吞咽困难、咽干、恶心、声嘶、声痛（持续说话后喉疲软钝痛）、咳嗽（痰多）；⑤颌面：面痛、面瘫、面肌抽搐、颞颌关节痛、流涎、牙龈痛、舌痛、发硬、发麻、张口困难、味觉减退；⑥颈部：颈动脉压痛、转颈痛、颈肩痛，运动受限；⑦胸部：胸闷气紧；⑧远隔部：肩痛/肩胛痛、背痛、锁骨区痛、胸骨梗阻感、手腕痛/手无力/手麻木；⑨其他：原发性高血压、慢性胃炎。

4.分型 ①咽型：症状主要局限于咽部，可引起反射性耳痛；②交感型：内耳症（眩晕、耳鸣/聋）、肩痛、背痛、手麻；③面神经型：面瘫、面肌痉挛；④混合型（图 5-2-2）。

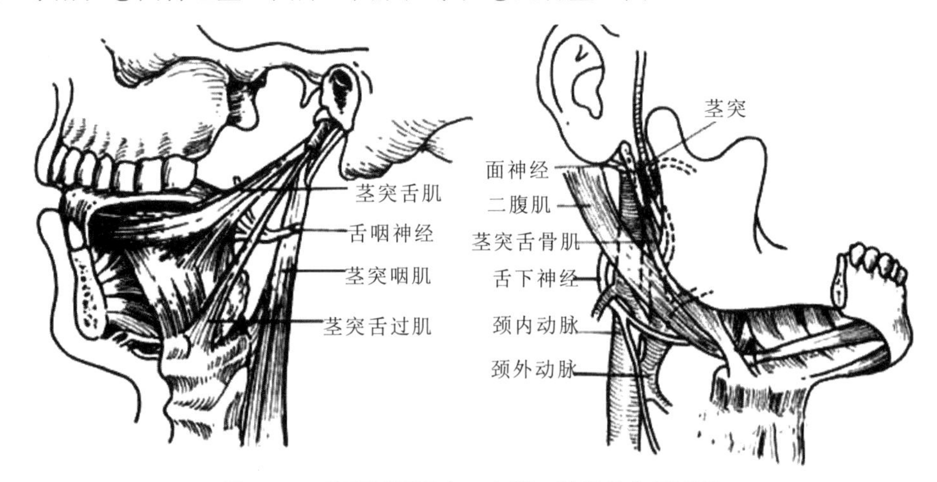

图 5-5-2　茎突周围肌肉、血管、神经分布示意图

5.针刀治疗 ①茎突；②舌骨大角；③人迎穴（颈动脉搏动处）。

颈上神经节注射（被誉为神奇的颈上节封闭），舌骨大角旁颈动脉内侧进针，稍偏上方刺入，抵颈椎后稍退出，回抽无血无脑脊液后，缓慢注射 1ml 阻滞液（1ml 地米+1%利多卡因 1ml），每周 1 次，3 周。

骨骼肌、神经解剖示意图

一、头面部、颈椎重要的肌肉、神经解剖示意图

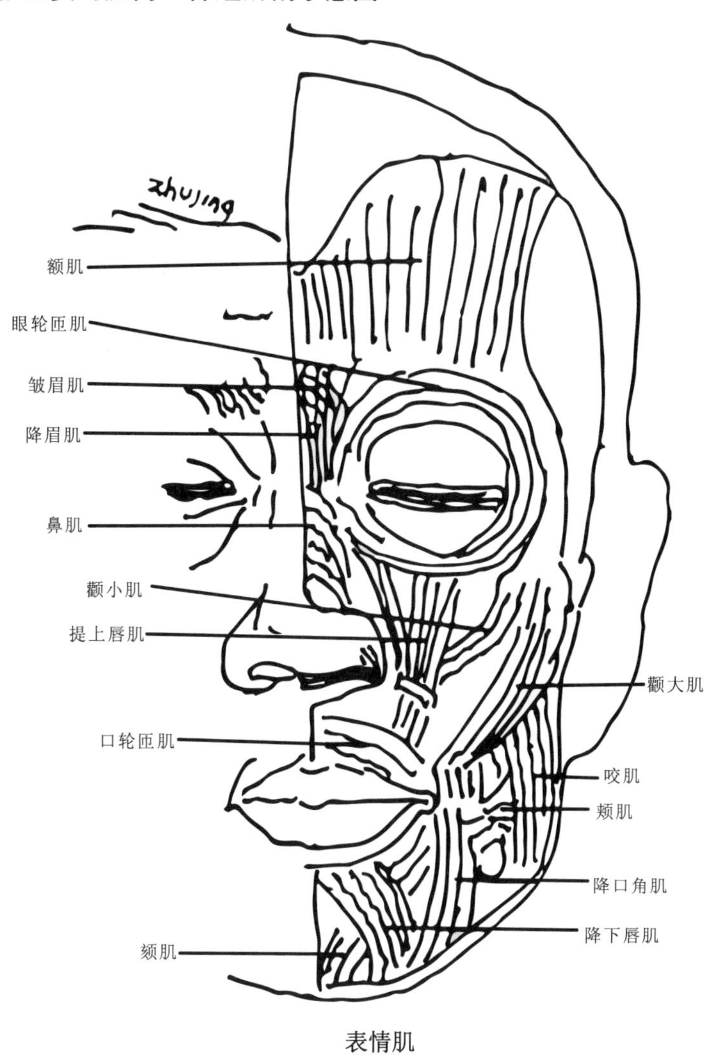

表情肌

组成：降眉肌、眼轮匝肌、鼻肌、颧大小肌、提上唇肌、提口角肌、口轮匝肌、笑肌、颊肌、降口角肌、降下唇肌、颏肌。

神经支配：面神经。

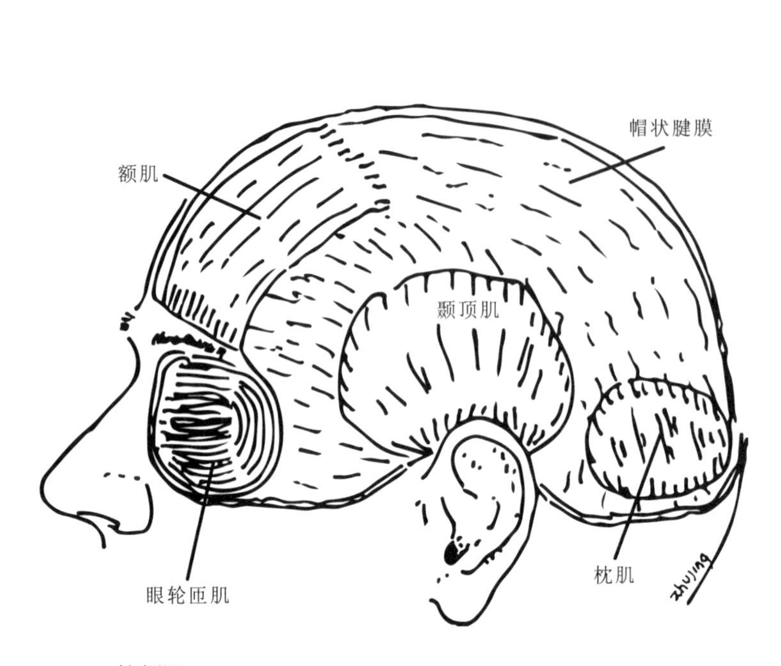

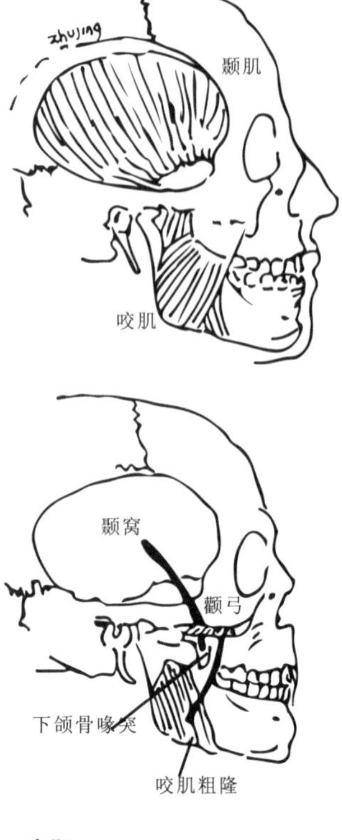

枕额肌

起点：枕肌起自枕骨，额肌起自帽状腱膜

止点：枕肌止于帽状腱膜，额肌止于额部皮

神经支配：面神经

咬肌

起点：颧弓前面

止点：下颌支外侧咬肌粗隆

神经支配：三叉神经

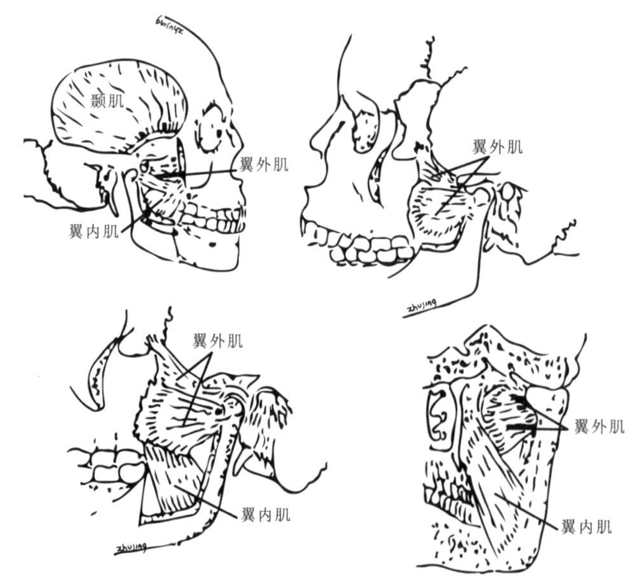

翼内肌、翼外肌

起点：①翼内肌，翼突；②翼外肌，颞下窝、翼突

止点：①翼内肌，下颌支内面；下颌骨髁突翼肌凹、颞下颌关节囊

神经支配：翼内外肌神经。

备注：翼内肌→三叉神经：①下颌神经舌支→舌边痛、麻；②鼓膜张肌神经→耳鸣；翼内外肌→鼾症。

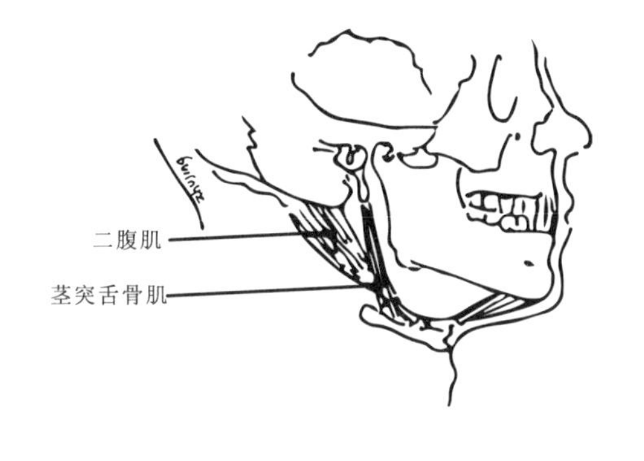

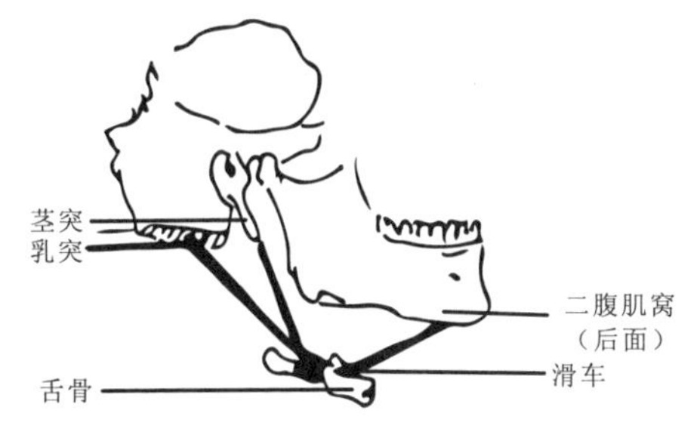

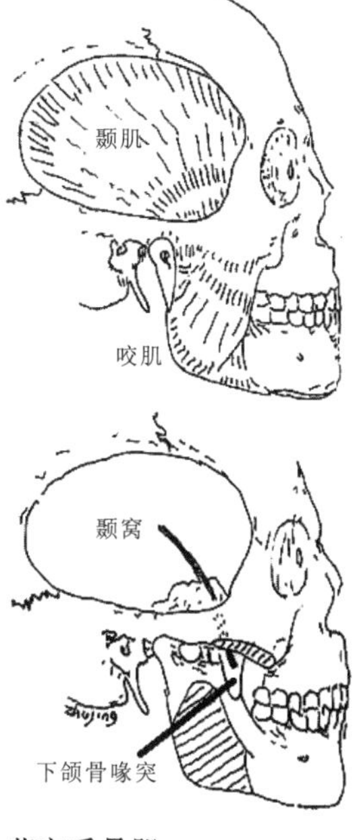

二腹肌

起止点：前腹，下颌骨后面二腹肌窝；后腹，颞骨乳突后内。两肌腹借中间腱相连，以滑车系于舌骨。

神经支配：前腹，三叉神经；后腹，面神经

*备注：二腹肌损害→舌骨移位→容易咬舌。

颞肌

起点：颞窝。

止点：下颌骨喙突。

神经支配：三叉神经。

茎突舌骨肌

起点：颞骨茎突。

止点：舌骨。

神经支配：面神经。

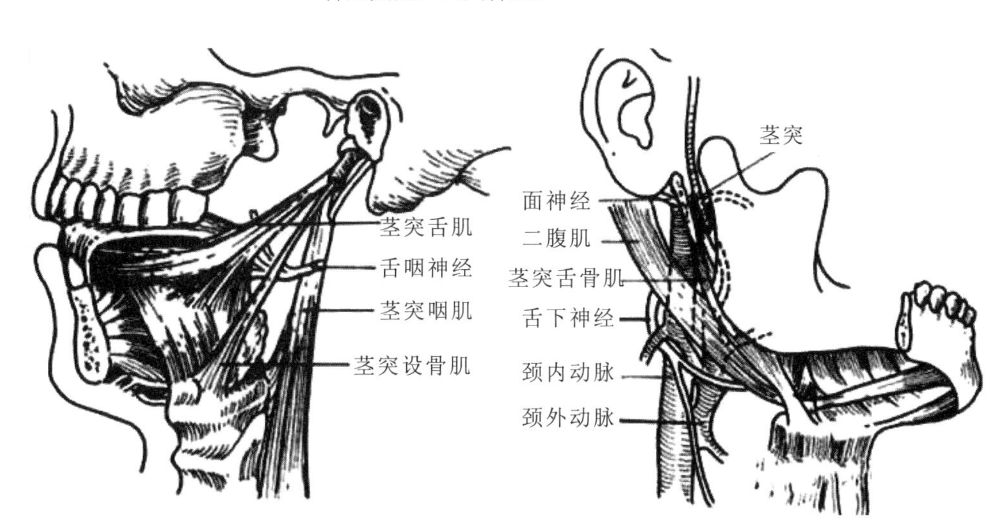

茎突前的神经——迷走神经、颈上交感神经脑膜支、副神经、舌咽神经、舌下神经。

颞骨茎突与其周边重要动脉、神经的距离关系：距离颈内动脉 6.4±1.5mm、距离舌咽 N4.6±0.9mm、距离迷走 N6.1±1.4mm、距离副 N5.7±1.5mm、距离面 N5.1±1.2mm、距离交感神经干 9.1±1.6mm。

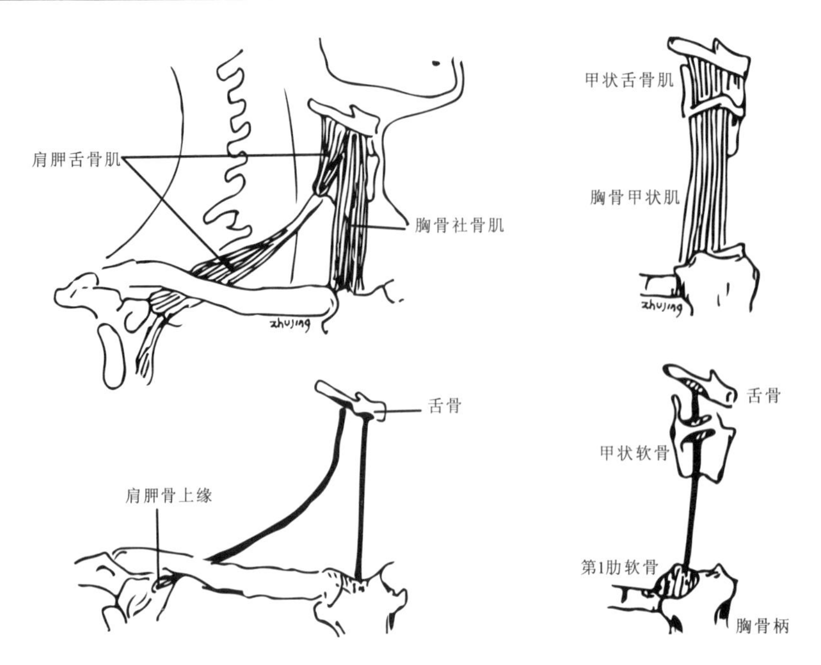

肩胛舌骨肌

起止点：下腹起自肩胛骨上缘，移行成中间腱斜向内上方转为上腹，止于舌骨下缘。

肩胛舌骨肌→甲状旁腺→低钙血症（持续补钙不缓解）。

胸骨舌骨肌

起点：胸骨柄、锁骨胸骨端后面。

止点：舌骨下缘。

神经支配：颈丛 C1-3 颈神经。

舌骨上下肌群→咽喉异物感（梅核气）；易咬舌（口腔内壁）、口腔溃疡；颞颌关节紊乱。

胸骨甲状肌

起点：胸骨柄后面、第一肋软骨

止点：甲状软骨。

甲状舌骨肌

起点：甲状软骨。

止点：舌骨体。

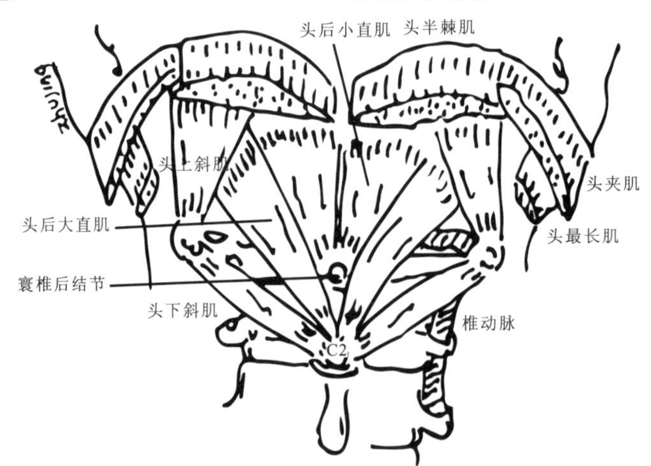

头下斜肌

起点：C2 棘突侧面。

止点：C1 横突外 1/3 骨面。

神经支配：C1-2 后支。

头上斜肌

起点：C1 横突。

止点：枕骨下项线中 1/3 骨面。

神经支配：C1 后支。

头后大直肌

起点：C2 棘突。

止点：枕骨下项线侧 1/3 骨面。

神经支配：C1-2 后支。

头后小直肌

起点：C1 后结节。

止点：枕骨下项线内。

神经支配：C1 后支。

①椎枕肌其中最核心的作用在于这些肌组织中含有大量张力感受器，协调眼球运动、背部其他肌肉（解剖列车）；②椎枕肌（头下斜肌<患侧>：头向一侧旋转；头下斜肌<双侧>：头左右摇晃）；③头最长肌的疼痛模式集中在耳、耳后稍下方；④枕下区的肌肉穿过寰枢椎后间隙而直接与硬脊膜相连，形成肌硬膜桥。由于肌硬膜桥的存在，枕下肌（头后小直肌）是全身唯一连接在硬脊膜上的肌群，当枕下肌群紧张时，会导致脊膜紧张，进而使全身肌肉紧张。同时通过肌硬膜桥会牵拉硬脊膜，引起局部硬膜囊容积改变，影响脑脊液循环。

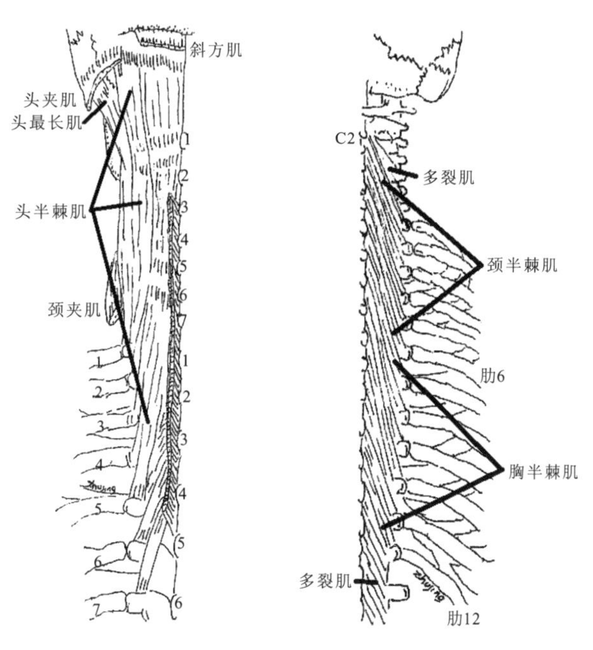

半棘肌

起点：C7 棘突、T1-3 棘突 。

止点：胸、颈棘突，枕部上下项线。

神经支配：脊神经颈丛颈神经、胸神经后支。

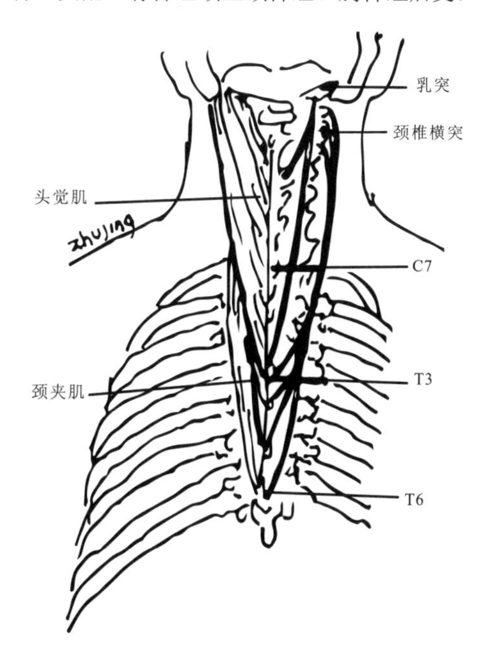

头夹肌

起点：T3-6 棘突。

止点：上项线外侧、颞骨乳突。

神经支配：脊神经中下部颈神经后支。

颈夹肌

起点：C2-T12 横突。

止点：C1-3 横突。

神经支配：脊神经下部颈神经后支。

头颈夹肌机能：下固定，一侧收缩，头颈向同侧侧屈、回旋。两侧同时收缩，头颈伸直。

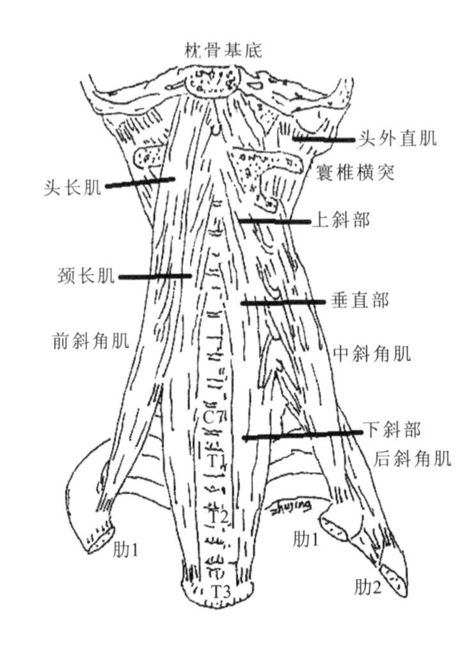

头长肌

起点：C3-6 横突。

止点：枕骨底部。

神经支配：上位颈神经分支。

颈长肌

起点：上位胸椎、下位颈椎椎体、横突。

止点：颈椎体直至环椎前结节。

备注：讲话、唱歌感到喉咙不适。

头颈长肌机能：颈前屈、侧屈。

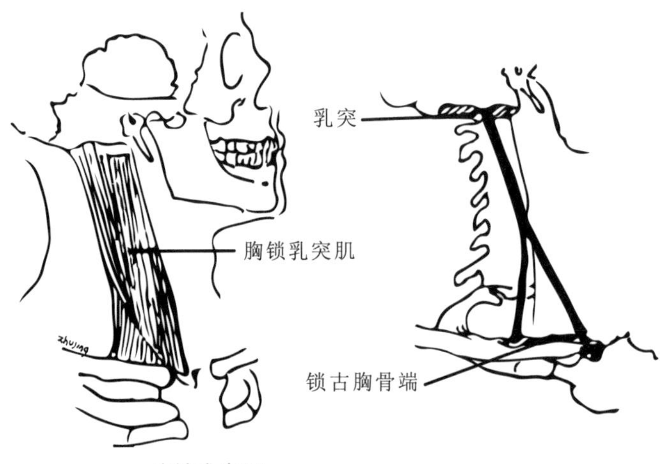

胸锁乳突肌

起点：胸骨柄、锁骨胸骨端。

止点：颞骨乳突。

神经支配：副神经颈支。

机能：①上固定，上提胸廓，助吸气；②下固定，一侧收缩，头向同侧屈，转向对侧；两侧收缩，寰枕关节额状轴 a，后面，使头伸；b，前面，使头屈。

乳突 3 肌（头夹肌、胸锁乳突肌、头最长肌）损害→乳突窦水肿→①面神经：面肌痉挛、面瘫；②镫骨肌神经→耳鸣、耳聋；③鼓索神经→舌边麻木或溃疡。

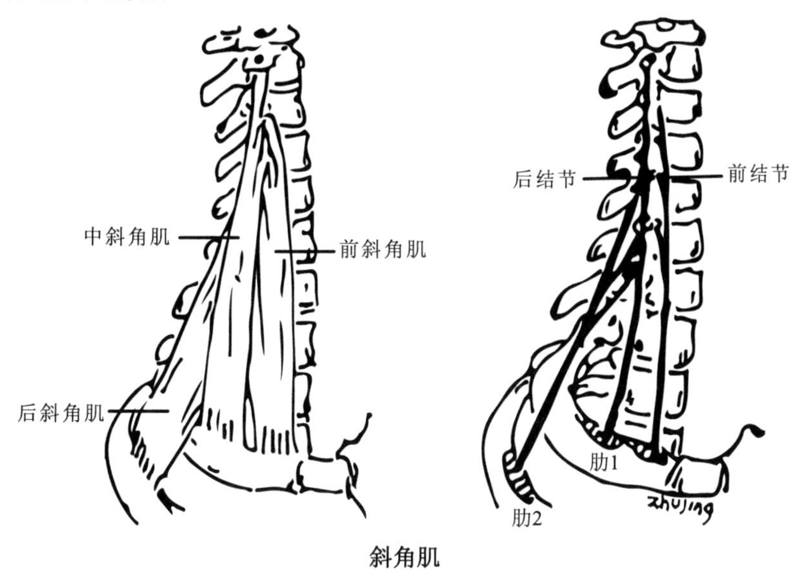

斜角肌

前斜角肌：起点：C3-6 横突前结节；止点：第一肋骨上斜角肌结节。神经支配，C4-6。

中斜角肌：起点：C2-6 横突后结节；止点：第一肋骨上缘外面（锁骨上窝中外侧），神经支配：C3-8。

后斜角肌：起点，C5-7 横突后结节；止点：第二肋骨外侧面，甚至到第 3 肋骨。神经支配：C6-8。

主要功能：①颈椎侧屈、侧旋；②前斜角肌，双侧收缩，颈部前屈；③后斜角肌，稳固颈部，参与吸气，提高胸廓（上提第一、二肋骨）。

肺尖通常延伸至锁骨之上约 2.5 厘米。第 2 肋面有后斜角肌、头颈半棘肌外侧束、中斜方肌（滑囊）附着。

二、肩、臂、手相关肌肉、神经解剖示意图

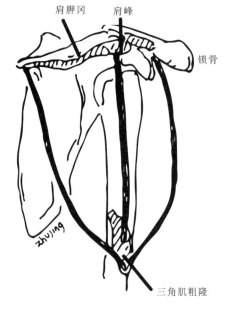

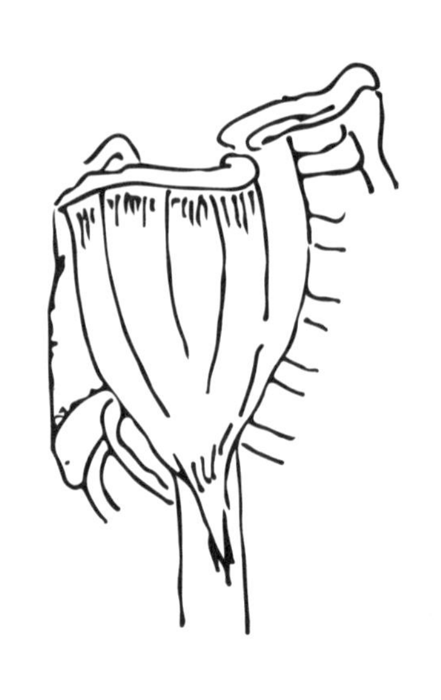

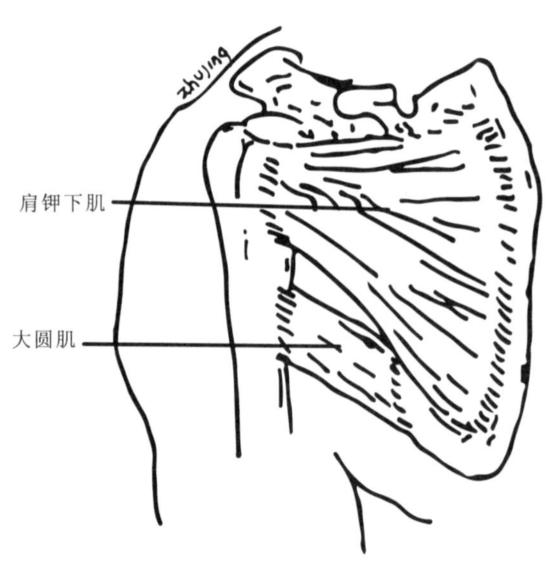

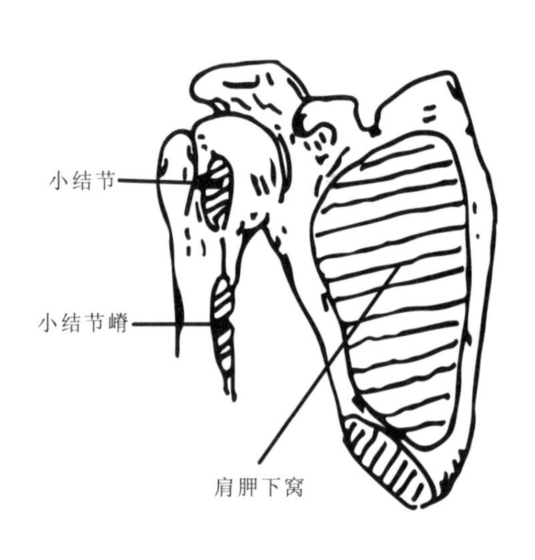

三角肌

起点：前束，锁骨外侧半；中束，肩峰；后束，肩胛冈。

止点：肱骨三角肌粗隆。

神经支配：臂丛腋神经。

机能：近固定　前束收缩，上臂在肩关节处屈、内旋；中束收缩，上臂外展；后束收缩，上臂在肩关节处伸、外旋。整体收缩，上臂外展。

肩胛下肌

起点：肩胛下窝。

止点：肱骨小结节。

神经支配：臂丛肩胛下神经。

机能：近固定　上臂内旋、内收、伸。

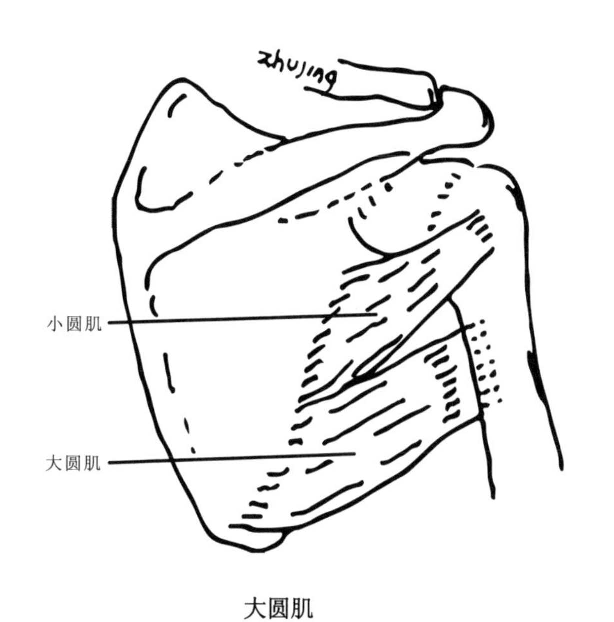

冈上窝
大结节
冈下窝

大圆肌

起点：肩胛骨下角背面。

止点：肱骨小结节。

神经支配：臂丛肩胛下神经。

机能：近固定　上臂内旋、内收、伸。

小圆肌

起点：肩胛骨外侧缘背面。

止点：肱骨大结节中下部。

神经支配：臂丛腋神经。

机能：近固定　上臂外旋、内收、伸。

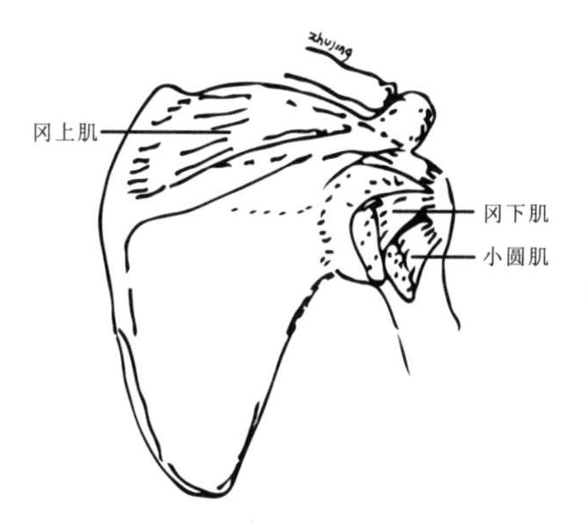

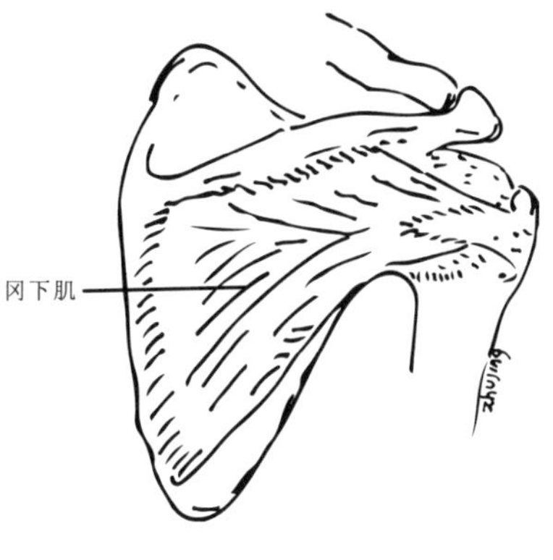

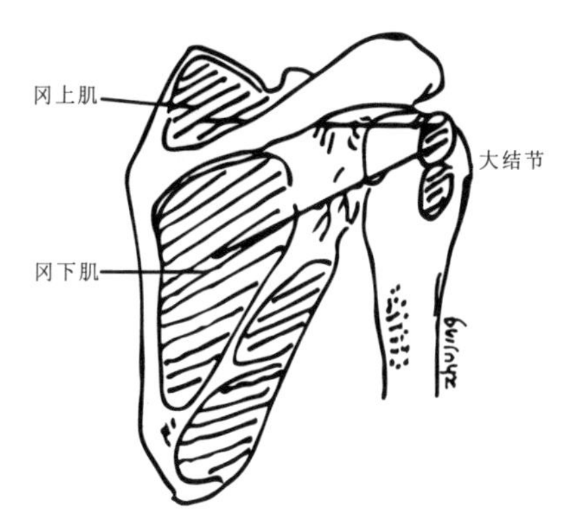

冈上肌

起点：肩胛骨冈上窝。

止点：肱骨大结节上部。

神经支配：臂丛肩胛上神经。

机能：近固定，上臂外展。

冈下肌

起点：肩胛骨冈下窝。

止点：肱骨大结节中部。

机能：近固定　上臂外旋、内收、伸。

备注：冈下肌，不能采用患侧向下的睡姿。

三、肩部滑液囊解剖示意图

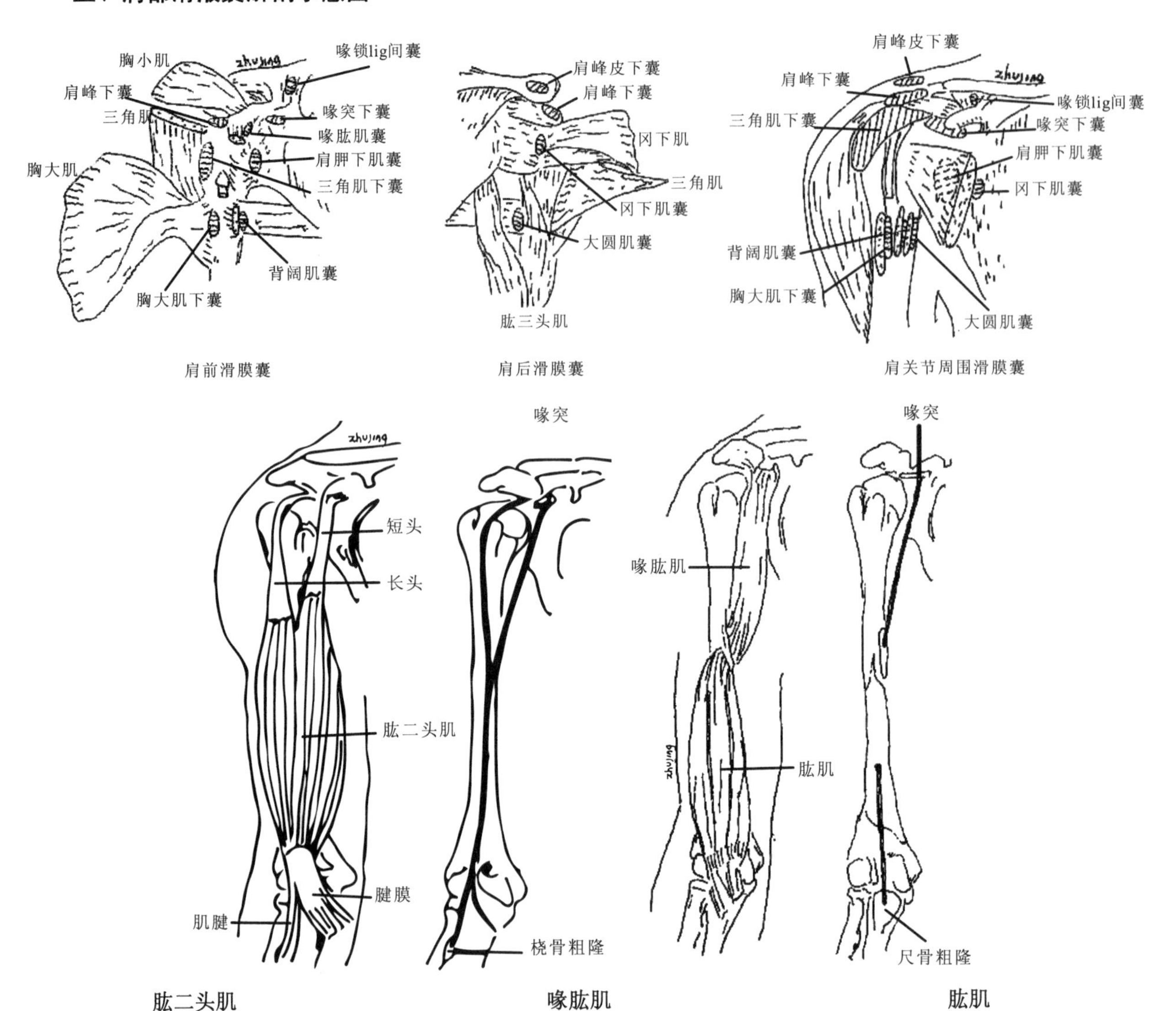

肱二头肌

起点：长头，肩胛骨盂上结节；短头，肩胛骨喙突。

止点：桡骨粗隆，腱膜止于前臂筋膜。

神经支配：臂丛肌皮神经。

机能：①近固定，上臂在肩关节处屈，前臂在肘关节处屈、外旋；②远固定，上臂向前靠拢

喙肱肌

起点：肩胛骨喙突。

止点：肱骨中部内侧。

机能：近固定，上臂在肩关节处屈、内收。

肱肌

起点：肱骨前面下半。

止点：尺骨粗隆。

机能：近固定，前臂在肘关节处屈（屈前臂主要肌肉）。

远固定：上臂向前靠拢。

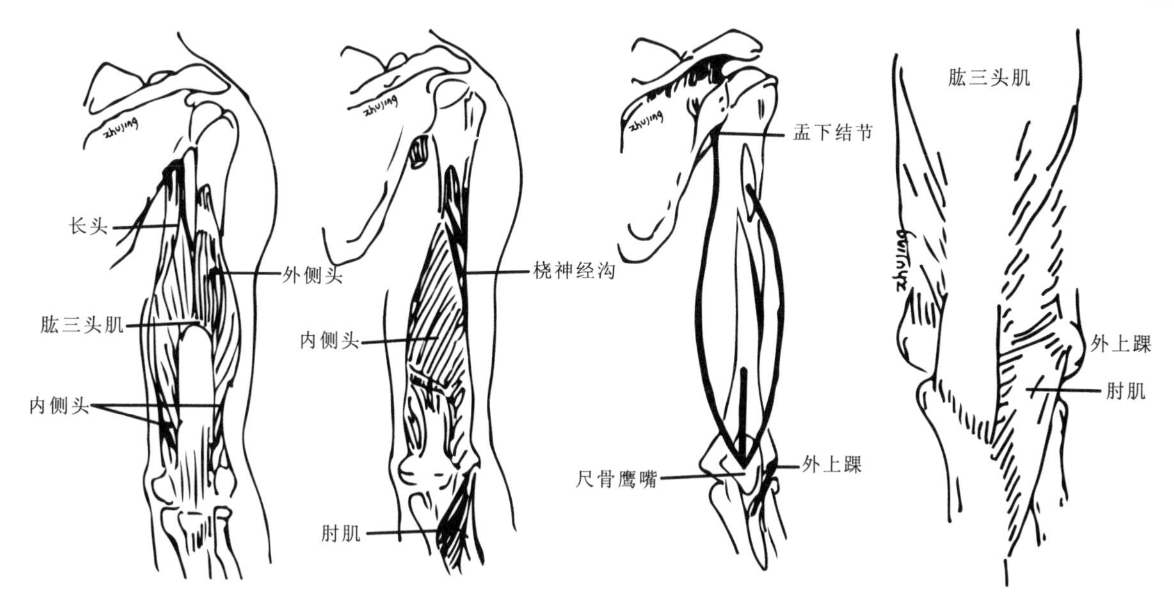

肱三头肌

起点：长头，肩胛骨盂下结节；外侧头，肱骨后桡神经沟。

外上；内侧头，桡神经沟内下。

止点：尺骨鹰嘴。

神经支配：臂丛桡神经。

机能：①近固定，前臂在肘关节处伸、上臂在肩关节处伸；

②远固定，上臂在肘关节处伸。

肘肌

起点：肱骨外上髁。

止点：尺骨背面上部。

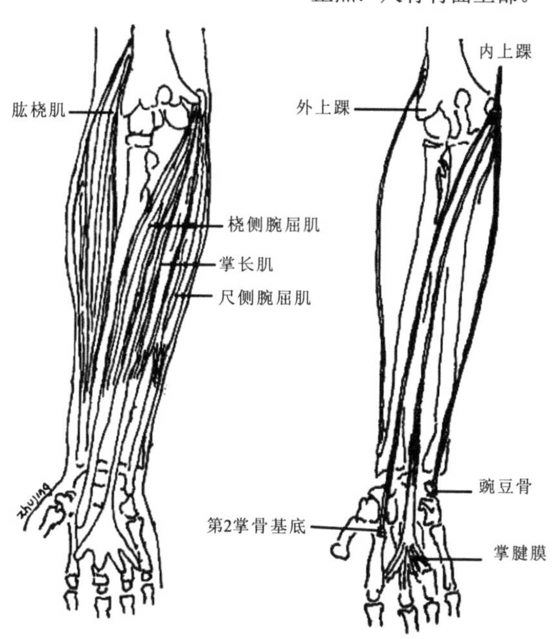

肱桡肌

起点：肱骨外上髁上。

止点：桡骨茎突。

神经支配：臂丛桡神经。

机能：近固定，前臂在肘关节处屈，旋前、旋后。

备注：书写痉挛——肱桡肌、前臂伸肌。

尺侧腕屈肌

起点：肱骨内上髁、前臂筋膜、尺骨鹰嘴。

止点：豌豆骨。

神经支配：臂丛尺神经。

机能：近固定，屈腕、内收腕。

桡侧腕屈肌

起点：肱骨内上髁、前臂筋膜。

止点：第二掌骨基底。

神经支配：臂丛正中神经。

机能：近固定 屈肘、屈腕、外展腕。

掌长肌

起点：肱骨内上髁、前臂筋膜。

止点：掌腱膜。

神经支配：臂丛正中神经。

机能：近固定 屈腕、拉紧掌腱膜。

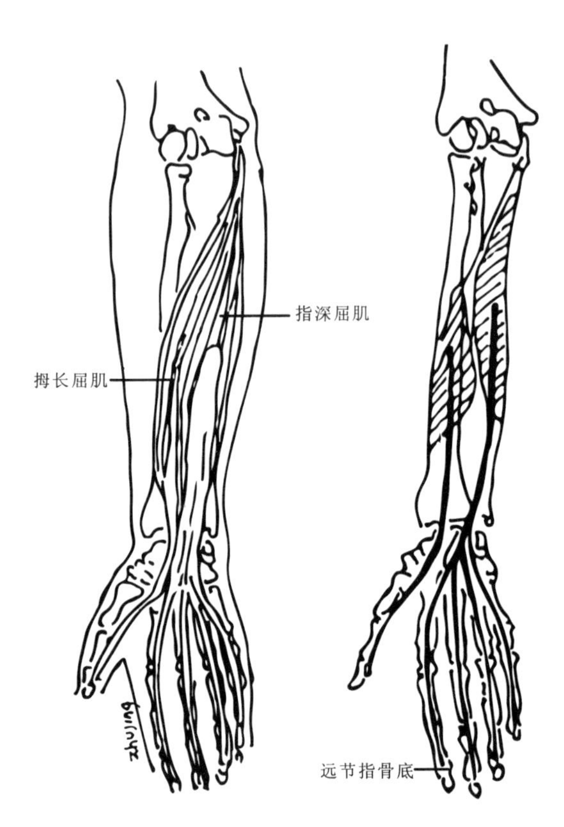

拇长屈肌

起点：桡骨前面、前臂骨间膜。

止点：拇指远节指骨底。

神经支配：臂丛正中神经。

机能：近固定，屈拇指掌指关节、指间关节。

指深屈肌

起点：尺骨前面、前臂骨间膜。

止点：2-5 指远节指骨底。

神经支配：臂丛正中神经、尺神经。

机能：近固定 屈腕、屈掌指关节、2-5 指近、远侧指间关节。

备注：指深屈肌激痛点，内上髁远端约 3 厘米，位置很深，有时是造成尺神经卡压的原因。

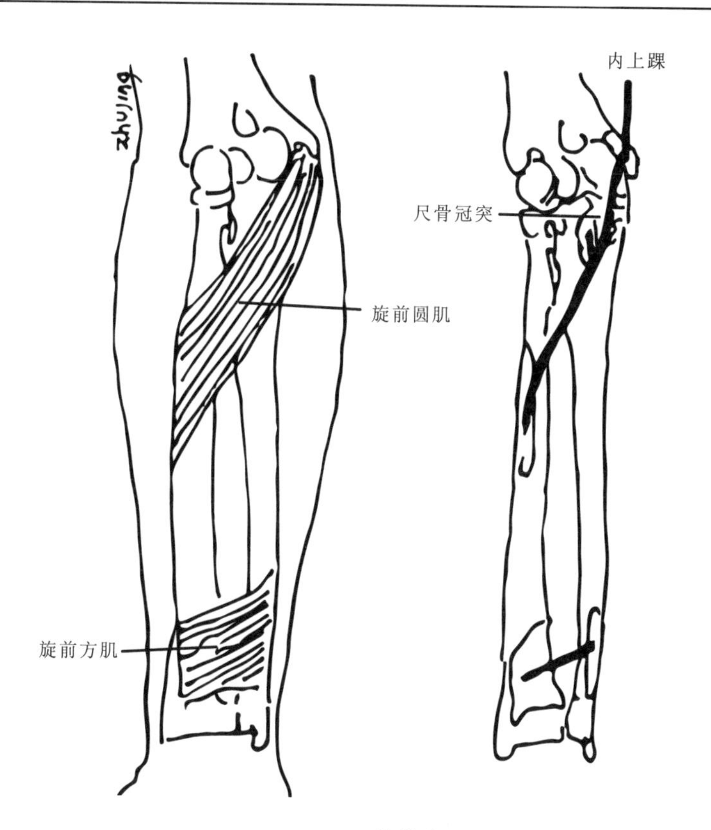

旋前圆肌

起点：肱骨内上髁、尺骨冠突。

止点：桡骨外侧面中部。

神经支配：臂丛正中神经。

机能：近固定，前臂屈、旋前。

旋前方肌

起点：尺骨前面下 1/4。

止点：桡骨前面下 1/4。

机能：近固定，前臂旋前。

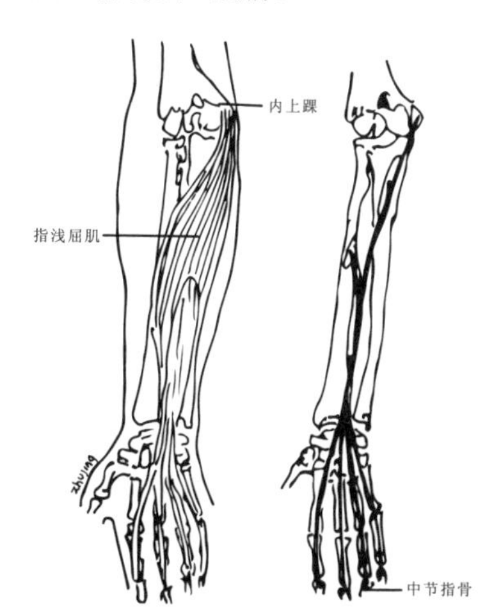

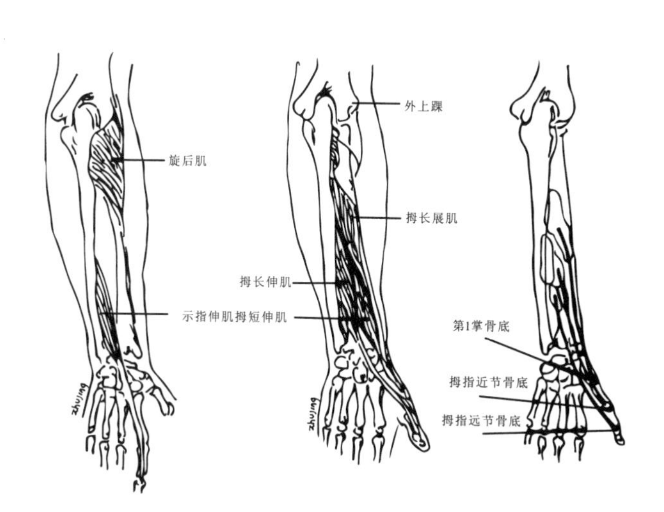

指浅屈肌

起点：肱骨内上髁，尺骨、桡骨前面上部。

止点：肌腹移行为 4 条肌腱，分别止于 2-5 指中节指骨底两侧。

神经支配：臂丛正中神经。

机能：近固定屈肘、屈腕、屈 2-5 指掌指关节近节指间关节。

拇长展肌

起点：桡、尺骨，前臂骨间膜背面。

止点：第 1 掌骨基底。

拇短伸肌

起点：桡骨，前臂骨间膜背面。

止点：拇指近节指骨底。

神经支配：臂丛桡神经。

旋后肌

起点：肱骨外上髁、尺骨背。

止点：桡骨前面上 1/3。

神经支配：臂丛桡神经。

机能：近固定　前臂旋后。

备注：腕背伸无力（腱鞘囊肿）—旋后肌卡压桡神经深支。

拇长伸肌

起点：尺骨后面中 1/3，前臂骨间膜背面。

止点：拇指远节指骨底。

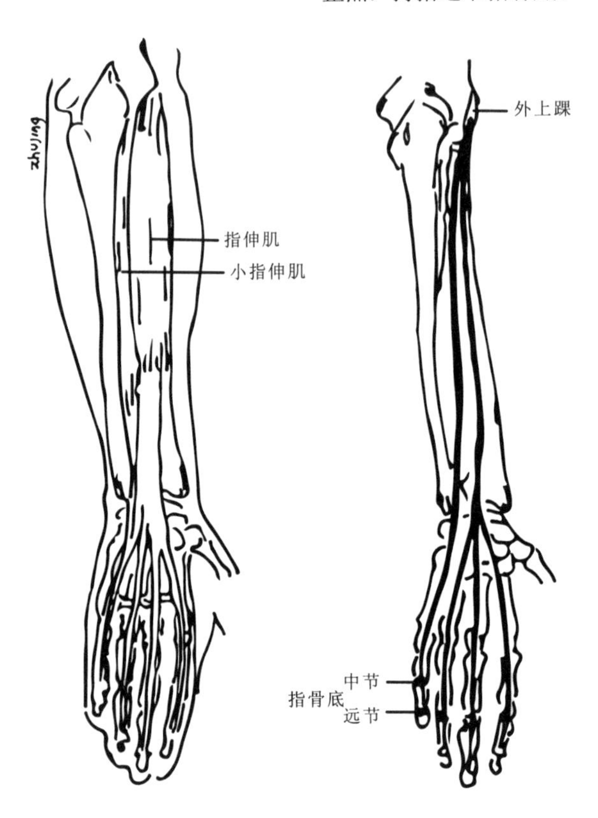

指伸肌

起点：肱骨外上髁。

止点：肌腹移行为 4 条肌腱，止于 2-5 指中节、远节指骨底背面。

神经支配：臂丛桡神经。

机能：近固定 伸指、协助伸腕。

小指伸肌

起点：附于指伸肌内侧。

止点：小指中节、远节指骨底。

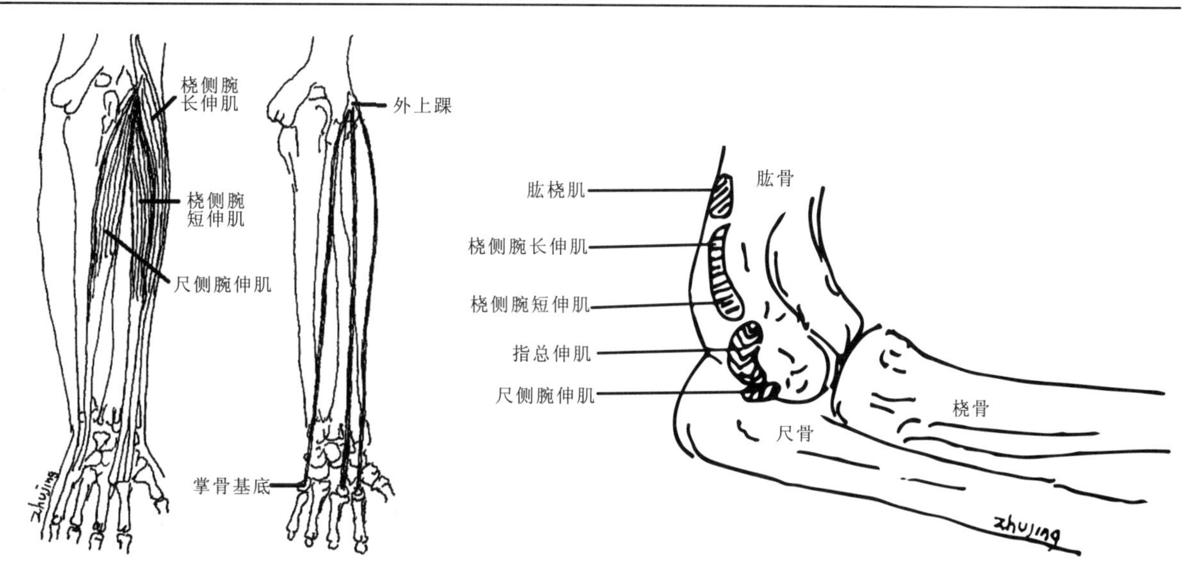

尺侧腕伸肌

起点：肱骨外上髁、尺骨背面上半。

止点：第 5 掌骨基底。

神经支配：臂丛桡神经。

功能：近固定时，使桡腕关节伸，参与手关节内收。

桡侧腕短伸肌

起点：肱骨外上髁。

止点：第 3 掌骨基底。

功能：近固定 肘关节伸。

桡侧腕长伸肌

起点：肱骨外上髁。

止点：第 2 掌骨基底。

功能：使手关节伸，参与桡腕关节外展及肘关节伸。

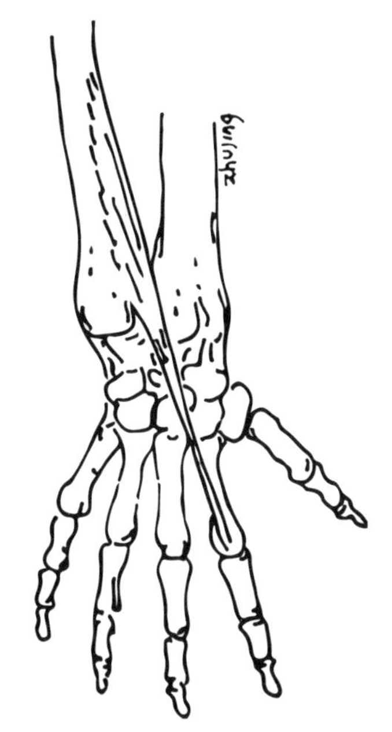

示指伸肌

起点：桡、尺骨，前臂骨间膜背面。

止点：示指指背腱膜。

神经支配：臂丛桡神经。

四、肘部滑液囊解剖示意图

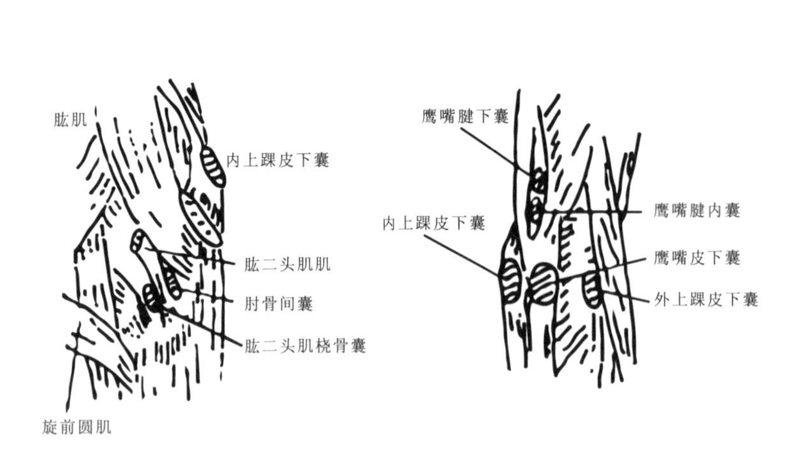

肘前滑膜囊　　肘后滑膜囊

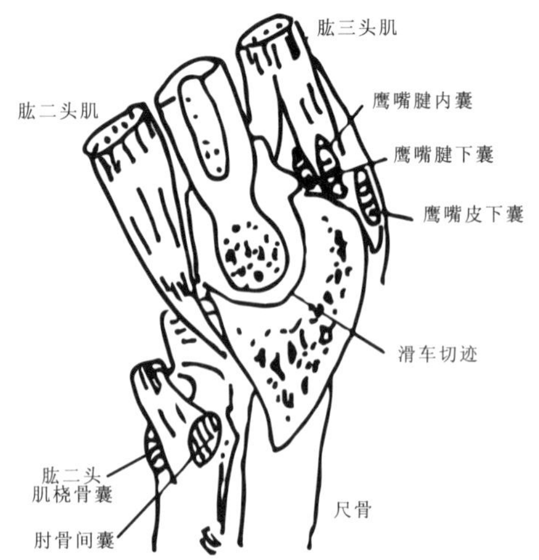

肘矢状切面滑膜囊

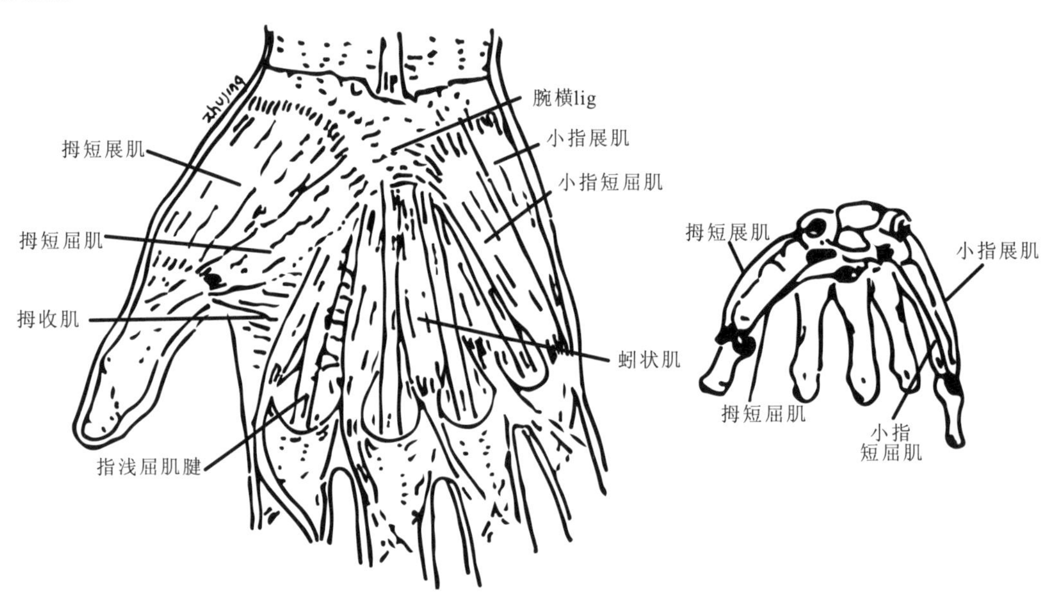

拇短展肌

起点：手舟骨结节、腕横韧带

止点：拇指近节指骨底外侧缘。

神经支配：臂丛正中神经。

小指展肌

起点：豌豆骨、豆钩韧带。

止点：小指近节指骨底内侧。

神经支配：臂丛尺神经。

拇短屈肌

起点：腕横韧带、小多角骨、2/3 掌骨底。

止点：拇指近节指骨底掌面。

神经支配：臂丛正中神经、尺神经。

小指短屈肌

起点：钩骨钩、腕横韧带。

止点：小指近节指骨底内侧。

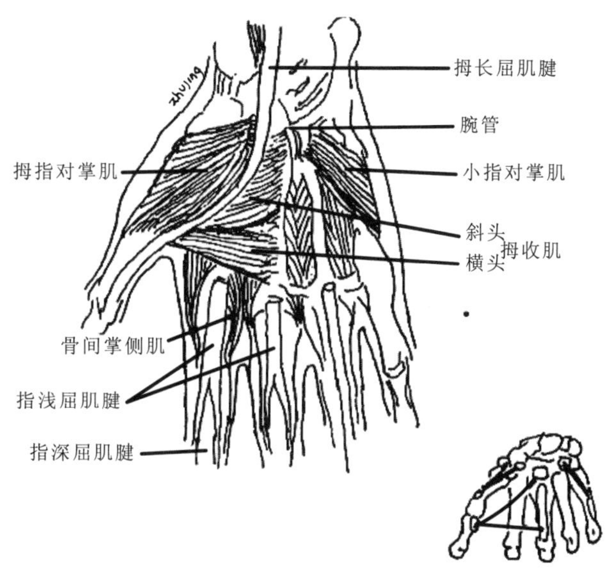

拇指对掌肌

起点：大多角骨结节、腕横韧带。

止点：第 1 掌骨外侧全长。

神经支配：臂丛正中神经。

拇收肌

起点：斜头，头状骨、腕横韧带；横头，头状骨、第 3 掌骨掌面。

止点：拇指近节指骨底内侧。

神经支配：臂丛尺神经。

小指对掌肌

起点：钩骨钩、腕横韧带。

止点：第 5 掌骨内侧全长。

神经支配：臂丛尺神经

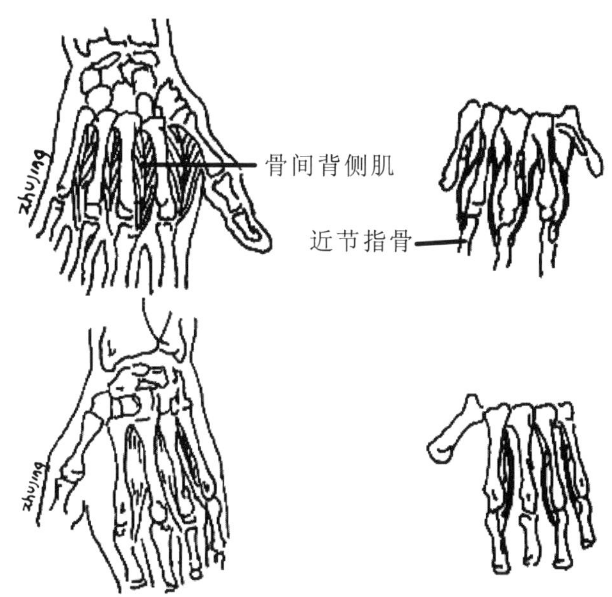

骨间掌侧肌

起点：第 2 掌骨内侧面，4/5 掌骨外侧面。

止点：第 2/4/5 近节指骨底。

神经支配：臂丛尺神经。

机能：指向中指靠拢。

骨间背侧肌

起点：各掌骨间隙内以两个头起自掌骨相对侧。

止点：第 2-4 近节指骨底。

神经支配：臂丛尺神经。

机能：指向中指分开。

五、手滑膜鞘解剖示意图

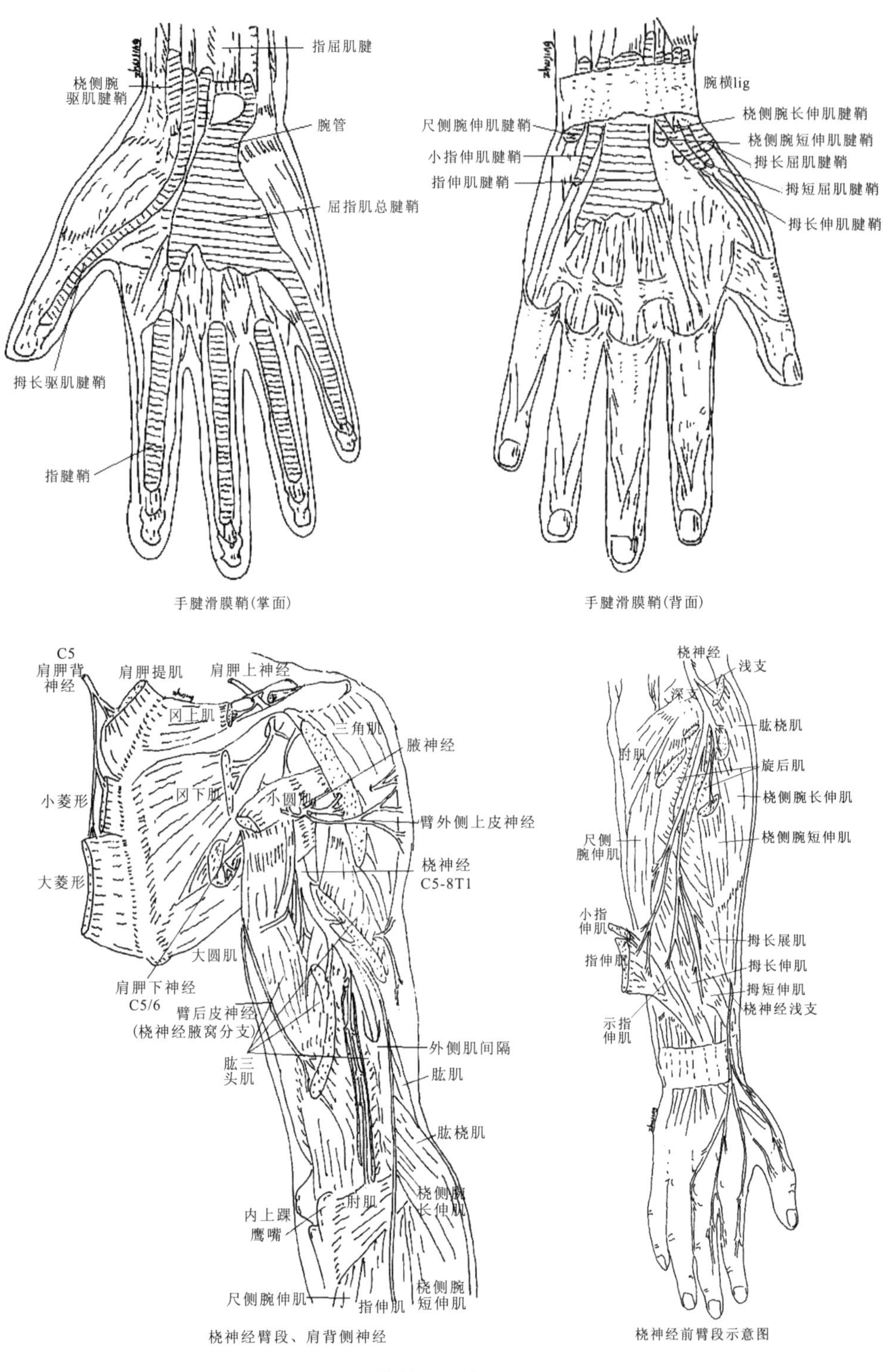

手腱滑膜鞘(掌面)　手腱滑膜鞘(背面)

桡神经臂段、肩背侧神经　桡神经前臂段示意图

桡神经示意图

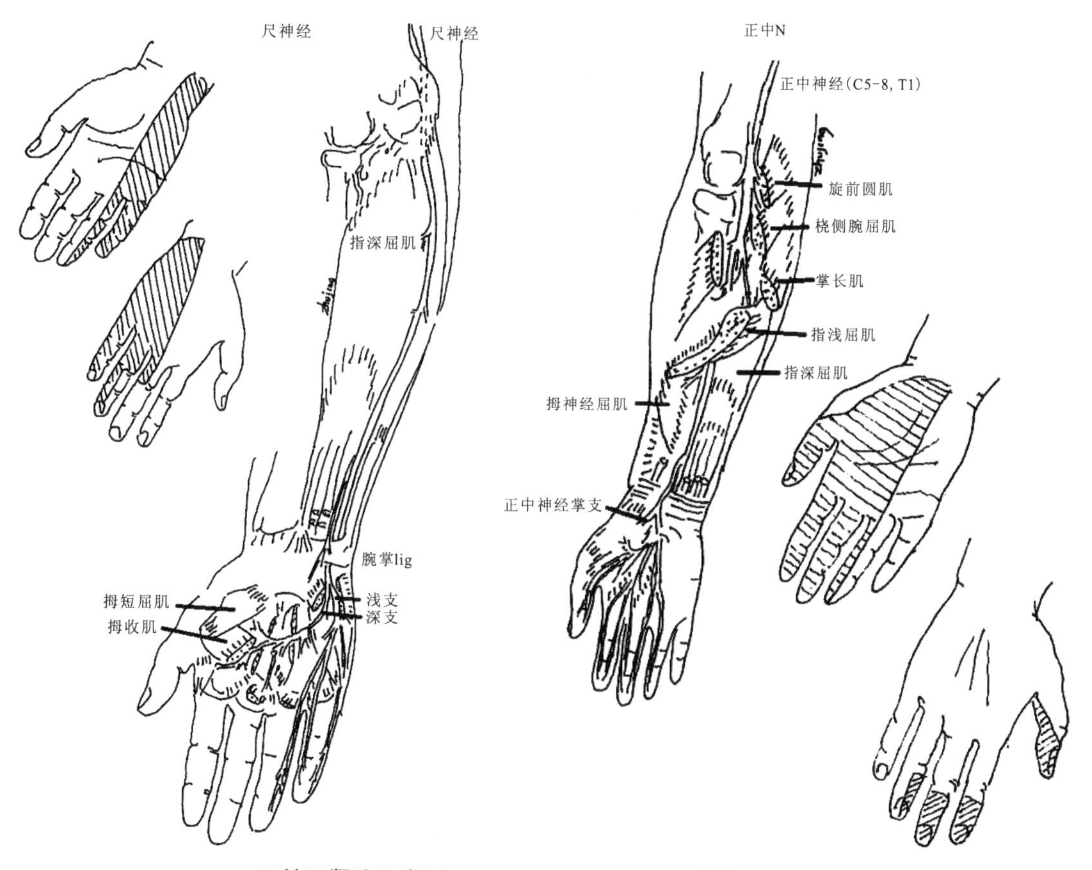

尺神经紧迫示意图　　**正中神经示意图**

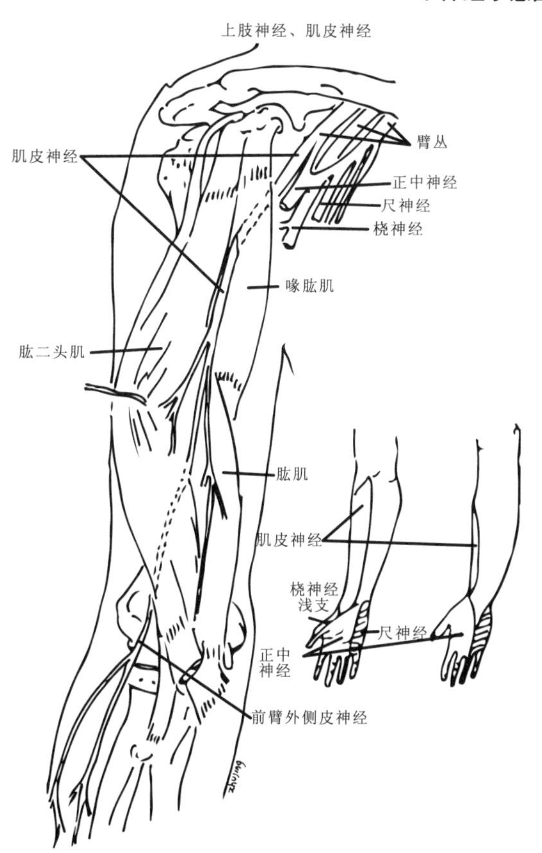

上肢神经、肌皮神经解剖示意图

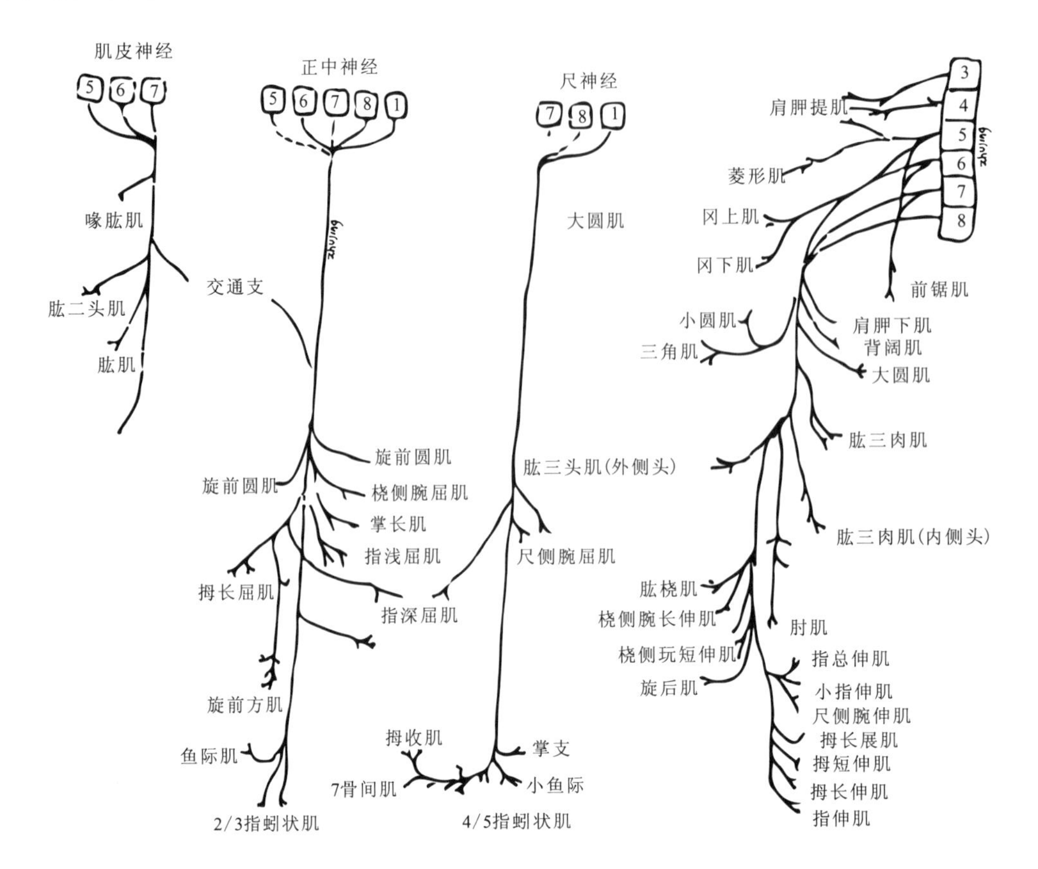
肌皮神经
5
6
7
喙肱肌
肱二头肌
肱肌
正中神经
5
6
7
8
1
交通支
旋前圆肌
旋前圆肌
桡侧腕屈肌
掌长肌
指浅屈肌
拇长屈肌
指深屈肌
旋前方肌
鱼际肌
2/3指蚓状肌
尺神经
7
8
1
大圆肌
肱三头肌(外侧头)
尺侧腕屈肌
拇收肌
7骨间肌
掌支
小鱼际
4/5指蚓状肌
3
4
5
6
7
8
肩胛提肌
菱形肌
冈上肌
冈下肌
前锯肌
小圆肌
三角肌
肩胛下肌
背阔肌
大圆肌
肱三肉肌
肱三肉肌(内侧头)
肱桡肌
桡侧腕长伸肌
肘肌
桡侧玩短伸肌
指总伸肌
旋后肌
小指伸肌
尺侧腕伸肌
拇长展肌
拇短伸肌
拇长伸肌
指伸肌

上肢肌运动神经支配示意图

六、胸背、腹部、盆腔重要的肌肉、神经解剖示意图

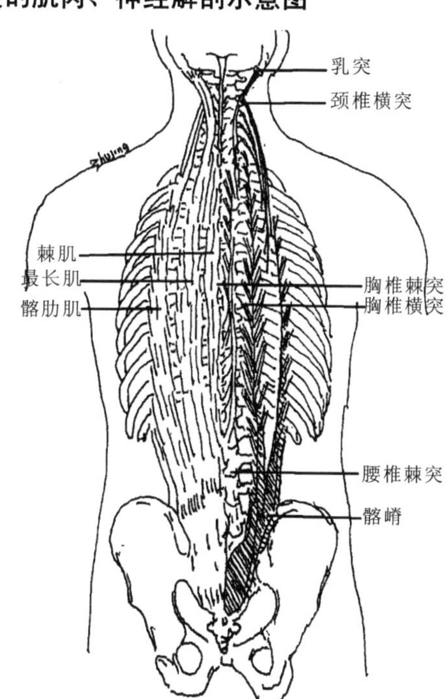

竖脊肌

由棘肌、最长肌、髂肋肌组成。

起点：骶骨背面，髂嵴后部、腰椎棘突、胸腰筋膜。

止点：棘肌止于颈、胸椎棘突；最长肌止于颈、胸椎横突、颞骨乳突；髂肋肌止于肋骨肋角。

神经支配：脊神经后支。

竖脊肌（棘肌、最长肌、髂肋肌）机能：①上固定，骨盆前倾；②下固定，两侧收缩，脊柱后伸并仰头。一侧收缩，脊柱向同测侧屈。

（1）L5S1 棘间韧带的损伤约占全部棘间韧带损伤的 92%。典型的棘间韧带损伤是脊柱背伸痛，晨起前疼痛最重。半弯腰引起腰痛。站立时间长，膝关节酸痛。

（2）髂后上棘疼痛，胸最长（L1），定位：俯卧位，背后伸，肌隆起。

（3）髂嵴顶端深部痛，12 肋处的最长肌。

（4）胸腰段损害：①上腰痛、前半夜腰痛；②闭孔神经：大腿根痛；③股神经：大腿内侧痛、股四头肌→膝关节积液；④股外侧皮神经：大腿前外侧痛；⑤隐神经：膝内侧（鹅足）痛、足跟内侧痛、踇趾背侧麻；⑥腹痛（中腹冷、消化不良）；⑦浮肋对肾囊产生压力→肾结石。

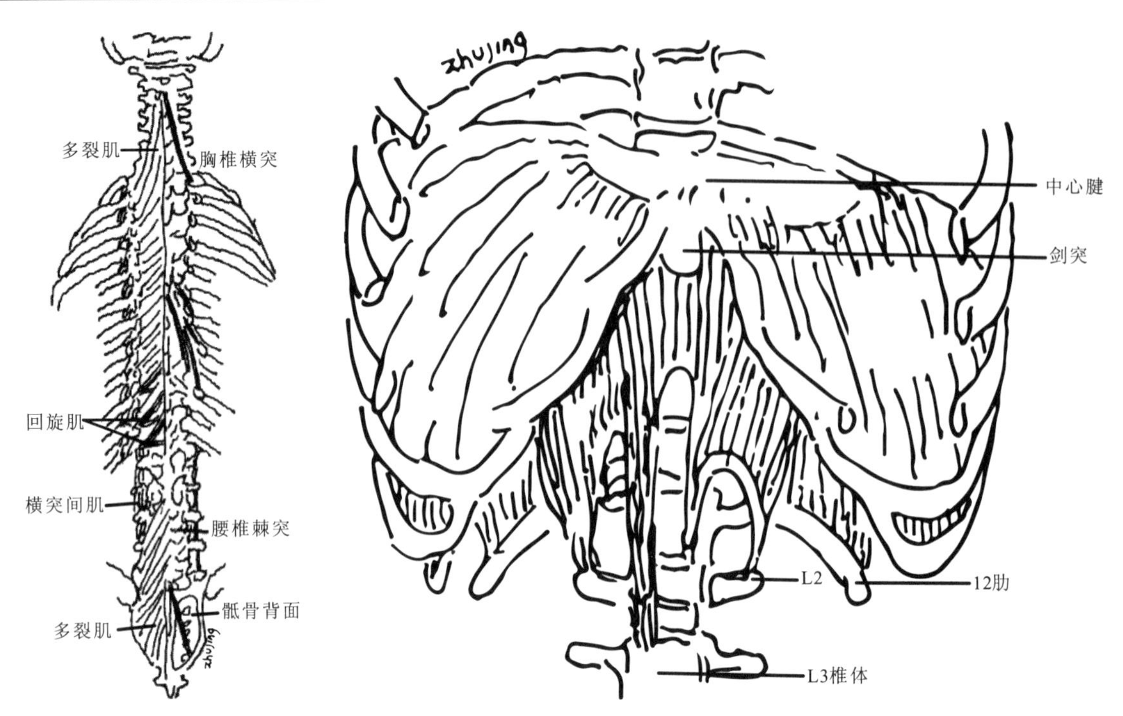

多裂肌

起点：骶骨背面，腰、胸椎横突、C4-7 关节突。

止点：C2-S4。

回旋肌

起止于上、下位横突、棘突之间。

神经支配：脊神经后支。

横突棘肌（半棘肌、多裂肌、回旋肌）。

机能：一侧收缩，脊柱转向对侧；两侧收缩，脊柱后伸。

备注：多裂肌是重要的脊柱稳定肌群，是背侧核心肌群。

（1）脊柱正中、棘间韧带、棘突及其周围的主诉痛和压痛：①多属于脊椎两旁软组织损伤性疼痛向中间汇集性传导痛（多裂肌、回旋肌）；②脊神经后支的内侧支卡压也是主要病因。其前段恒定行走于下位椎体上关节突外侧（横突上缘根部），是封闭术中寻找后内侧支的理想部位。

（2）上腹不适、疼痛，腹胀、嗳气，紧束感，腹部怕冷，反酸、呃逆，食欲不振。L1-3 多裂肌、横突尖胸腰筋膜，12 肋下缘腰方肌损伤。

膈肌

起点：①腰部，L1-3 椎体，L2 横突尖上部，棘突 12 肋上缘；②肋部，7-12 肋内面；胸骨部，剑突后面。

止点：中心腱。

神经支配：颈丛膈神经。

机能：收缩，助吸气；放松，助呼气。

备注：与低位肋骨相连前方附近疼痛，通常发生于呼气时；侧身刺痛。

针刀松解 12 肋上缘、L2 横突尖上缘。

坐位，前倾，4 指呈钩状自胸廓下方肋缘，深部按揉。

*对悬雍垂行机械（寒冷）刺激可有效缓解呃逆。

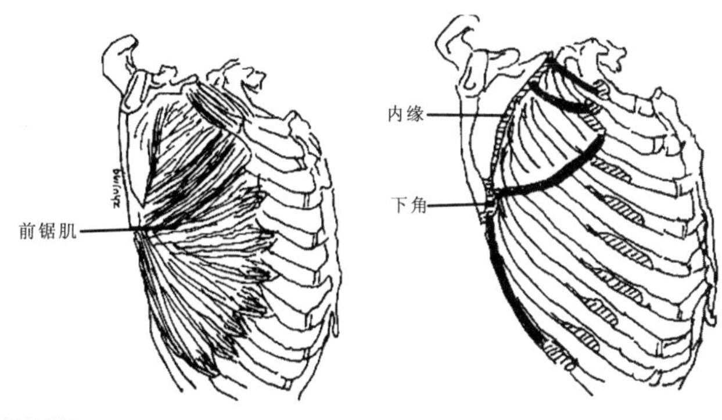

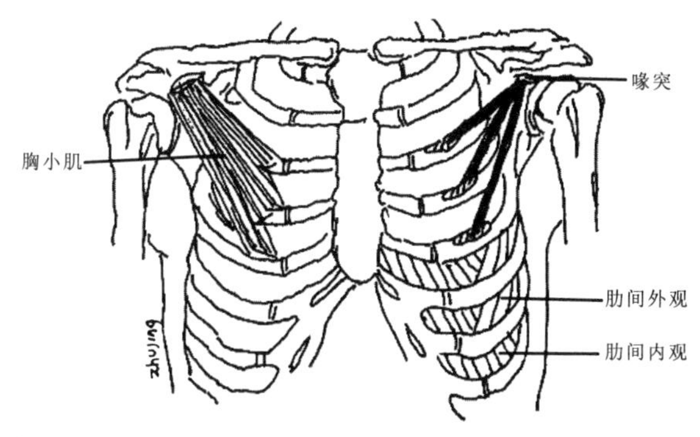

前锯肌

起点：1-9 肋骨外侧面

止点：肩胛骨内缘、下角前面。

神经支配：臂丛胸长神经。

机能：①近固定（肋骨），肩胛骨前伸、上回旋，与斜方肌胛骨前伸、协同，使上臂上举至垂直位。②远固定（肩胛骨），下部肌束收缩，提肋助深吸气。

胸小肌

起点：3-5 肋骨前面。

止点：肩胛骨喙突。

神经支配：臂丛胸内外侧神经。

机能：①近固定，拉引肩下降、下回旋。②远固定，提肋助吸气。

备注：胸小肌→臂丛、静脉→手麻、手肿。

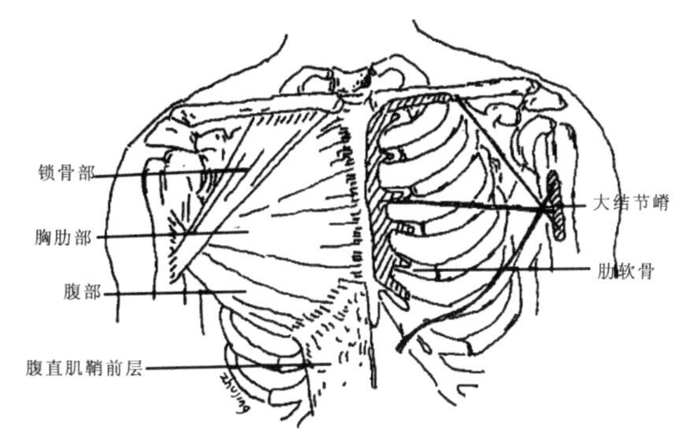

胸大肌

起点：锁骨部，锁骨内侧半；胸肋部，胸骨前、 1-6 肋软骨；腹部，腹直肌鞘前层。

止点：肱骨大结节嵴（锁骨部、腹部肌束上下交叉）。

神经支配：臂丛胸内外侧神经。

机能：①近固定，上臂在肩关节处屈、内收、内旋。②远固定，上肢上举固定时，拉引躯体向上臂靠拢，提肋助吸气。

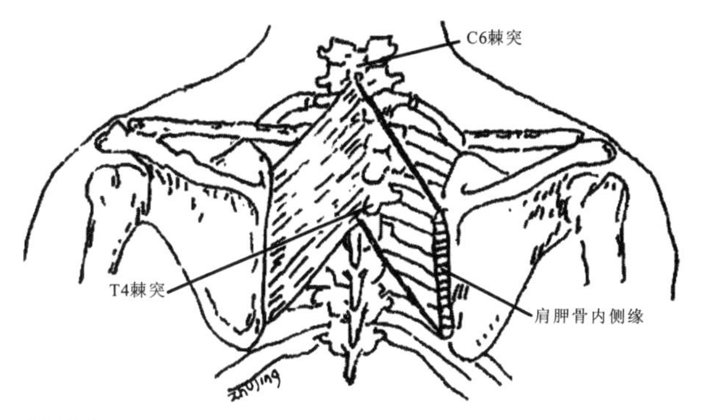

菱形肌

起点：C6-7 棘突、T1-4 棘突。

止点：肩胛冈以下的肩胛骨内侧缘。

神经支配：肩胛背神经（C3-6）、T2-5 胸神经前支。

机能：①近固定，肩胛骨上提、后缩、下回旋；②远固定，两侧收缩，脊柱颈胸段伸直。

备注：小菱形肌（C67 棘突）→心律失常、一侧鼻孔堵塞、单侧肢体无汗。大菱形肌（T1-4 棘突）→心律失常、胸闷、气短。

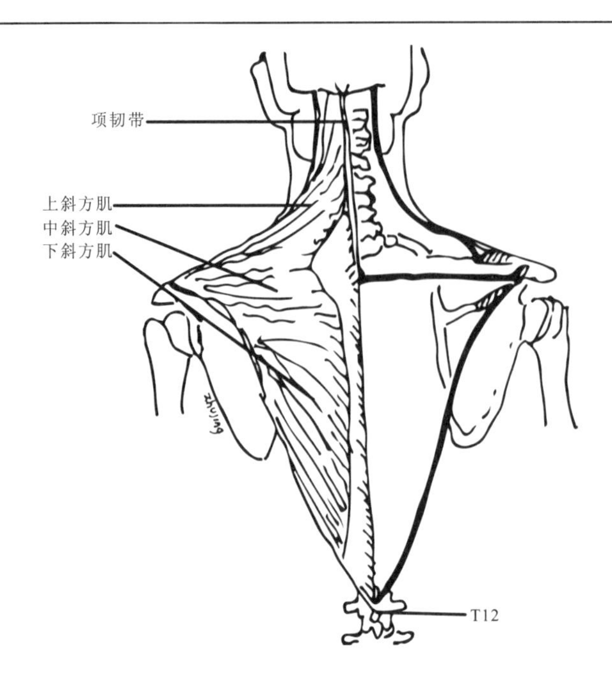

斜方肌

起点：上项线内 1/3，枕外隆突，项韧带，C7 棘突，T1-12 棘突及棘上韧带。

止点：上部纤维止于锁骨外侧端；中部纤维止于肩峰、肩胛冈上缘外侧； 下部纤维止于肩胛冈上缘。

上斜方肌（上组肌纤维）：肌肉附着在枕外隆突、上项线内侧 1/3，C7 棘突、项韧带和锁骨外侧 1/3 上。

中斜方肌（中组肌纤维）：肌肉附着在 C7/T1-3 棘突、肩峰内侧和肩胛冈上。

下斜方肌（下组肌纤维）：肌肉附着在 T4-12 棘突，覆盖肩胛骨而附着在腱膜上。

神经支配：副神经（C3-4），体表定位：乳突尖-下颌角连线的垂直线，斜向下通过颈后三角（斜方肌、胸锁乳突肌、锁骨围成的颈侧三角）：由胸锁乳突肌后缘上、中 1/3 交点至斜方肌前缘中、下 1/3 交点的连线。

机能：①近固定（脊柱），上部肌束收缩，肩胛骨上提、上旋、后缩（靠近脊柱）；中部肌束收缩，肩胛骨后缩；下部肌束收缩，肩胛骨下降、后缩、上回旋；两侧同时收缩，肩胛骨后缩。②远固定（肩胛骨），一侧上部肌束收缩，头向同侧屈、向对侧旋转；两侧同时收缩，头后仰、脊柱伸直。

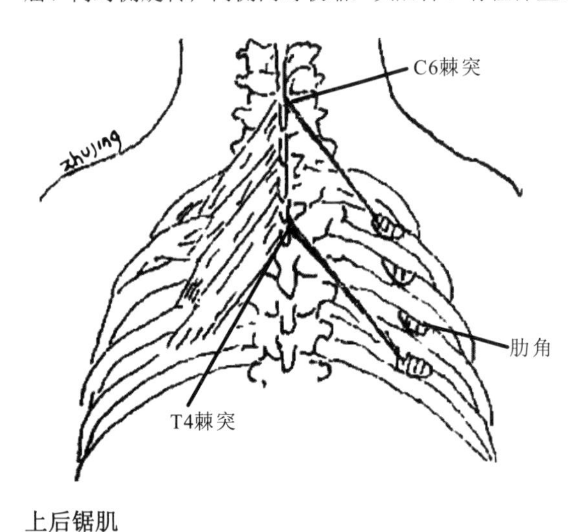

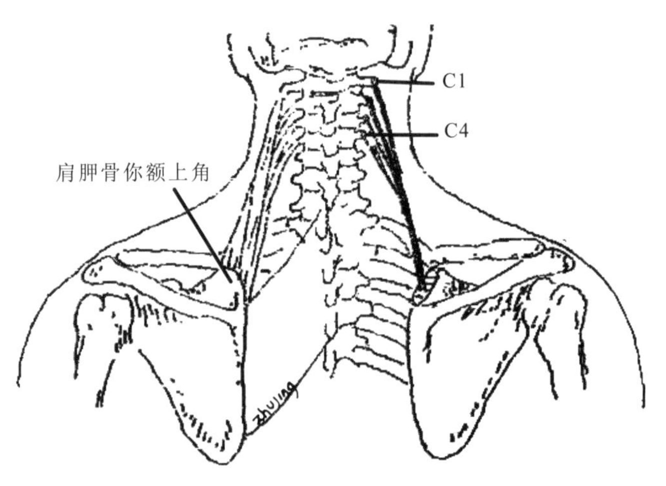

上后锯肌

起点：C6-7 棘突、T1-2 棘突。

止点：2-5 肋肋角背侧外面。

神经支配：T1-4 胸神经前支。

机能：助吸气。

肩胛提肌

起点：C1-4 横突。

止点：肩胛骨内上角、内侧缘上部。

神经支配：颈丛 C3-4、臂丛的肩胛背神经（C3-6）。

机能：①近固定，肩胛骨上提、下回旋。②远固定，一侧收缩，头颈向同侧侧屈、后伸、下回旋。两侧收缩，颈伸直。

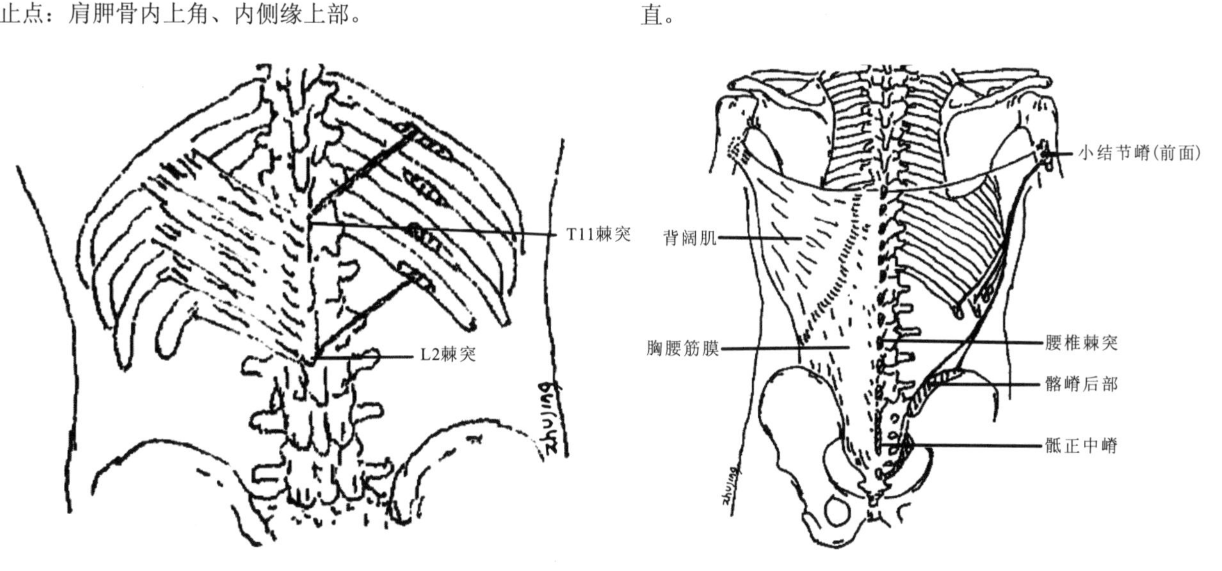

下后锯肌

起点：T11-12 棘突、L1-2 棘突。

止点：9-12 肋肋骨角外侧。

神经支配：T9-12 胸神经前支。

机能：助呼气。

备注：呼吸性腰痛（强迫性气短、岔气、不敢侧身、转身、平卧）①起止点；②腱器（最长肌外侧 T10-L1 段）。

背阔肌

起点：T7-12 棘突、L1-5 棘突、骶正中嵴，髂嵴后部，10-12 肋外面。

止点：肱骨小结节嵴。

神经支配：胸背神经（C6-8）。

机能：①近固定，上臂在肩关节处伸、内收、内旋。②远固定，上肢上举后固定，拉引躯体向上臂靠拢，提肋助吸气。

备注：胸腰筋膜损伤——久坐腰酸、弯腰直起腰部无力。

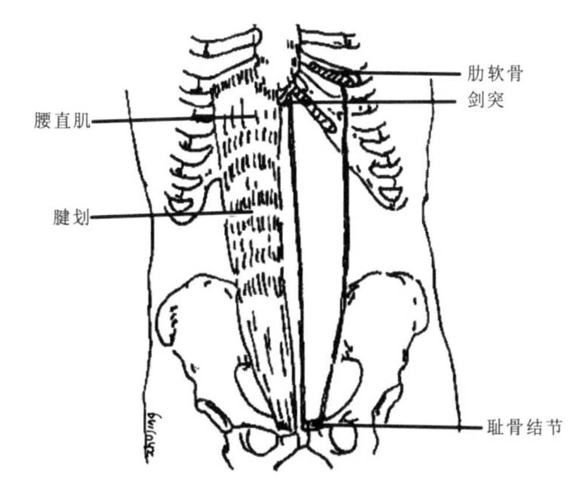

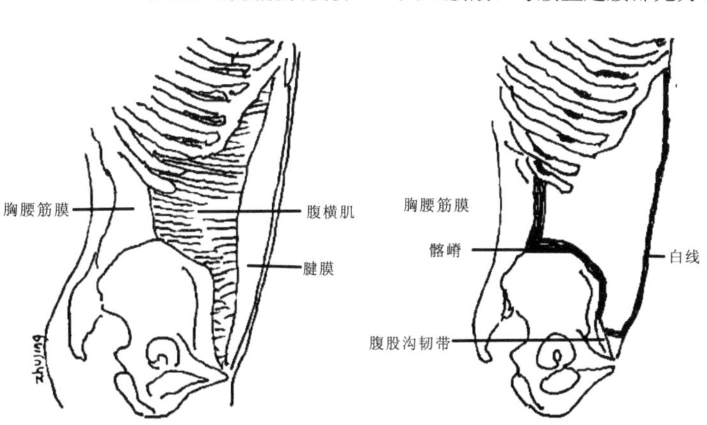

腹直肌

起点：耻骨联合、结节。

止点：5-7 肋软骨前面、剑突。

神经支配：脊神经胸神经前支（T6-L1）的肋间神经

机能：①上固定，两侧同时收缩，骨盆后倾、收腹。②下固定，一侧收缩，协助脊柱侧屈；两侧同时收缩，脊柱前屈。降肋助呼气。

备注：腹直肌、腹内外斜肌、腹横肌→食欲不振、脘腹胀满。

腹内外斜肌→不安腿、静息状态下肢颤抖，抱孩子腰痛。

腹横肌

起点：7-12 肋内面，胸腰筋膜、髂嵴，腹股沟韧带外侧。

止点：以腱膜参与形成腹直肌鞘后层，止于白线。

神经支配：胸神经前支肋间神经、L1 前支肋间神经。

机能：与其他腹肌协同收缩，协助咳嗽、呕吐、排便。

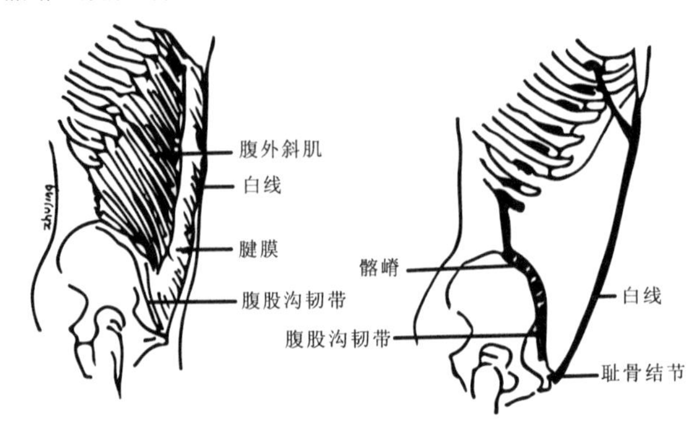

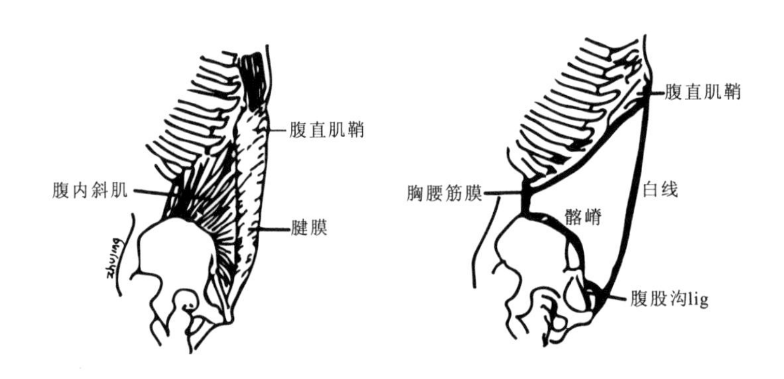

腹外斜肌

起点：5-12 肋骨外面（上方靠近腋前线，下方靠近腋后线）。

止点：后部止于髂嵴；前部移行为腱膜，参与形成白线；下缘止于髂前上棘、耻骨结节，形成腹股沟韧带。

神经支配：胸神经前支（T7-12）肋间神经、L1 前支。

机能：①上固定，两侧同时收缩，骨盆后倾。②下固定，一侧收缩，脊柱向同侧侧屈、向对侧回旋。两侧同时收缩，脊柱前屈。

腹内斜肌

起点：胸腰筋膜，髂嵴，腹股沟韧带外侧。

止点：10-12 肋骨下缘，前部移行为腱膜，参与形成腹直肌鞘前、后层和白线。

神经支配：胸神经前支肋间神经、L1 前支。

机能：下固定，一侧收缩，脊柱向同侧侧屈、回旋（与对侧腹外斜肌协同，使脊柱向同侧回旋）。

备注：①腹外斜肌、腹内斜肌、腹横肌髂嵴附着处损害可引起，ⓐ腰骶痛，久坐或弯腰稍久即腰部不能挺直；ⓑ腰际侧方疼痛、胸廓外侧痛，患侧下肢常因突发抽搐在夜间惊醒。②腹外斜肌→前锯肌→肘外侧疼痛、桡骨茎突腱鞘炎；还可引起气短、胁肋满闷、喜深吸气。腹外斜肌→腰痛、腰腿痛、翻身腰痛。

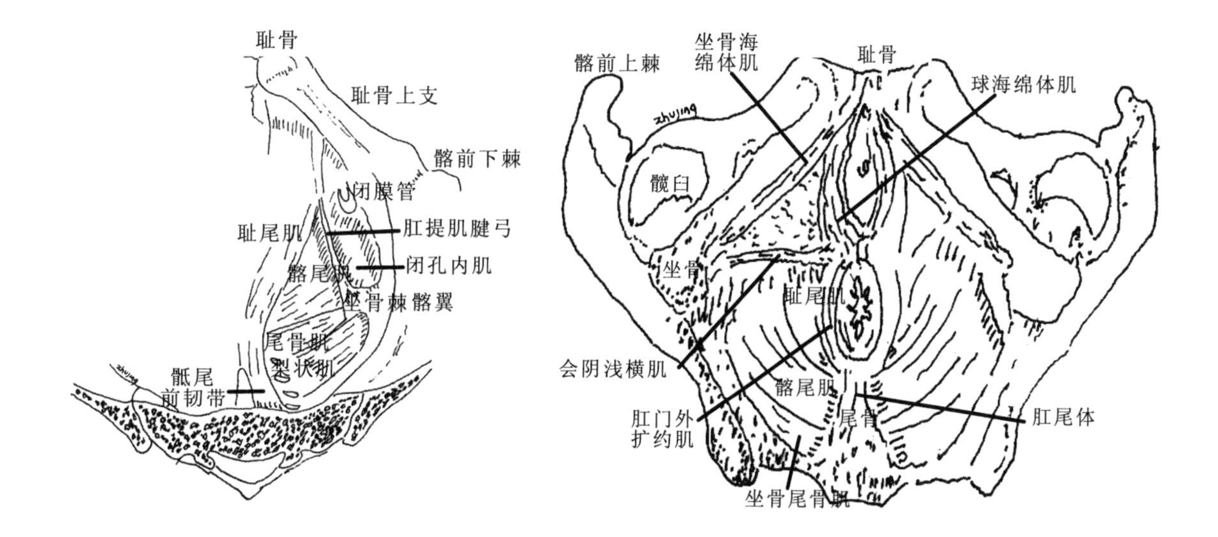
耻骨
耻骨上支
髂前下棘
闭膜管
耻尾肌
肛提肌腱弓
髂尾肌
闭孔内肌
坐骨棘髂翼
尾骨肌
梨状肌
骶尾
前韧带
髂前上棘
坐骨海
绵体肌
耻骨
球海绵体肌
髋臼
坐骨
耻尾肌
会阴浅横肌
髂尾肌
肛门外
扩约肌
尾骨
肛尾体
坐骨尾骨肌

七、腰、臀、下肢、膝、踝、足肌肉、神经解剖示意图

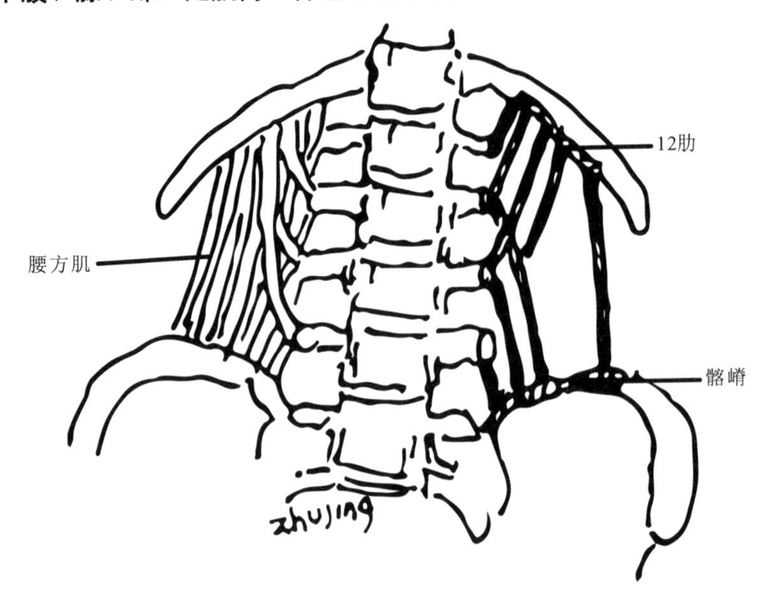

腰方肌

起点：髂嵴后部。

止点：12 肋骨内 2/3、L1-4 横突尖部。

神经支配：腰丛 12 胸神经-L3 前支。

机能：稳定、侧屈、伸展腰部，参与髋部运动，被动呼气。骨盆固定时，一侧收缩，脊柱同侧屈、躯干向同侧旋转。

第一束：髂肋纤维几乎垂直向下附着于髂嵴和髂腰韧带，向上连接至第 12 肋。

第二束：髂腰纤维向下经过同侧髂骨附着点，向上经过上方 4 个腰椎横突，对角穿过并延伸至髂肋纤维内侧。

第三束：纤维最少的腰肋纤维向下跨越 L2—L4 或 L5 横突，向上附着在第 12 肋，并对角穿过并延伸至髂腰纤维形成交织结构。

（1）下降第 12 肋。

（2）双侧收缩：①伸直腰部（力线通过 L3 冠状轴后 3.5cm 处）；②垂直稳定腰椎，包括腰骶关节。

（3）单侧收缩时：侧弯腰椎

（4）腰方肌也常被称为提髋肌——将骨盆单侧提高以使整个下肢可离开地面，进行下肢的向前摆动。

（5）腰大肌和腰方肌都垂直于腰椎椎体的两侧，强力双侧收缩时，垂直稳定整个腰椎和 L5-S1 关节，因此腰方肌损伤或无力等原因会导致腰椎不稳定而产生下背痛。

备注：①腰方损伤可导致直立位、坐下、站立、弯腰、翻身动作，咳嗽、喷嚏引起的腰痛。②并拢臀部沉重。

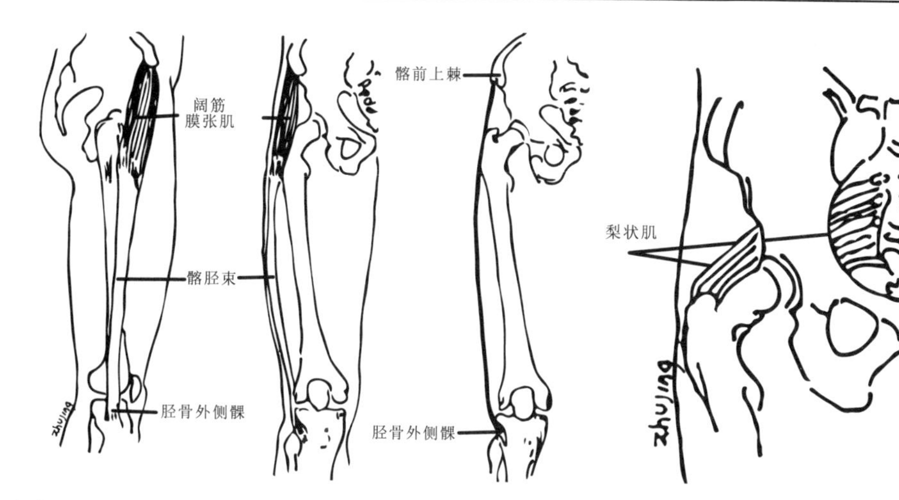

阔筋膜张肌

起点：髂前上棘。

止点：移行于髂胫束，止于胫骨外侧髁。

神经支配：骶丛臀上神经。

*久坐、久站髋外侧疼痛，小腿外侧痛麻的主要发病部位之一。

机能：近固定　使髂筋束紧张、大腿屈、内旋。

梨状肌

起点：骶前孔外侧。

止点：股骨大转子尖部。

神经支配：骶丛 S1-2 骶神经。

机能：近固定　使髋关节外展和外旋。

远固定　一侧收缩，使骨盆转向对侧；两侧收缩，使骨盆后倾。

备注：患侧臀部不敢坐凳。

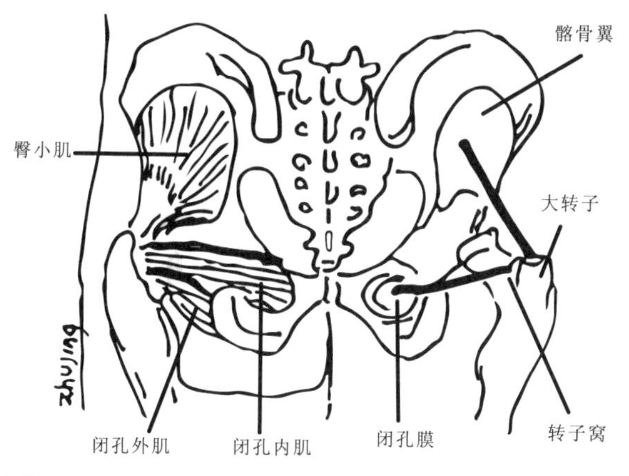

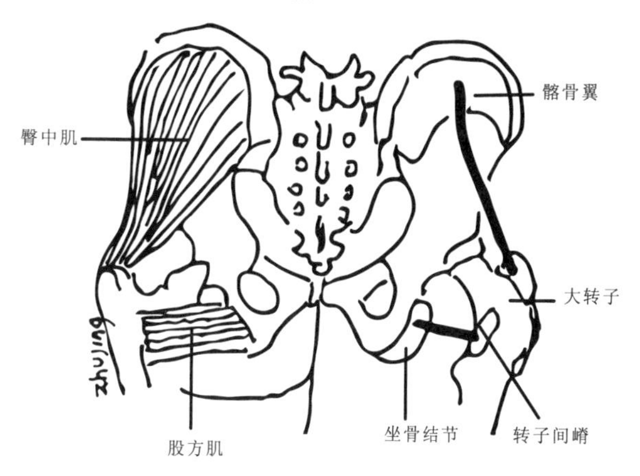

臀小肌

起点：臀前线以下，髋臼以上骨面。

止点：股骨大转子。

神经支配：骶丛臀上神经。

臀中肌

起点：髂翼外面。

止点：股骨大转子。

臀中小肌机能：①近固定，大腿在髋关节处外展。前部肌束收缩，大腿屈、内旋；后部肌束收缩，大腿伸、外旋；②远固定，两肌一侧收缩，骨盆同侧倾。两肌两侧前部肌束收缩，骨盆前倾；后部肌束收缩，骨盆后倾。

臀小肌——大小腿后外，大腿外、踝不适。

臀中肌——腿部最有力外展肌，骨盆最重要稳定肌。久坐，腰骶疼痛为其显著特征。

闭孔内肌

起点：闭孔筋膜内面及周围骨面。

止点：股骨转子窝。

神经支配：骶丛分支。

股方肌、闭孔肌机能：近固定大腿在髋关节处外旋

股方肌

起点：坐骨结节外面。

止点：股骨转子间嵴。

神经支配：骶丛分支。

闭孔外肌

起点：闭孔筋膜外面及其周围骨面。

止点：转子间窝。

神经支配：腰丛闭孔神经。

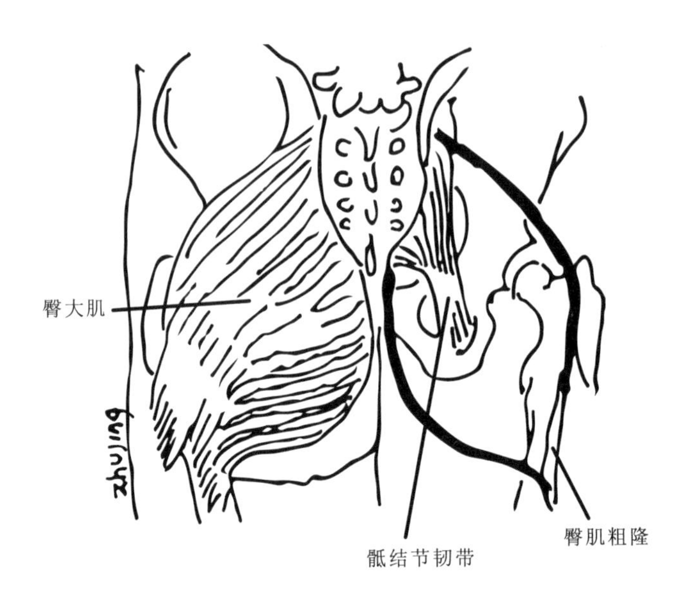

臀大肌

起点：髂翼外面，骶、尾骨背面，骶结节韧带。

止点：股骨臀肌粗隆、髂胫束。

神经支配：骶丛臀下神经。

机能：①近固定，大腿在髋关节处伸、外旋；上半部收缩，大腿外展；下半部收缩，大腿内收。②远固定，一侧收缩，骨盆转向对侧。

两侧收缩，骨盆后倾，躯干后伸，维持站立平衡。

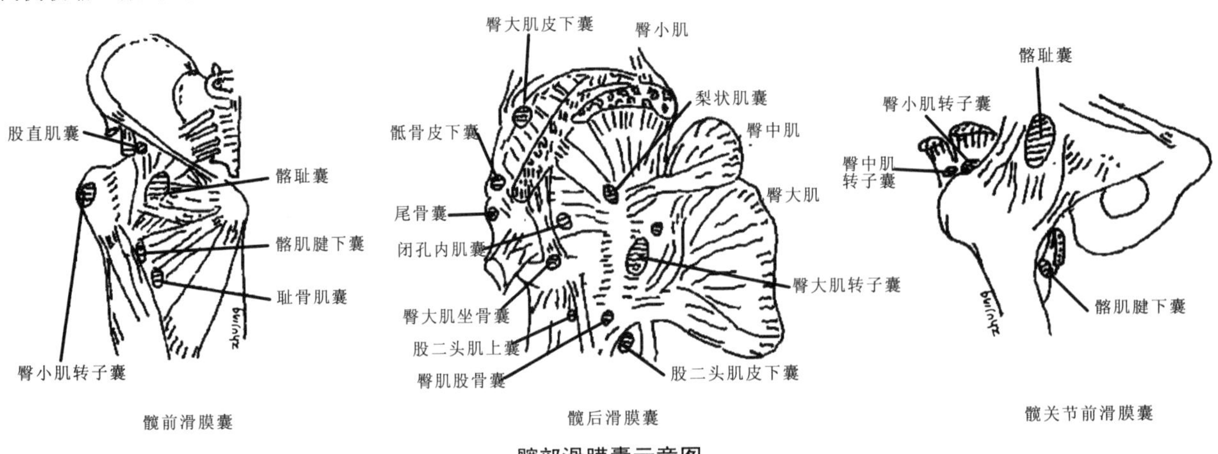

髋部滑膜囊示意图

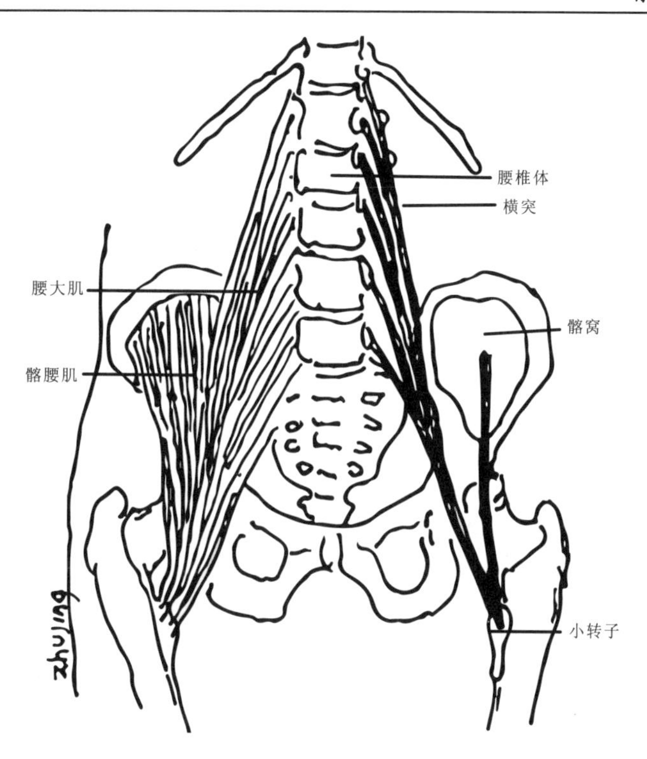

髂腰肌

起点：腰大肌，T12，L1-5 椎体侧面、横突；髂肌，髂窝。

止点：股骨小转子。

神经支配：腰丛肌支。

功能：①近固定时，使髋关节屈和外旋。远固定时，一侧收缩，使脊柱向同侧屈；②两侧收缩，使脊柱屈和骨盆前倾。

沿脊柱上下疼痛；腰痛（含胸、腰不能直）；腹股沟及大腿上方内侧痛；身后位坐起或坐位站起腰痛

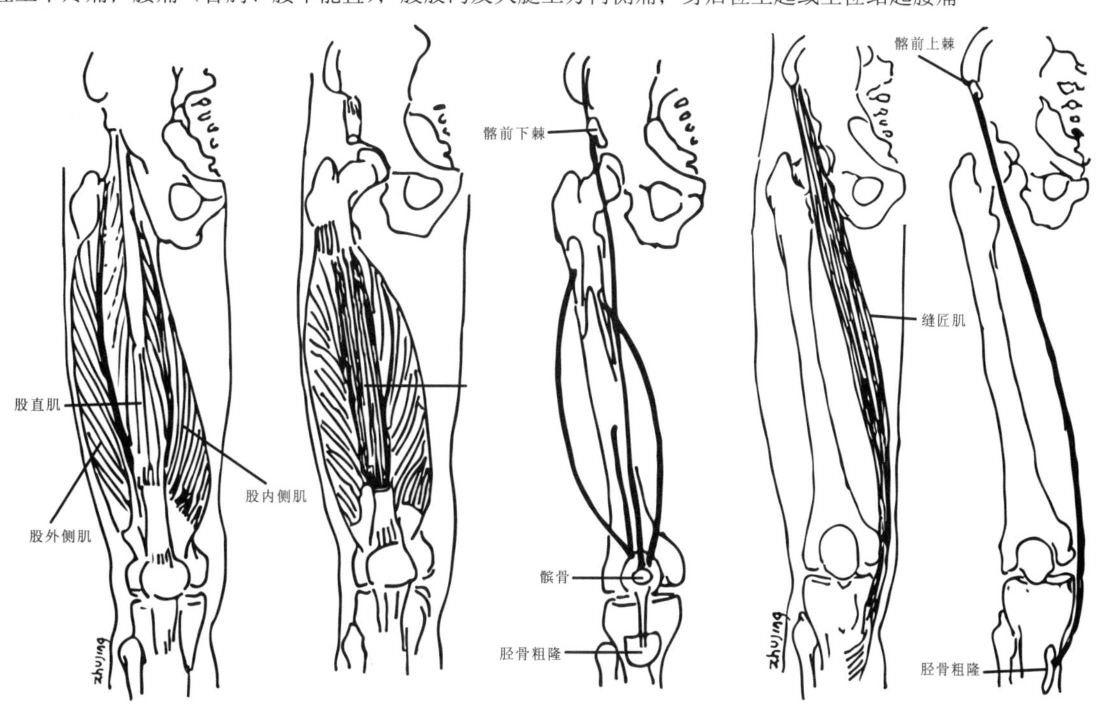

股四头肌

起点：股直肌，髂前下棘；股中间肌，骨体前面；股外侧

肌，股骨粗线外侧唇；股内侧肌，股骨粗线内侧唇。

止点：4 个头合成 1 肌腱包绕髌骨，髌韧带止于胫骨粗隆

神经支配：腰丛股神经分支。

功能：近固定时，股直肌可使髋关节屈，使大腿在膝关节处伸，维持人体直立姿势。

股直肌：髌骨下方（膝内部）疼痛，膝关节僵硬、无力。

髌下脂肪垫→大腿前后侧痛、小腿前后侧痛、跟腱炎。

缝匠肌

起点：髂前上棘。

止点：胫骨粗隆内侧。

功能：①近固定时，使髋关节屈和外旋，并使下延成；膝关节屈和内旋。②远固定时，两侧收缩，使骨盆前倾。

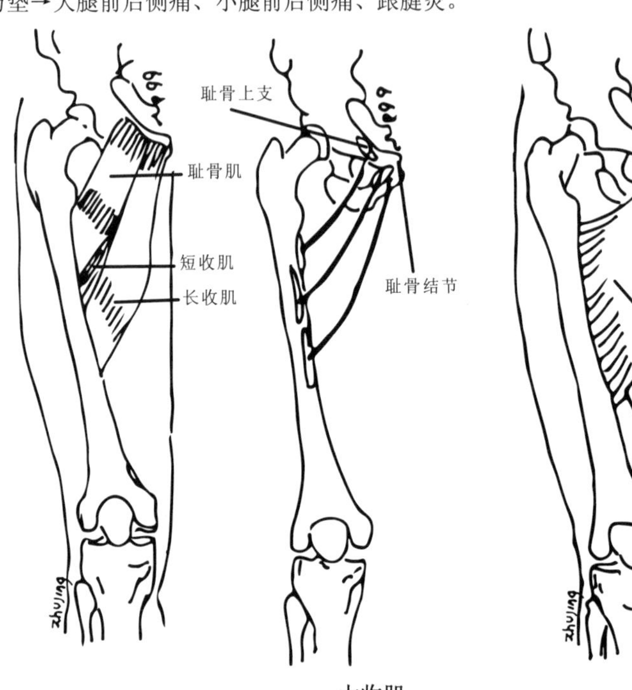

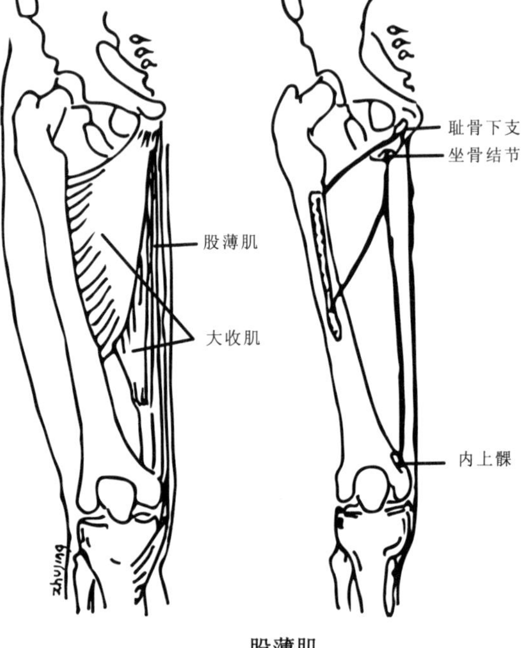

耻骨肌

起点：耻骨上支。

止点：股骨粗线内侧唇上部。

功能：近固定时，使髋关节内收、外旋和屈。远固定时，两侧收缩，使骨盆前倾。

大收肌

起点：坐骨结节、坐骨支、耻骨下支。

止点：股骨粗线内侧唇上 2/3、股骨内上髁。

功能：近固定时，使髋关节内收、伸和外旋。远固定时，两侧收缩，使骨盆后倾。

股薄肌

起点：耻骨下支。

止点：胫骨上端内侧。

长、短收肌

起点：耻骨结节附近。

止点：股骨粗线内侧唇中部。

神经支配：腰丛闭孔神经。

功能：近固定 使髋关节内收、外旋和屈

远固定 两侧收缩，使骨盆前倾。

内收肌——下腹痛、腹股沟痛、会阴痛、性功能障碍。

大收肌后束、股内侧肌及筋膜形成收肌管（隐神经）→膝内侧痛（间隙、膝眼、鹅足）、小腿内侧、足跟内侧痛。

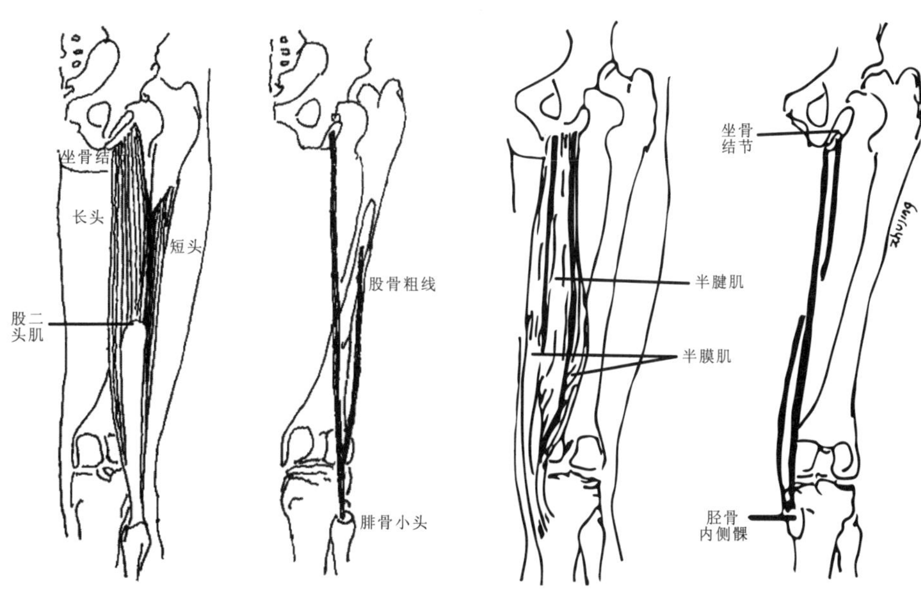

股二头肌

起点：长头，坐骨结节；短头，股骨粗线外侧唇下半。

止点：腓骨头。

神经支配：骶丛坐骨神经分支。

功能：①近固定时，使膝关节屈和外旋，长头还可使髋关节伸。②远固定时，两侧收缩，使大腿在膝关节处屈；当小腿伸直时，使骨盆后倾。

半膜肌

起点：坐骨结节。

止点：胫骨内侧髁后面。

功能：①近固定时，使膝关节屈和内旋，还可髋关节伸。②远固定时，与股二头肌相同。

半腱肌

起点：坐骨结节。

止点：胫骨上端内侧。

功能：①近固定时，使大腿在髋关节处伸，小腿在膝关节处屈和内旋。②远固定时，与股二头肌相同。

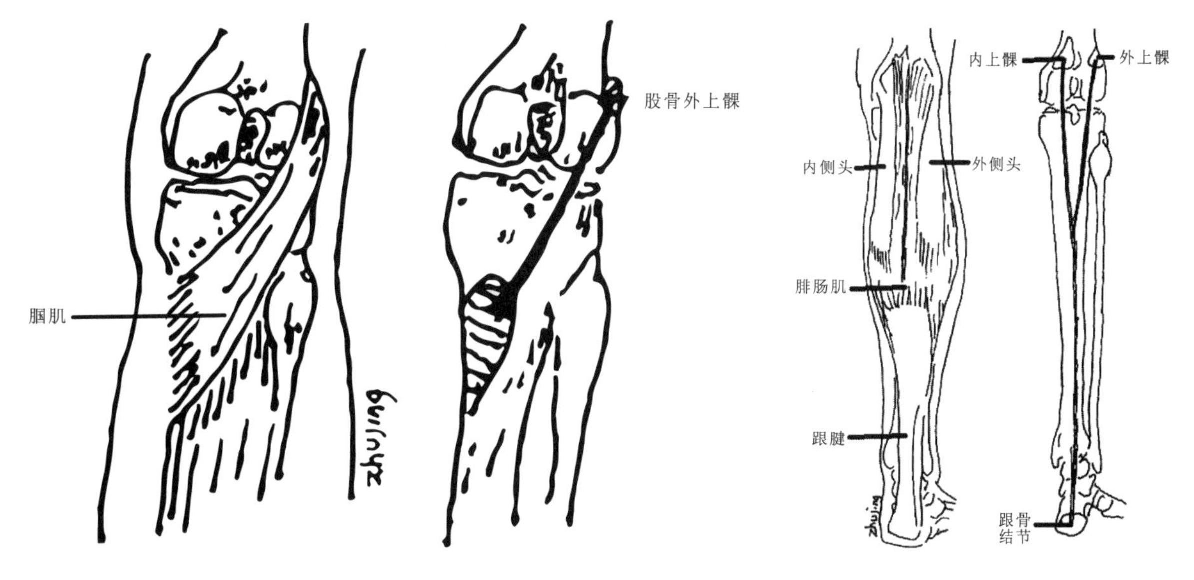

腘肌

起点：股骨外侧髁的外侧面上缘，移行为肌腱后穿过腘肌腱裂孔。

止点：胫骨比目鱼肌线以上骨面（胫骨后侧的三角区域）。

神经支配：胫神经（L4-S2）。

腓肠肌

起点：内侧头，股骨内上髁后。

外侧头，股骨外上髁后。

止点：跟骨结节。

神经支配：骶丛胫神经。

备注：间歇性跛行——腓肠肌、比目鱼肌。

功能：①屈膝；②内旋膝关节；③伸直并锁定膝关节，准备做屈曲动作时，由腘肌提供内旋扭矩，解锁膝关节进行屈曲；④大幅度屈曲时，腘肌将外侧半月板拉出，避免卡压。

八、膝部滑膜囊示意图

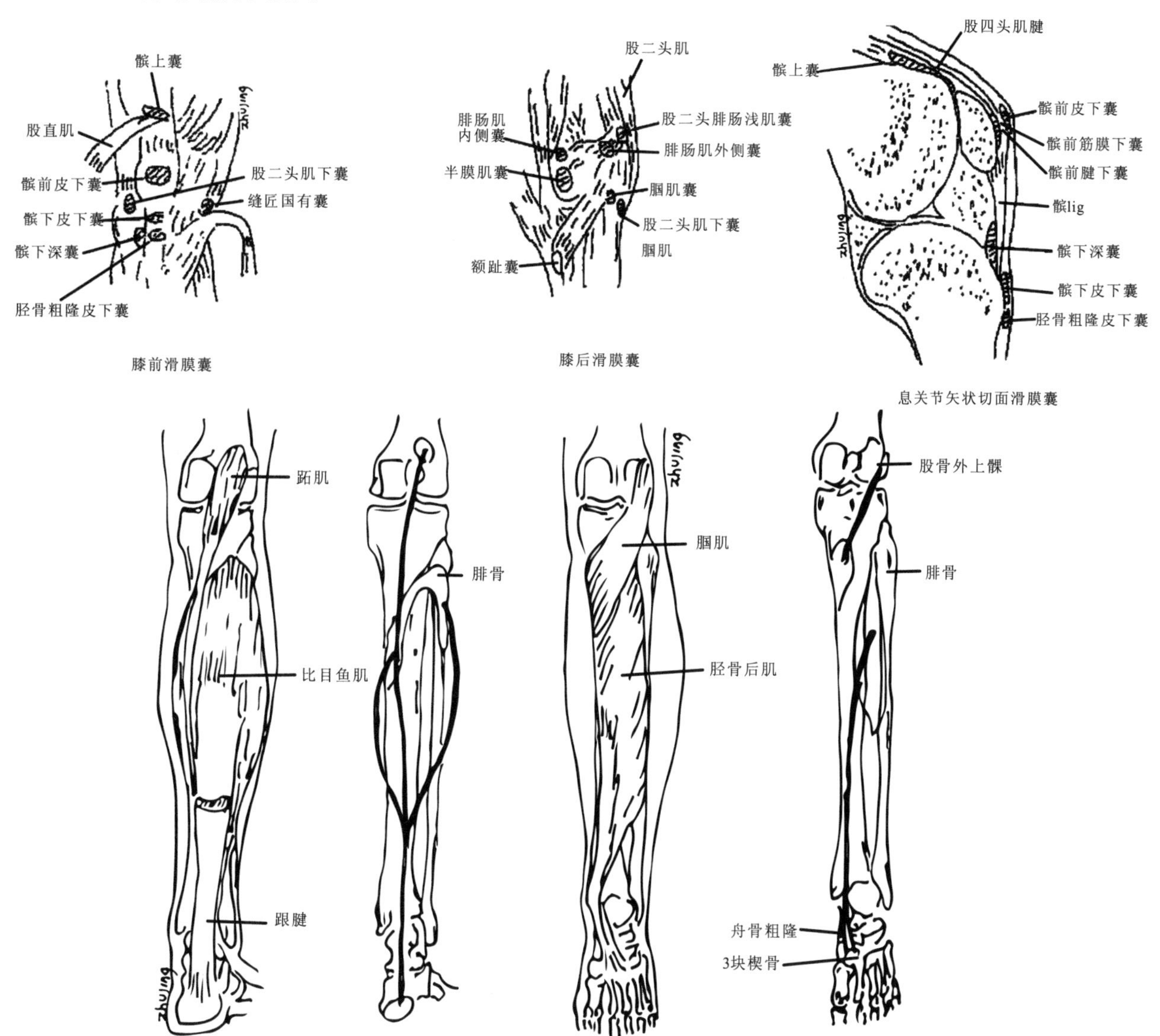

比目鱼肌

起点：胫、腓骨后面上部。

止点：同腓肠肌合成跟腱，止于跟骨结节。

神经支配：骶丛胫神经。

小腿三头肌功能：①近固定时，使踝关节屈（跖屈）腓肠肌还可使膝关节屈。②远固定时，可使小腿在踝关节处屈，协助膝关节伸，维持人体直立。

胫骨后肌

起点：胫、腓骨，小腿骨间膜后。

止点：长腱经内踝转至足底内侧，止于舟骨粗隆、3楔骨。

机能：①近固定，足在踝关节处屈、足内翻远固定，足尖站立。

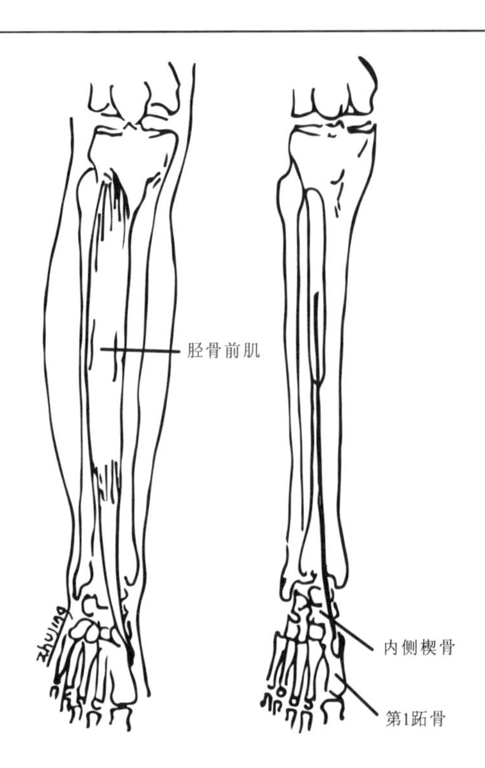

胫骨前肌

起点：胫骨体外侧面上 1/2。

止点：内侧楔骨内侧面、第 1 趾骨底。

功能：近固定时，使踝关节伸（背屈）、内翻。远固定时，使小腿在踝关节处伸，维持足弓。

备注：踝无力，僵硬、麻木、疼痛。

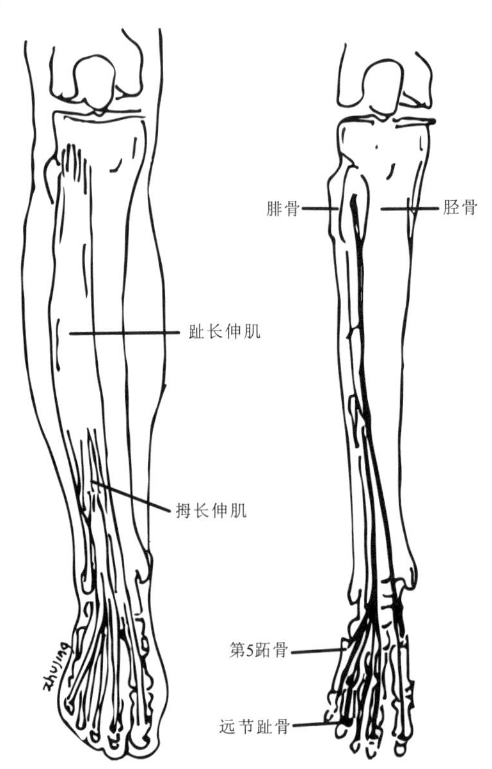

踇长伸肌

起点：胫、腓骨上端。

止点：分 5 条肌腱，4 条止于 2-5 趾中节、远节趾骨底；最外 1 条止于第 5 跖骨底（第 3 腓骨肌）。

神经支配：骶丛腓深神经。

机能：近固定 足在踝关节处伸、伸 2-5 趾。

备注：胫骨前肌、趾长伸肌、踇长伸肌→足背囊肿、踝前痛、足背麻木。

趾长伸肌

起点：腓骨前面、小腿骨间膜。

止点：踇趾远节趾骨底。

神经支配：骶丛腓深神经。

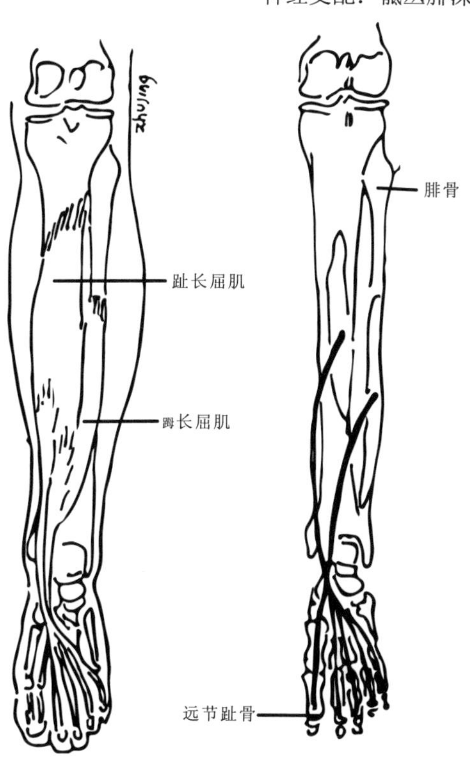

趾长屈肌

起点：胫骨后中部。

止点：肌腱经内踝转至足底分成 4 条肌腱，止于 2-5 趾远节趾骨。

神经支配：骶丛胫神经。

机能：近固定 足在踝关节处屈、2-5 趾屈、足内翻

远固定 踮足尖

踇趾长屈肌

起点：腓骨体后下部。

止点：长腱经内踝转至足底，止于踇趾远节趾骨底。

机能：①近固定，足在踝关节处屈、足内翻。②远固定，足尖站立。

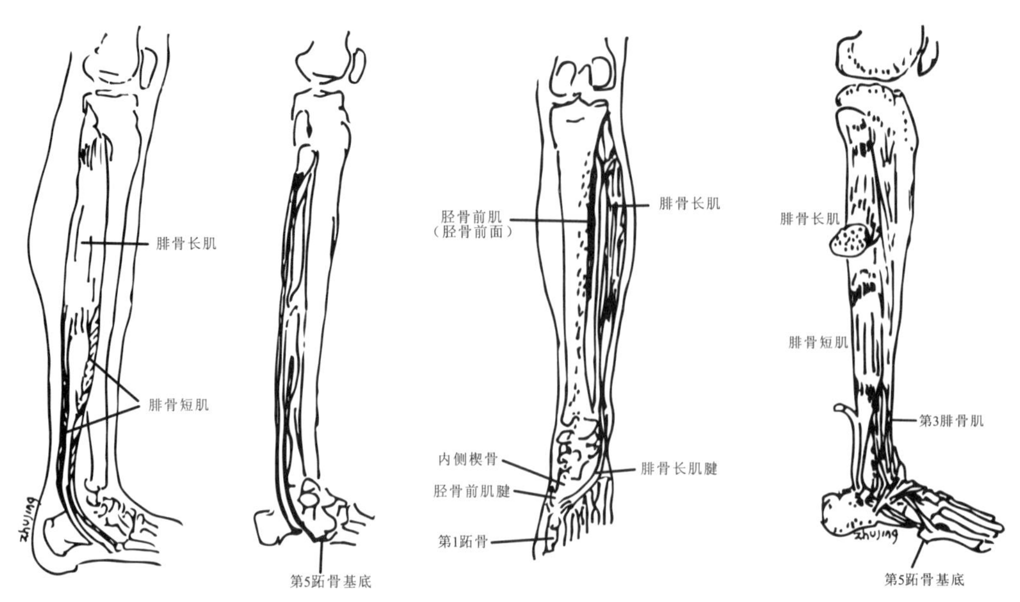

腓骨长肌

起点：腓骨外侧面上方。

止点：肌腱经外踝转至足底，止于内侧楔骨、第 1 跖骨底。

神经支配：骶丛胫神经。

机能：近固定，足在踝关节处屈、足外翻。与胫骨前肌腱共同，在足底形成肌袢，维持内外侧足弓、足横弓。

腓骨短肌

起点：腓骨外侧面下方。

止点：第 5 跖骨底。

神经支配：骶丛腓浅神经。

机能：足在踝关节屈、足外翻及维持外侧足弓。第 3 腓骨肌机能：维持外侧足弓、外翻足。

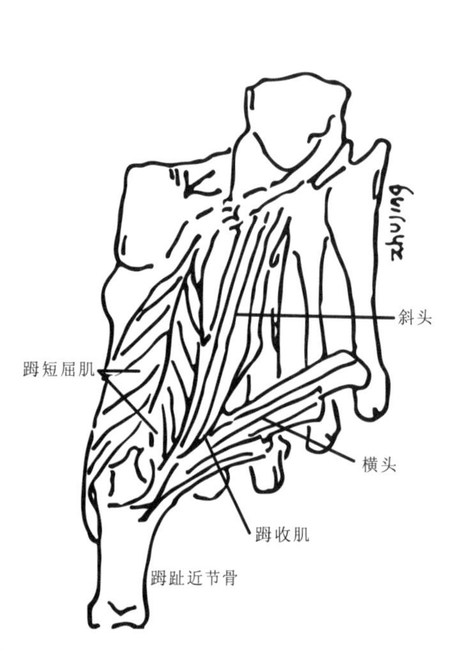

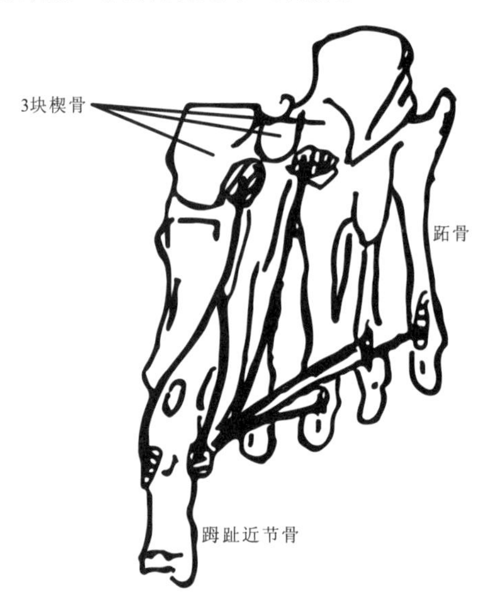

踇趾短屈肌

起点：内侧楔骨底，胫骨后肌腱、跖长韧带。

止点：趾近节趾骨底。

神经支配：足底内侧神经。

踇趾收肌

起点：斜头，跖长韧带、腓骨长肌腱、外侧楔骨、2-3 跖骨基底部；横头，3-5 跖趾关节囊。

止点：踇趾近节趾骨底。

神经支配：足底内侧神经。

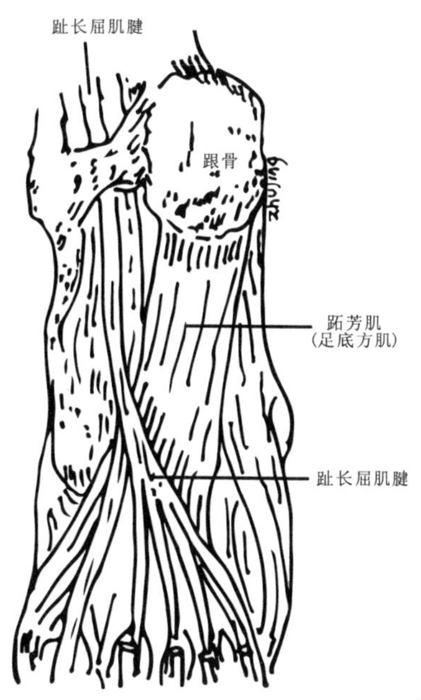

跖方肌

起点：近端的内侧头附着跟骨内侧，外侧头附着跖骨一侧足底长韧带。

止点：趾长屈肌腱。

神经支配：足底内外侧神经。

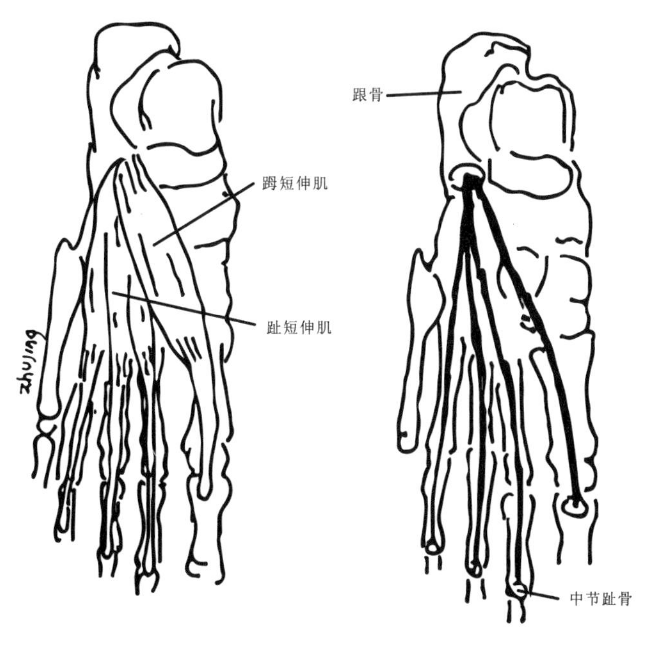

踇趾短伸肌

起点：跟骨前端上面。

止点：踇趾近节趾骨底。

神经支配：足底外侧神经。

趾短伸肌

起点：跟骨前端外侧面。

止点：2-4 趾近节趾骨底。

神经支配：腓深神经。

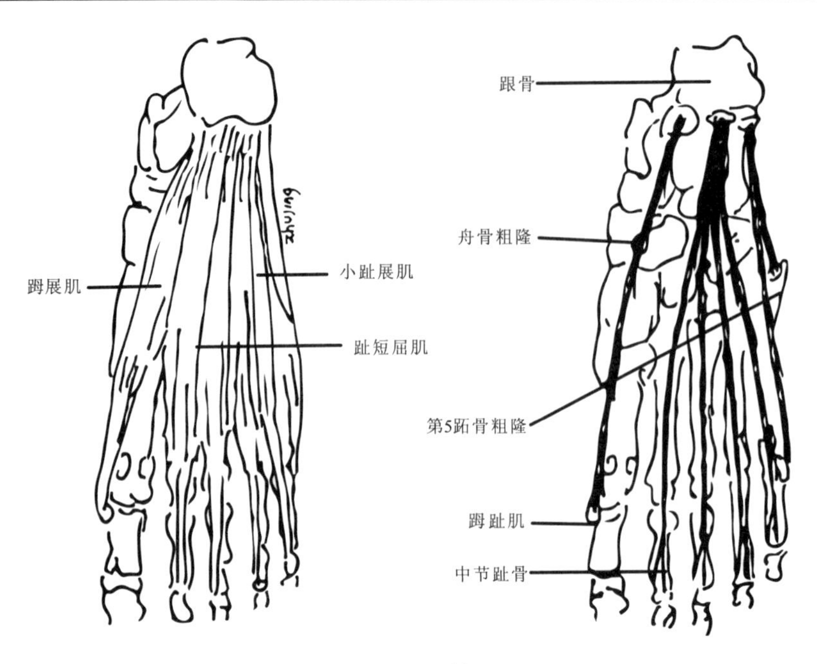

踇趾展肌

起点：跟骨结节内侧、舟骨粗隆。

止点：踇趾近节足骨底部、内侧神经支配：足底内侧神经。

小趾展肌

起点：跟骨结节外侧。

止点：内侧腱，止于小趾近节趾骨底；外侧腱，止于第 5 跖骨粗隆。

神经支配：足底外侧神经。

趾短屈肌

起点：跟骨结节。

止点：分成 4 条肌腱，止于 3-5 趾中节趾骨底。

神经支配：足底内外侧神经。

九、足腱滑膜鞘示意图

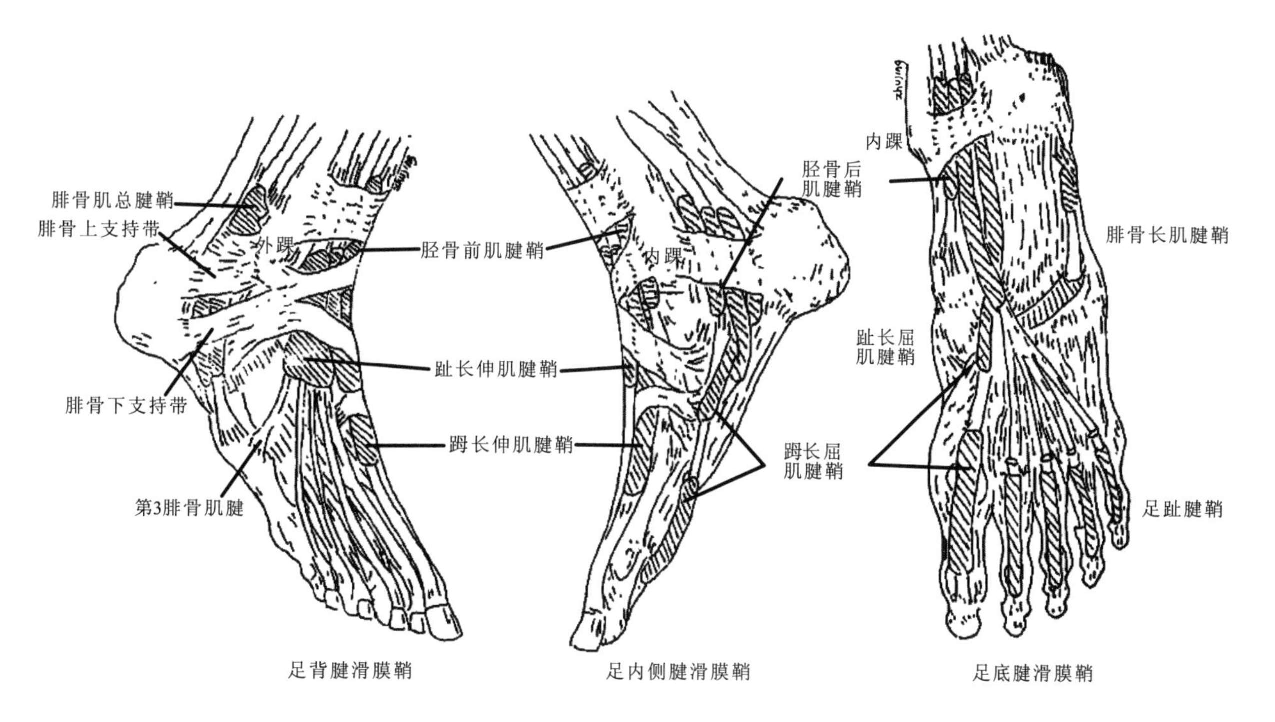

足背腱滑膜鞘　足内侧腱滑膜鞘　足底腱滑膜鞘

十、足踝滑膜鞘示意图

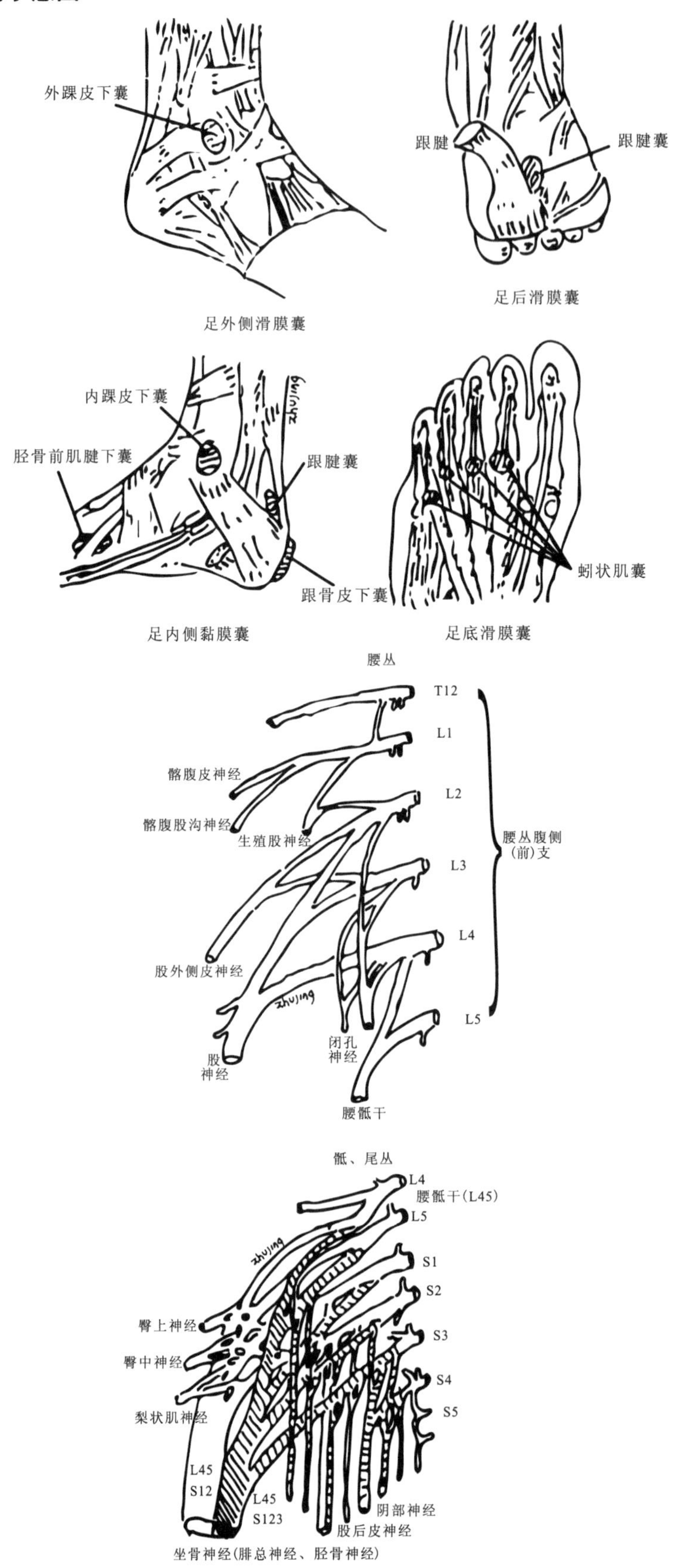

腰丛 T12 部分—L4 部分：①髂腹下神经（T12-L1）。②髂腹股沟神经（L1）。③股外侧皮神经（L2、3）。④股神经（L2-4）。

⑤生殖股神经（L1、2）。⑥闭孔神经（L2-4）。

骶丛 L4 部分—S4：①股后皮神经（S1-3）、臀上下皮神经。②坐骨神经（L4-S3）。③阴部神经（S2-4，骶结节韧带）。

备注：髂腹下神经——大腿前、脐下腹痛。

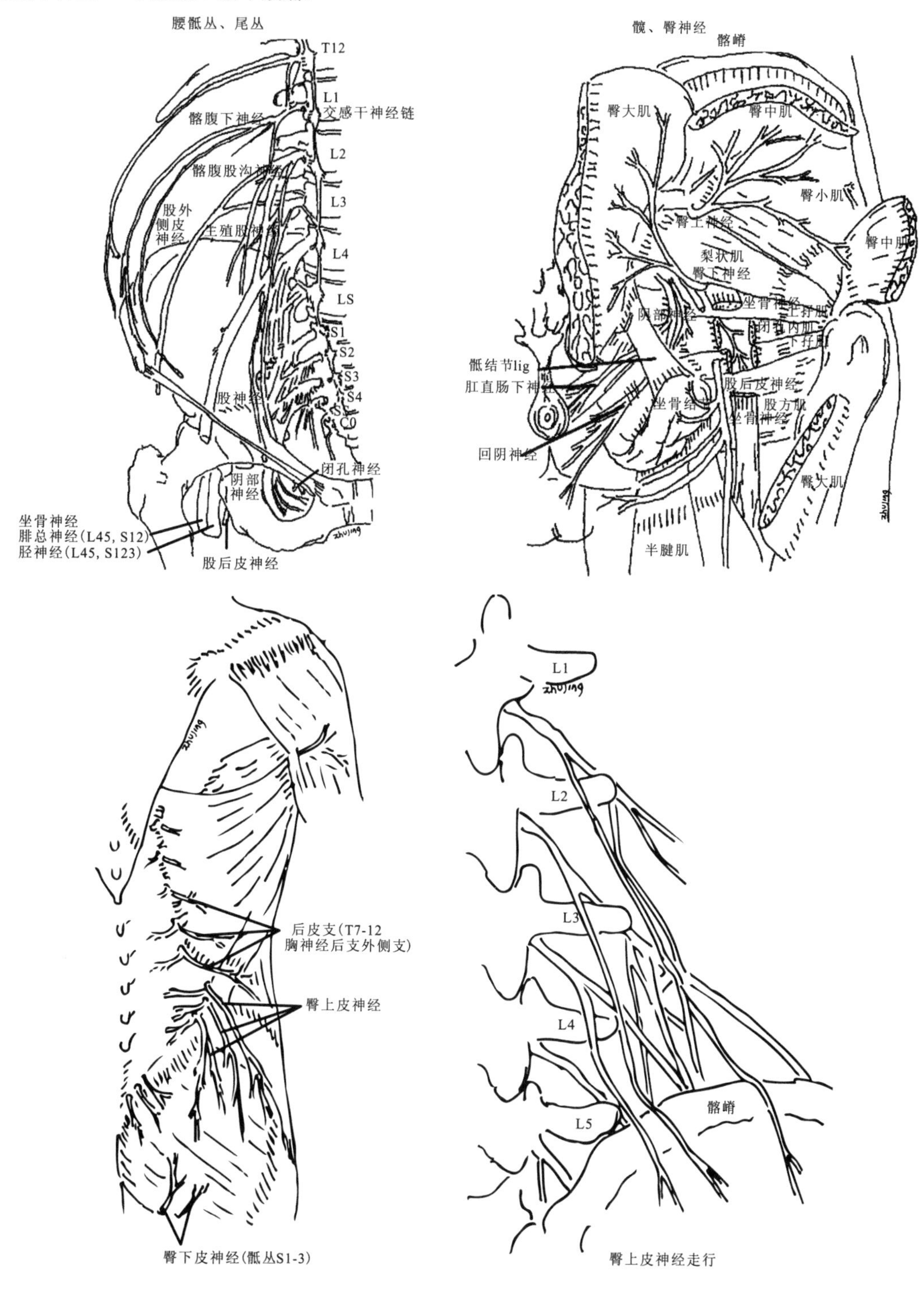

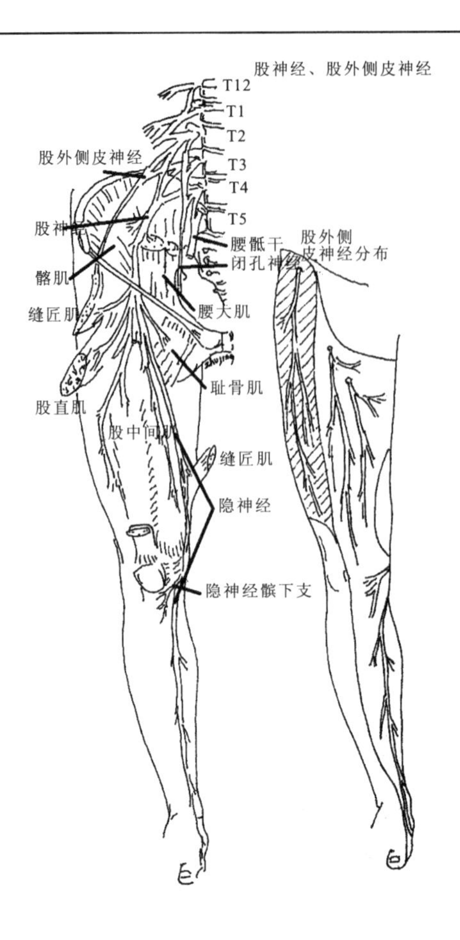
股神经、股外侧皮神经
T12
T1
T2
T3
T4
T5
股外侧皮神经
股神经
髂肌
缝匠肌
股直肌
腰骶干
闭孔神经
腰大肌
耻骨肌
股中间肌
缝匠肌
隐神经
隐神经髌下支
股外侧
皮神经分布

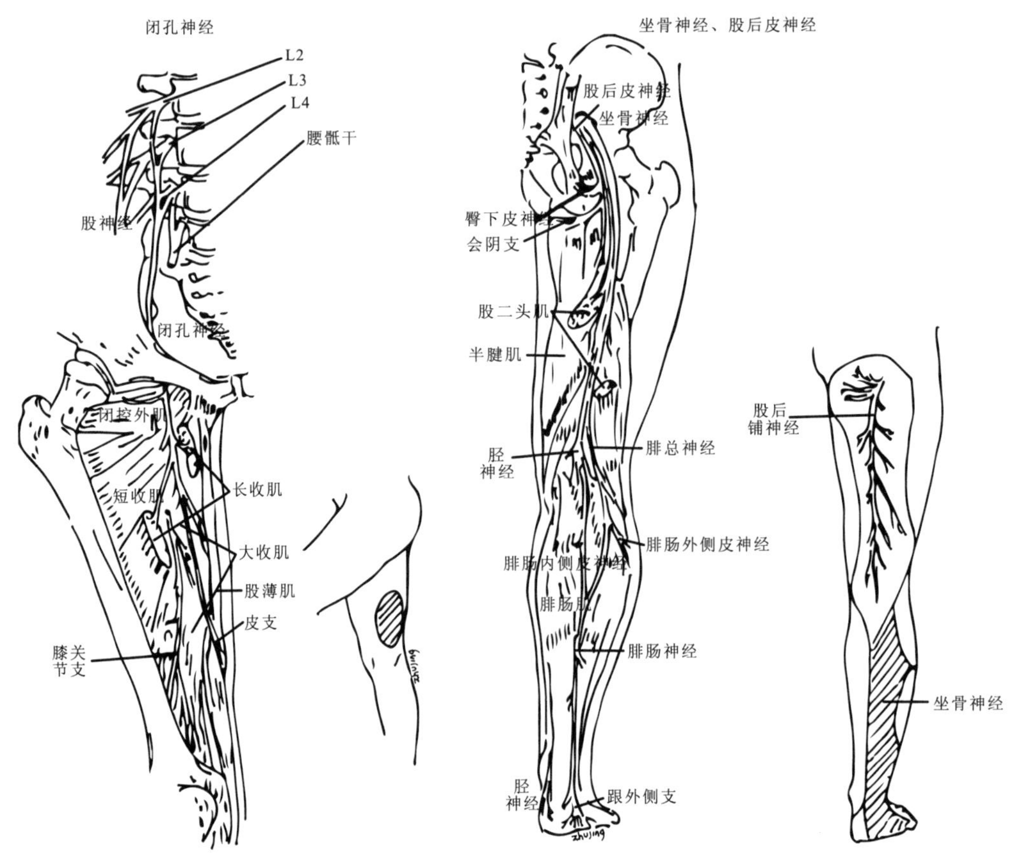
闭孔神经
L2
L3
L4
腰骶干
股神经
闭孔神经
闭孔外肌
短收肌
长收肌
大收肌
股薄肌
皮支
膝关
节支
坐骨神经、股后皮神经
股后皮神经
坐骨神经
臀下皮神经
会阴支
股二头肌
半腱肌
胫
神经
腓总神经
腓肠外侧皮神经
腓肠内侧皮神经
腓肠肌
腓肠神经
胫
神经
跟外侧支
股后
铺神经
坐骨神经

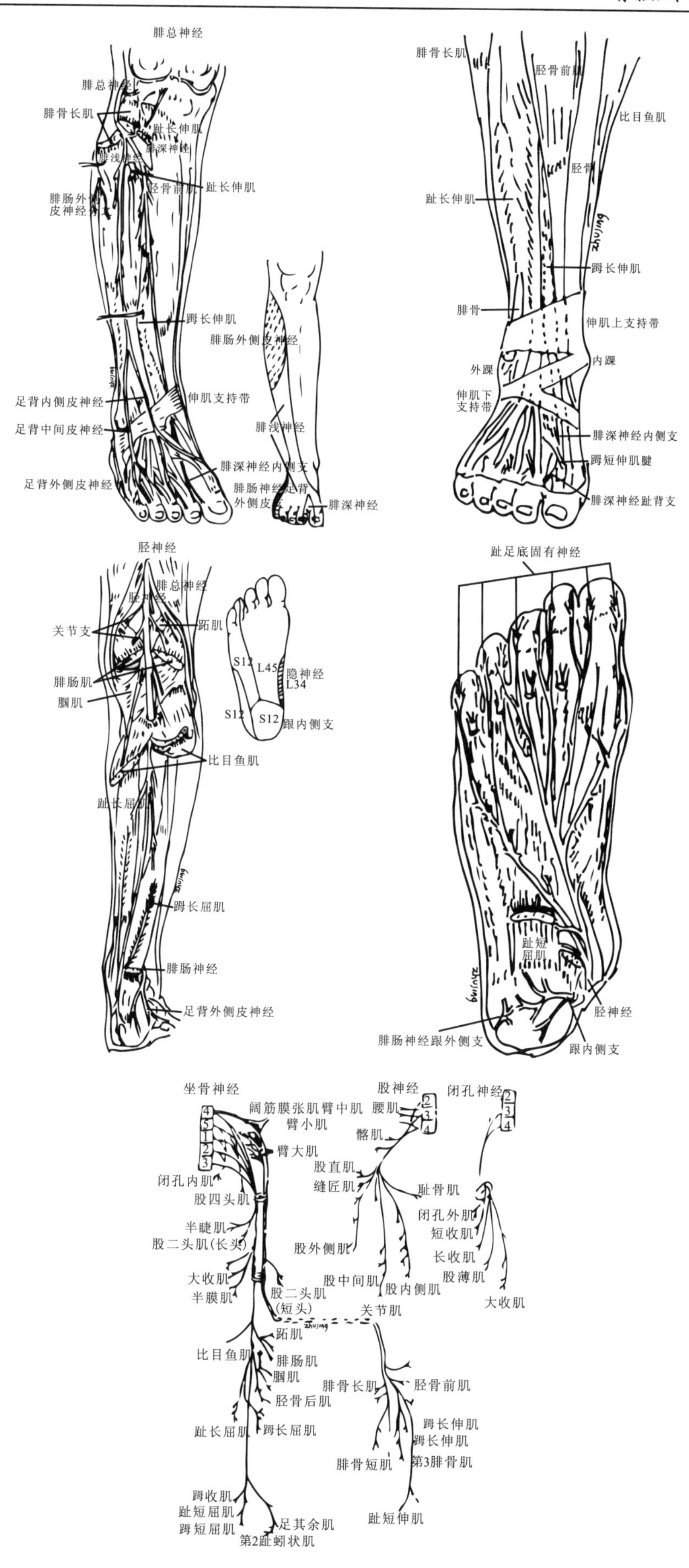
腓总神经
腓总神经
腓骨长肌
趾长伸肌
腓深神经
腓浅神经
胫骨前肌
趾长伸肌
腓肠外侧皮神经分支
踇长伸肌
腓肠外侧皮神经
足背内侧皮神经
伸肌支持带
足背中间皮神经
腓浅神经
腓深神经内侧支
足背外侧皮神经
腓肠神经足背外侧皮支
腓深神经
腓骨长肌
胫骨前肌
比目鱼肌
胫骨
趾长伸肌
踇长伸肌
腓骨
伸肌上支持带
外踝
内踝
伸肌下支持带
腓深神经内侧支
踇短伸肌腱
腓深神经趾背支
胫神经
腓总神经
胫神经
关节支
跖肌
腓肠肌
腘肌
S12
L45
隐神经
L34
S12
S12
跟内侧支
比目鱼肌
趾长屈肌
踇长屈肌
腓肠神经
足背外侧皮神经
趾足底固有神经
趾短屈肌
胫神经
腓肠神经跟外侧支
跟内侧支
坐骨神经
4
5
1
2
3
阔筋膜张肌
臀中肌
臀小肌
臀大肌
闭孔内肌
股四头肌
半腱肌
股二头肌(长头)
大收肌
半膜肌
股二头肌
(短头)
股神经
2
3
4
腰肌
髂肌
股直肌
缝匠肌
耻骨肌
股外侧肌
股中间肌
股内侧肌
关节肌
闭孔神经
2
3
4
闭孔外肌
短收肌
长收肌
股薄肌
大收肌
跖肌
比目鱼肌
腓肠肌
腘肌
胫骨后肌
趾长屈肌
踇长屈肌
踇收肌
趾短屈肌
踇短屈肌
足其余肌
第2趾蚓状肌
腓骨长肌
胫骨前肌
踇长伸肌
踇长伸肌
腓骨短肌
第3腓骨肌
趾短伸肌

十一、主要骨骼肌的神经支配

骨骼肌	支配的神经神经
头面、颈	
头后大小直肌	C1 背侧支
头上下斜肌	枕下神经
颊肌、皱眉肌、降/提口角肌、降/提唇肌、枕额肌	面神经
鼻肌、颧大小肌、眼/口轮匝肌、笑肌，二腹肌后腹、镫骨肌	
茎突舌骨肌	
二腹肌前腹	三叉神经
翼内外肌	下颌神经
前斜角肌	C5-8
中斜角肌 后斜角肌	C3-7 C6-8
胸锁乳突肌	副神经、C2-3
肩、上肢、手	
肩胛提肌	C3-4，肩胛背神经
大小菱形肌	肩胛背神经
冈上/下肌	肩胛上神经
肩胛下肌、大圆肌	肩胛下神经
三角肌、小圆肌	腋神经
桡侧腕短/长伸肌，肱桡肌、旋后肌、肘肌、肱三头肌	桡神经
尺侧腕伸肌、指伸肌、拇短/长伸肌、拇长展肌、食指伸肌	桡神经深支
小指伸肌	
桡侧腕屈肌、指浅/深屈肌、拇长/短屈肌、掌长肌、旋前圆肌	正中神经
拇指对掌肌、拇短展肌	
肱二头肌、肱肌	肌皮神经，C7
小指展肌、小指对掌肌、拇收肌、尺侧腕屈肌 拇短展/屈肌、拇指对掌肌	尺神经 正中神经返支
拇长展肌	桡神经

胸、背	
前锯肌	胸长神经
胸大小肌	胸内外侧 N
腰、臀	
腰大肌、髂肌	L1-4 腹侧支
腰方肌	T12-L4 腹支
臀、腿、足	
臀大肌	臀下神经
臀中、小肌，阔筋膜张肌	臀上神经
梨状肌	L5/S1-2 腹侧支
大腿、小腿	
长、短、大收肌、股薄肌（L2-4）、闭孔内外肌	闭孔神经
股四头肌（L2-4）、缝匠肌（L2-3）、髂肌耻骨肌、膝关节	股神经
股二头肌（L4-5）、半腱/半膜肌（L4-S1）	坐骨神经
趾/踇长/短伸肌，第 3 腓骨肌、胫前肌	腓深神经
腓骨长、短肌	腓浅神经
趾/踇长屈肌，腓肠肌（L4-S2）、比目鱼肌、胫后肌、腘肌（L4-S1）	胫神经
小趾展肌、踇收肌、跖肌	足底外侧神经
趾/踇短屈肌、踇展肌	足底内侧神经

十二、重要神经、血管的体表定位

（一）头颈部

（1）眶下孔的体表定位：位于眶下缘中点以下，相当于鼻尖至眼外角连线的中点。

（2）颏孔的体表定位：位于下颌骨体的外侧面，正对下颌第一、二前磨牙间的下方。

（3）面动脉的体表定位：下颌骨下缘和咬肌前缘的相交点为面动脉进入面部的起点，在此处可扪及搏动，先从此点引线至口角外侧约 1cm 处，再将引线引至内眦。由眼外眦向下做一垂线，再自鼻翼下缘外侧与口角分别向外侧引上、下二条水平线与上一垂线相交，此两条水平线可将面动脉分为三段：口角水平线以下为面动脉第一段；在上、下两水平线间的一段，为面动脉第二段；上水平线至内眦间的一段为面动脉第三段。

（4）腮腺导管的体表定位：位于颧弓下方约 1cm 处，耳垂至鼻翼与口角间中点的连线的中 1/3 段。

（5）颞浅动脉的体表定位：是颈外动脉终支之一，起自外耳道前下方平下颌角的后方处，自腮腺上缘穿出后，于颞下颌关节与外耳道间垂直上行，至眶上缘平面以上，继而分为额、顶两支。

（6）面神经的体表定位：在头转向对侧时，取四点：鼓乳切迹点、下颌支后缘上 3/5 及下 2/5 的交点、下颌支后缘上 1/3 与下 2/3 的交点、下颌支后缘上 2/3 与下 1/3 的交点，作三条线：①第一、二点连线的上半部为面神经干的体表投影，此线的中点为面神经干分叉处的定位点；②自①线的中点至第三点的连线表示面神经颞面干的投影线；③自①线中点至第四点的连线表示颈面干的投影线。

（7）枕大神经的体表定位：枕大神经起自枢椎横突内侧寰椎后弓，斜向上向外上升，穿行头半棘肌之间，在头半棘肌附着于枕骨处，穿过该肌，更穿过斜方肌腱及颈固有筋膜（以上是枕大神经在深部的走行，此点在上项线平面距正中线约 2cm 处），到达皮下，随即分成许多分支，分布于头后部大部分皮肤。

（8）颈总动脉的体表定位：在右侧，从下颌角至乳突连线的中点划线至胸锁关节；在左侧，连线的下端稍偏外侧，此线平甲状软骨上缘以下为该动脉的体表定位。

（9）锁骨下动脉的体表定位：从胸锁关节至锁骨中点的凸向上方的曲线，其最高点距锁骨上缘约 1cm。

（10）颈外静脉的体表定位：下颌角至锁骨中点的连线。

（11）副神经的体表定位：由胸锁乳突肌后缘上、中 1/3 交点至斜方肌前缘中、下 1/3 交点的连线。

（二）肩背部

（1）肩胛上神经的体表定位：冈上线二等份，中间画垂线，上外角等分线上 1.5cm 处（肩钾上切迹）。

（2）肩胛下动脉的体表定位：在肩胛下肌下缘附近起自腋动脉，走向后下方，主要分为胸背动脉和旋肩胛动脉。前者伴随胸背神经行走，分布于前锯肌和背阔肌；后者迂曲后行穿三边孔，至冈下窝，分支营养附近诸肌。

（三）上肢部

（1）肱动脉的体表定位：将上肢外展 90°并稍旋后，由锁骨中点到肘窝中点作一连线，连线与肱二头肌内侧缘交点以下的部分。

（2）尺动脉的体表定位：由肘窝中点稍下方到豌豆骨桡侧的连线。

（3）桡动脉的体表定位：由肘窝中点稍下方到桡骨远端掌侧面桡动脉搏动处的连线。

（4）正中神经的体表定位：在臂部与肱动脉的投影相同；在前臂部为肱骨内上髁与肱二头肌腱连线的中点，向下到腕部桡侧腕屈肌腱与掌长肌腱之间的连线。

（5）尺神经的体表定位：在臂部为从腋窝顶至肱骨内上髁与鹰嘴连线中点（肘后内侧沟）的连线。在前臂部为从肱骨内上髁与鹰嘴连线中点至豌豆骨桡侧缘的连线。

（6）桡神经的体表定位：在臂部为自腋后皱襞的下方经臂部后方至臂部外侧中、下 1/3 处，再从该处至肱骨外上髁的连线。在前臂部为自肱骨外上髁至桡骨茎突的连线为桡神经浅支的投影；自肱骨外上髁至前臂背侧中线的中、下 1/3 交界处的连线，为桡神经深支的体表投影。

（7）贵要静脉的体表定位：在前臂部为从尺骨茎突经前臂掌侧面至肘窝尺侧的连线；在臂部从肘窝尺侧沿肱二头肌内侧沟上升至臂中点稍下方伴肱动脉上行，汇入腋静脉。

（8）腕横韧带的体表定位：桡侧端舟骨结节和大多角骨结节至尺侧端豌豆骨和钩骨钩的长、宽各约 2.5cm 的区域。

（四）腰臀部

（1）臀上血管神经出骨盆点的体表定位：自髂后上棘至股骨大转子连线的上、中 1/3 交界点。

（2）臀下血管神经出骨盆点的体表定位：自髂后上棘至坐骨结节连线的中点。

（3）坐骨神经在臀部的体表定位：髂后上棘至坐骨结节连线的上 1/3 与中 1/3 的交界点、股骨大转子与坐骨结节连线的中点，此两点的连线为坐骨神经在臀部的投影。

（4）臀上动脉的体表定位：是髂内动脉后干的分支，经梨状肌上孔出骨盆（该动脉穿出梨状肌上孔的体表定位为：髂后上棘与股骨大转子尖端连线的上、中 1/3 交界点）至臀部分为浅、深两支，浅支行于臀大肌和臀中肌之间，深支行于臀中肌和臀小肌之间。

（5）臀上皮神经的体表定位：起自上 3 对腰神经后支的外侧支，穿过背阔肌的腱膜，在骶棘肌的外侧缘跨过髂嵴的后部，分布于臀中间上部的皮肤。骶棘肌外缘髂嵴交点内 1cm，外 1 cm、2cm。

（6）臀内侧皮神经的体表定位：起自第一至第三骶神经，从髂后上棘至尾骶连线的中 1/3 穿出深筋膜，分布于臀内侧部皮肤。

（五）下肢部

（1）股动脉的体表定位：屈髋并稍外展、外旋位，由髂前上棘至耻骨联合的连线中点，划一直线至股骨内收肌结节，此线的上 2/3，即为股动脉的体表定位。

（2）胫前动脉的体表定位：胫骨粗隆和腓骨小头之间的中点与两踝之间的中点划一连线，即为胫前动脉的体表定位。

（3）胫后动脉的体表定位：自腘窝中点正下方约 7～8 cm 处至内踝与跟腱的中点，两者之间的连线为胫后动脉的体表定位。

（4）坐骨神经在股后部的体表定位：股骨大转子与坐骨结节连线的中点、股骨两髁连线的中点，此二点的连线为坐骨神经在股后部行径的体表定位。

（5）股神经的体表定位：是腰丛中较大的神经，经腹股沟韧带中点深面、髂腰肌前面进入股三角，位于股鞘外侧，下行约 3cm 即分为多支：股神经前皮支（分布于股前面下 2/3 的皮肤）、隐神经（亦为皮神经，伴股血管行经股三角，进入收肌管，继穿出该管，在缝匠肌与股薄肌之间出现于膝关节内后方）、肌支（发出许多小支，支配缝匠肌、股四头肌与耻骨肌）。

（6）腓总神经的体表定位：起于第 4-5 腰神经及第 1、2 骶神经的后股，是坐骨神经的分支，沿腘窝外上界斜向至腓骨头前下方，绕腓骨颈，穿腓骨长肌分为腓深神经和腓浅神经。①腓深神经：穿腓骨长肌和趾长伸肌起始部，至小腿前部与胫前动脉伴行，先在胫骨前肌和趾长伸肌间，后在胫骨前肌与䟴长伸肌间下行至足背。分布于小腿肌前群、足背肌及第 1、2 趾相对面的背面皮肤；②腓浅神经：穿腓骨长肌起始部，在腓骨长、短肌和趾长伸肌间下行，分出肌支支配腓骨长、短肌，在小腿下 1/3 处浅出为皮支，分布于小腿外侧、足背和趾背的皮肤。

（7）足背动脉的体表定位：是胫前动脉的延续，在伸肌支持带下缘后方出现于䟴长伸肌肌腱及趾长伸肌腱之间，行至第 1 跖骨间隙分为足底深支和第 1 跖背动脉两条终支。它在长伸肌外侧的位置表浅，可扪及其搏动。

十三、脊柱相关病

C1：眩晕、偏头痛、失眠、嗜睡、头昏沉、颈性高血压、脑供血不足、摇头。

C2：眩晕、头痛、失眠、嗜睡、眼干涩、斜视、耳鸣、心动过速、腮腺炎、过敏性鼻炎。

C3：眩晕、头昏沉、偏头痛、颈肩综合征、粉刺、痘疹、湿疹、牙痛、张口不能。

C4：头昏、恶心、呃逆、双手麻木、肩周炎、落枕、鼻塞、牙痛。

C5：胸痛、心跳过缓、恶心、呃逆、颈、肩、手掌胀痛、口臭、火气大。

C6：血压波动、肩部疼痛、肩、拇食二指麻、扁桃体肿大、肩膀痛、上肢外侧麻痛。

C7：气短胸闷、第四、五指麻痛、颈根、肩胛痛、咽喉痛、肩膀僵硬、上肢后侧内侧麻痛。

T1：气短、气急、肘手痛、凉，早搏、手软无力、上臂后侧麻痛。

T2：气短、胸痛、心律失常、冠心病（心绞痛）、肩膀僵硬、上臂后侧麻痛。

T3：肺部、支气管症状、易患感冒。

T4：胸背痛、胸闷、冠心病（心绞痛）、长叹气。

T5：口苦、低血压、胃痉挛、癫痫。

T6：胃痛、消化不良、胃痉挛。

T7：胃溃疡症状、消化不良、胃下垂、口臭。

T8：免疫功能低下、肝胆病、糖尿病。

T9：肾功能障碍、小便白浊、尿不畅、过敏症、身体手脚冰冷、癫痫。

T10：肾功能障碍、性功能障碍。

T11：肾功能障碍、尿道病、皮肤病。

T12：下腹冷痛、疲劳综合征、不孕症、风湿症、生殖器官表面痛痒。

L1：结肠功能失调、便秘、腹泻、腰痛、下腹痛。

L2：下腹痛、腰酸痛、性机能减退。

L3：膀胱痛、尿少、腰痛、膝内侧痛无力。

L4：腰痛、坐骨神经痛、排尿困难、尿频或尿少、腿痛放射至小腿外侧、痔疮。

L5：腿血液循环不良、下肢无力怕寒冷、腰腿痛麻至小腿后外侧、月经不调。

S：腰骶关节病变、足跟痛麻凉感、膀胱病、前列腺炎。

触发点图谱

触发点图谱说明：“X”表示触发点所在位置；带有斜纹图形区域表示主要引传痛区，散在点区域表示溢出疼痛范围。

一、头、颈激痛点、引传痛模式及其打法

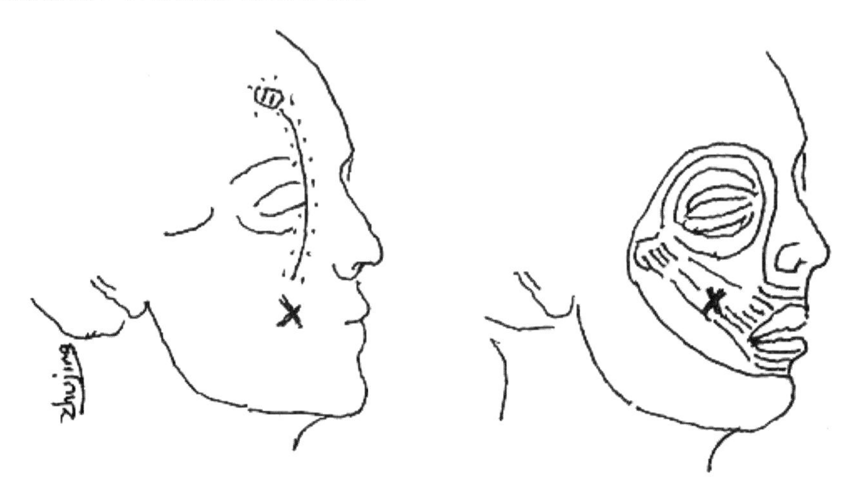

颧肌激痛点及引传痛模式

颧肌、提唇肌——疼痛始于眼下方面部沿鼻翼越过鼻梁达前额中央；流涕、喷嚏；眼痒；鼻窦痛，紧张性头痛。

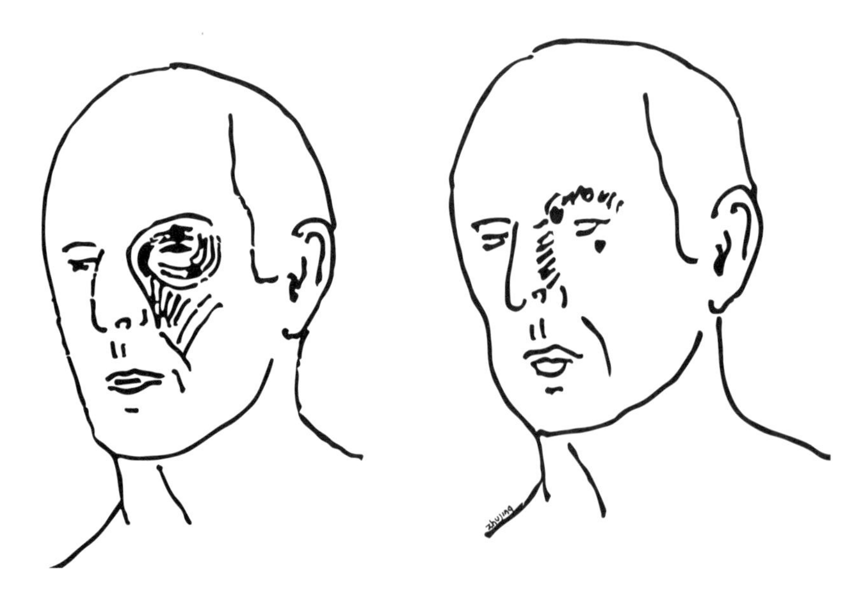

眼睛上方，鼻梁、鼻翼疼痛。

阅读时，感觉字在跳跃；眼皮跳、上睑下垂。备注：胸锁乳突肌触发点是原发灶。

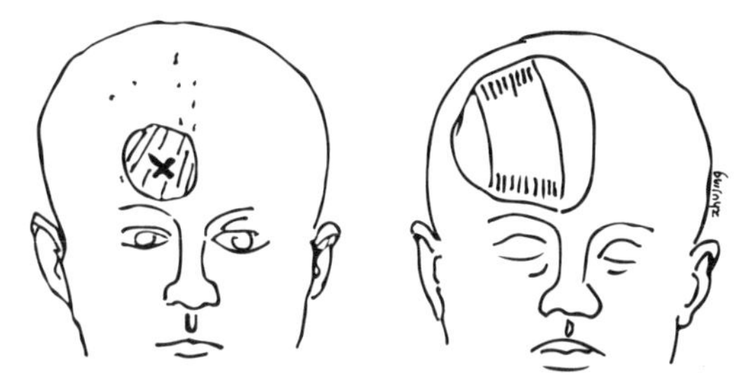

枕额肌（额肌）激痛点及引传痛模式

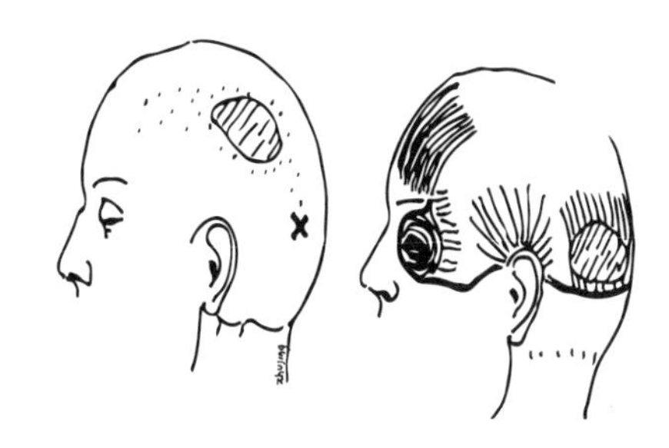

枕颧肌（枕肌）激痛点及引传痛模式

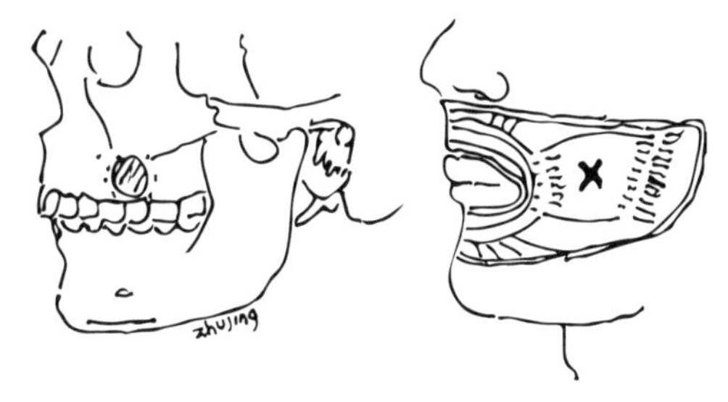

颊肌激痛点及引传痛模式

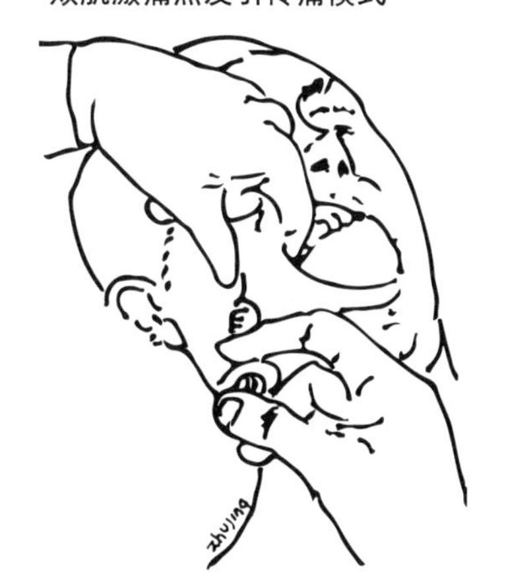

上牙龈疼痛运用钳捏法，将激痛点定位于指间进行针刺，可用于表情肌中的颧大小肌、提上唇（口角）肌、口轮匝肌、笑肌、颊肌、降下唇（口角）肌、颏肌。

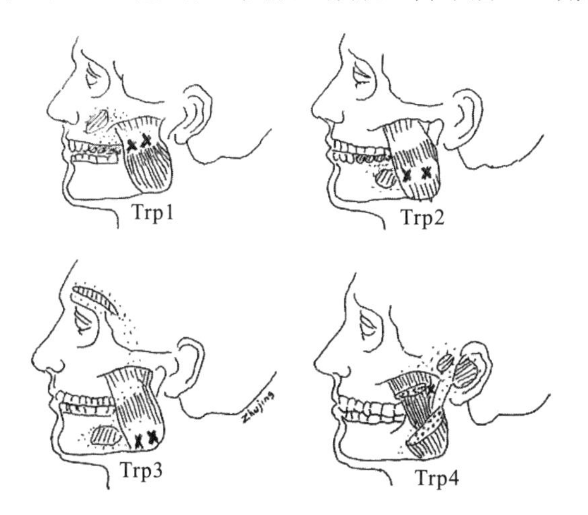

咬肌激痛点及引传痛模式

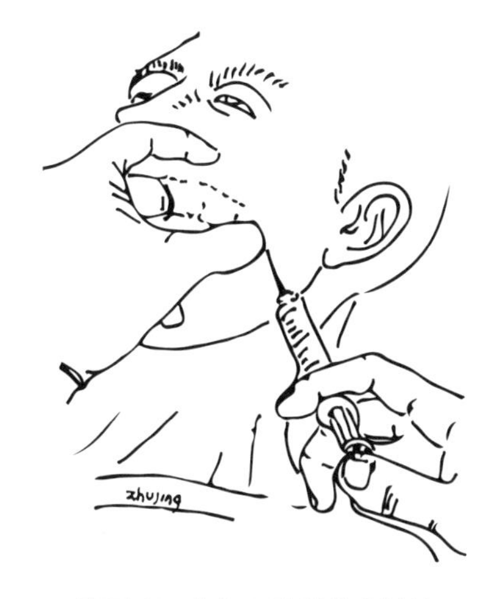

浅层咬肌中部肌腹触发点针法

牙齿对冷热、接触高度敏感；发声异常；TrP1-3（浅层触发点）对下颌张开限制更严重。

TrP1：上臼齿、上颌疼痛（易误诊为鼻窦炎）。

TrP2：下臼齿、下颌疼痛。

TrP3：下颌痛，越颞区延伸至眉部。

TrP4：耳朵深部疼痛、伴阻塞感；耳鸣（不伴随耳聋、眩晕）<深层咬肌后部颧骨附着>；耳内瘙痒；颞下颌关节疼痛。

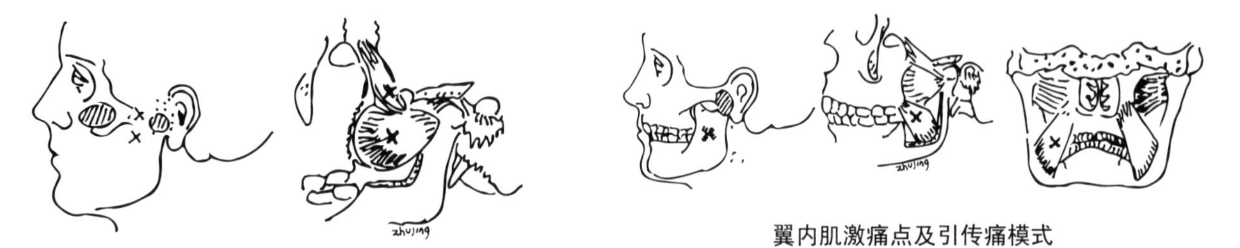

翼内肌激痛点及引传痛模式

翼外肌激痛点及引传痛模式

翼外肌——颞下颌关节功能紊乱首要肌筋膜原因。面颊痛（上颌窦区）：易误诊为鼻窦炎、耳鸣

翼内肌——颞下颌关节疼痛（张口困难），耳内深处痛、闷塞感；口腔周围（牙后、硬腭、舌头、咽）疼痛，吞咽痛、喉咙痛；耳塞（耳胀重听）。

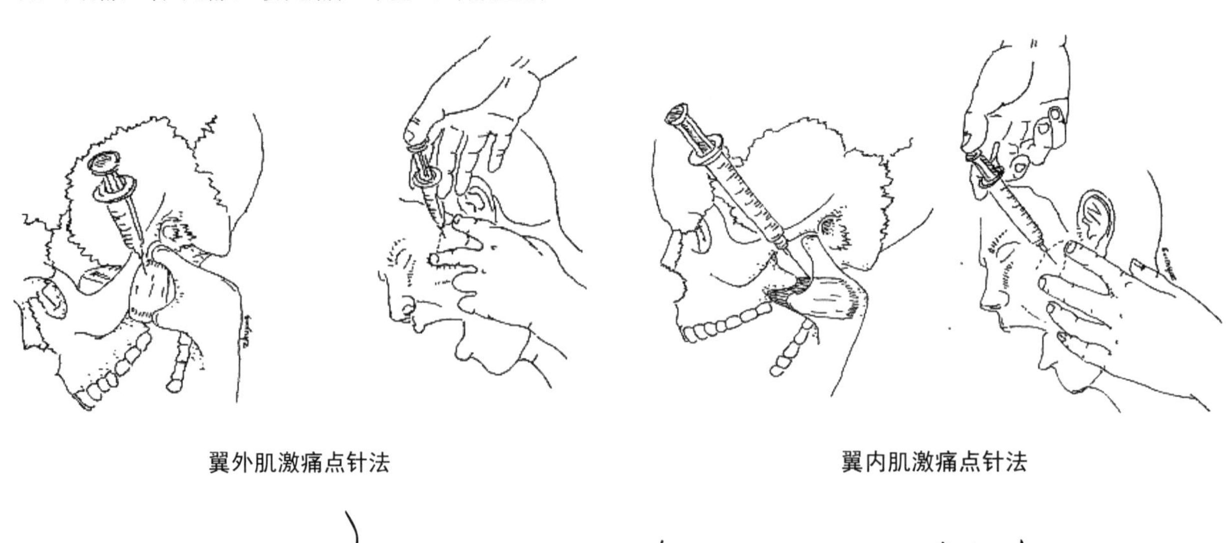

翼外肌激痛点针法

翼内肌激痛点针法

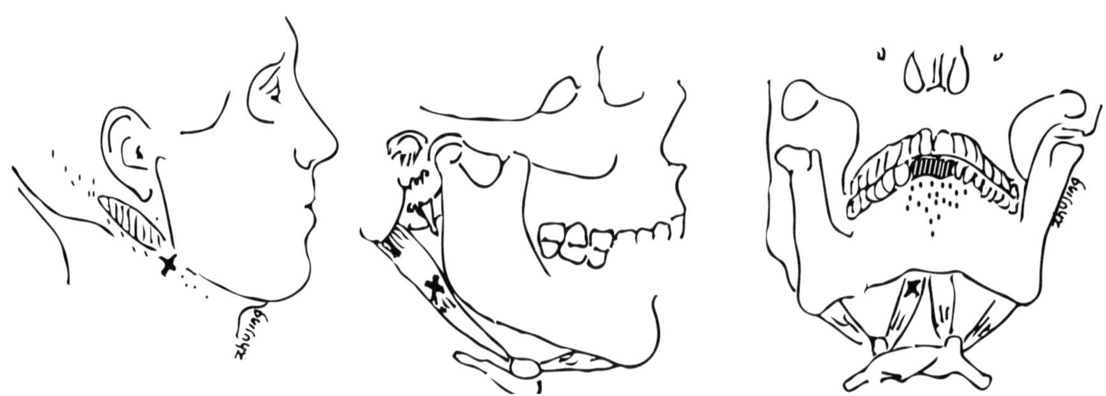

二腹肌激痛点及引传痛模式

胸锁乳突肌起点、乳突疼痛，下 4 前门牙、舌头疼痛，吞咽痛、梅核气（更多关注头、颈长肌）；声音低沉。

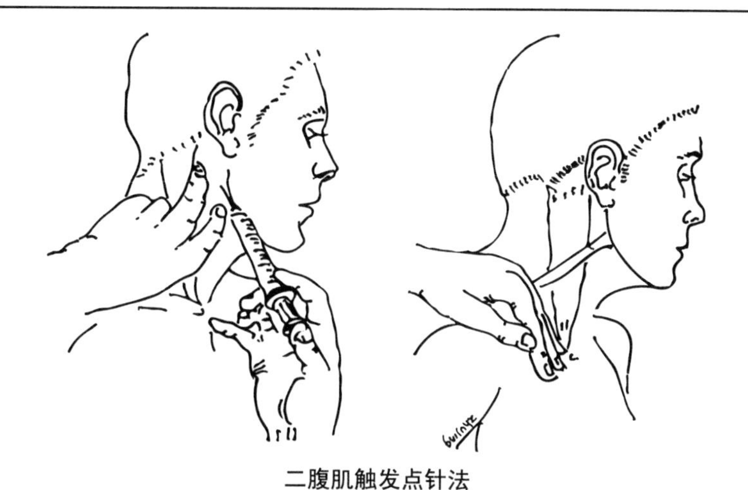

二腹肌触发点针法

阻断颈外V，暴露其在下颌角附近的位置。辅助手示指将颈外V推向一侧，中指朝胸锁乳突肌压迫二腹肌，将激痛点固定在指间，便于注射

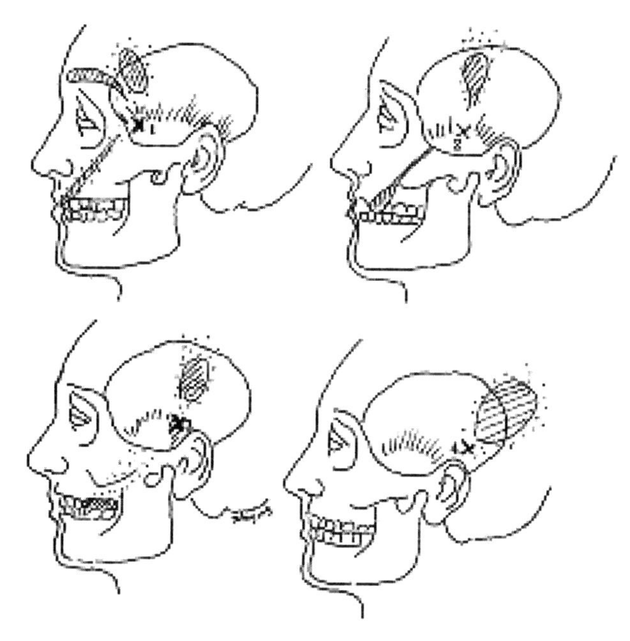

颈肌激痛点及引传痛模式

颞肌——头前、侧方疼痛；上牙痛、高度敏感，夜间磨牙；颞下颌关节功能紊乱。

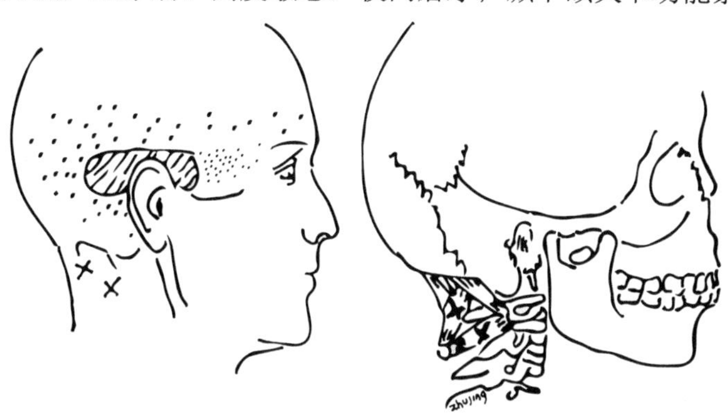

枕下肌群激痛点及引传痛模式

枕下肌群——颅内自后头延伸至眼部、前额疼痛，紧箍感；偏头痛；颈部僵硬的发生中起重要作用（点头、歪头、转头受限）。

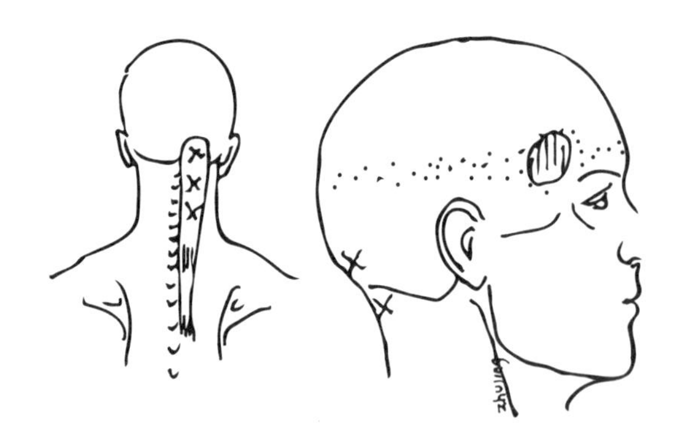

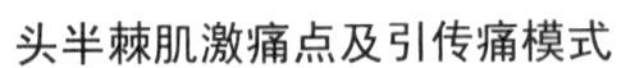
头半棘肌激痛点及引传痛模式

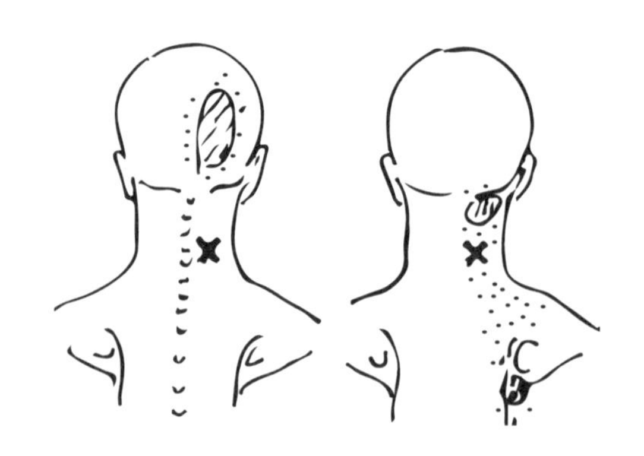
头半棘肌中部　　多裂肌

头半棘肌——带状头痛，环绕耳上半个头部；后头部疼痛；枕部头皮麻木、刺痛、烧灼感（枕大神经卡压）。

颈部多裂肌——激痛点可将强烈疼痛向上传导至枕下区、颈部、向下至肩胛上内侧。

二者的触发点共同作用可导致颈后部疼痛，一个或多个方向活动范围表现为某种程度的受限，特别是头颈屈曲。

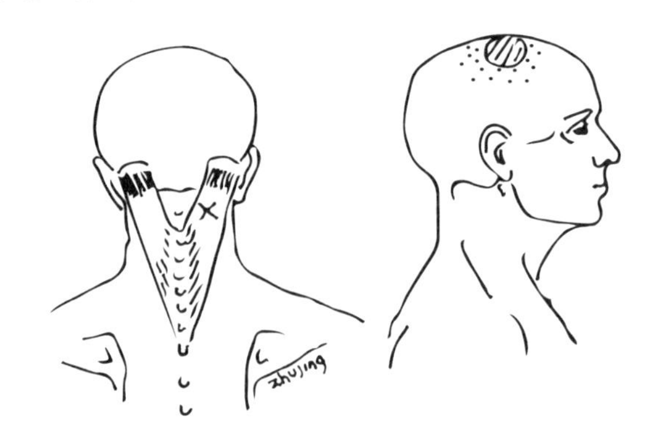

头夹肌激痛点及引传痛模式

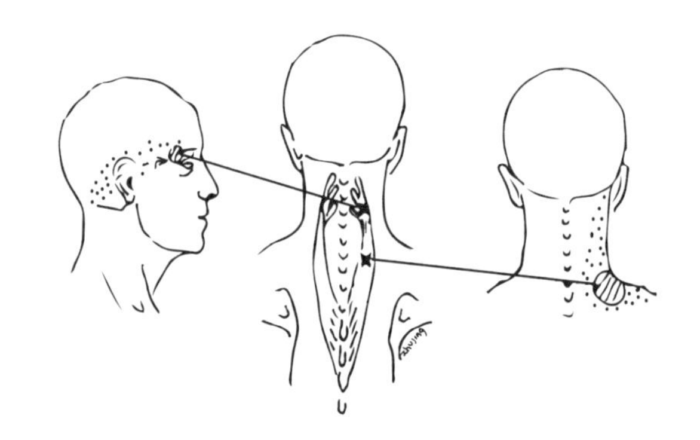

颈夹肌激痛点及引传痛模式

头夹肌触发点：转头受限（头部旋转的主要力量）、头顶疼痛。

颈夹肌触发点：引起的疼痛自颅底开始并向前穿透头部直达眼后部，视力模糊，颈角疼痛，头后部压迫感、麻木。

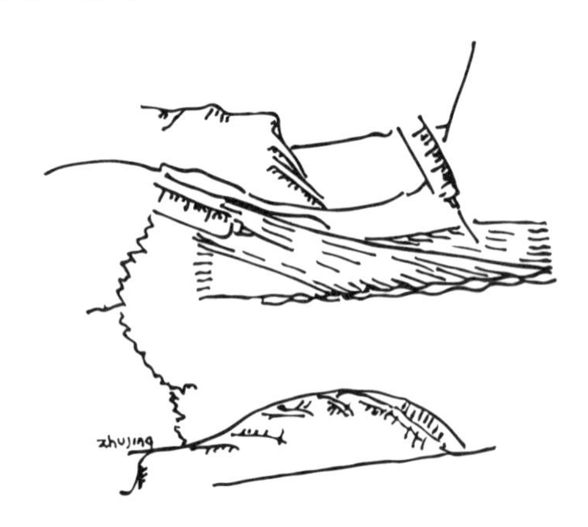

头夹肌、颈夹肌激痛点针法

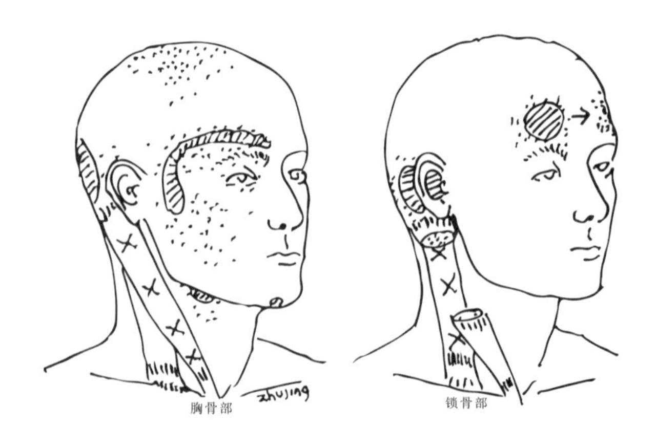

胸锁乳突激痛点及引传痛模式

胸骨支触发点

（1）胸骨上部（胸骨附着部偏上一点）；喉咙痒、干咳（胸骨最下端附着部）、颧-眶上嵴“疼痛弧”；吞咽时舌头、喉咙疼痛（中部），枕骨嵴、头顶疼痛（上端）；颈后无痛性僵硬；单侧耳聋（无耳鸣）：更多关注深层咬肌。

（2）眼睛上方、眼眶后部疼痛；眼部症状（流泪、结膜充血）、上睑下垂或痉挛、视觉障碍（视力模糊、感光变弱、眼花、复视）；感觉书上的字跳跃。

（3）冒冷汗；鼻腔、喉腺体分泌亢进。

锁骨支触发点

（1）额屈疼痛（一侧前额的疼痛可横传至对侧）；耳后、耳朵深部疼痛、颞下颌关节疼痛、颊区及臼齿痛；姿势性头晕、眩晕（晕车）；恶心、反胃、厌食；走路不稳（难走直线）、晕倒。

（2）磨牙，耳聋。

触发点针法：将胸锁乳突肌从下面的神经、血管上提起，钳捏式手法抓住全部肌肉进行注射。

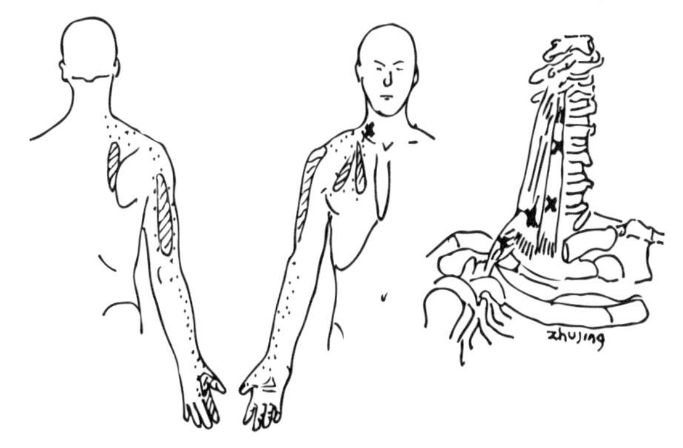

斜角肌激痛点及引传痛模式

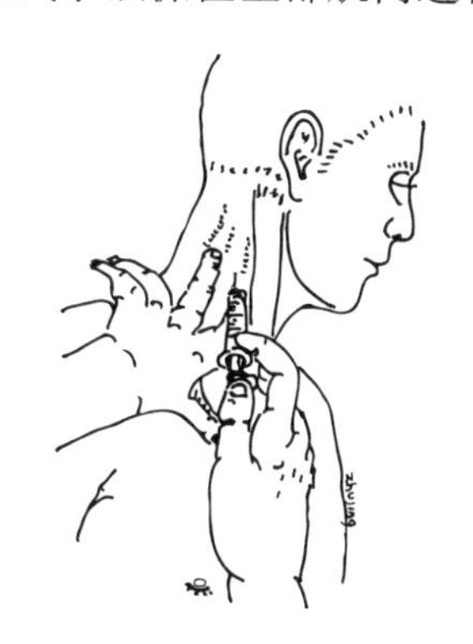

斜角肌触发点针法

头转向健侧，辅助手的手指夹住中斜角肌。示指在前、中斜角肌之间的沟内定位臂丛，针头指向后方，远离此沟以避开臂丛神经。

肩膀、上背、上臂前臂、手的严重疼痛、麻木，应首先考虑斜角肌触发点；上背部的疼痛几乎总被错误地认为由菱形肌、胸髂肋肌、胸最长肌、上后锯肌、中斜方肌等局部肌肉引发；颈、肩部的不适是斜角肌触发点引起的经典症状。

（1）上胸部疼痛<易误诊为心绞痛>、肩胛内缘疼痛（斜角肌中、下部触发点），沿肩胛内侧走向疼痛、肩臂、手（拇、食指）感觉异常：疼痛、麻木、肿胀、刺灼感（斜角肌中上、上部触发点）的根本原因（易误诊为胸廓出口综合征）

（2）上肢截肢后的幻觉痛；前臂和手无力而无缘无故掉东西。

（3）腕、手、指肿胀、僵硬是前中斜角肌卡压的明显特征（易误诊为腕管综合征），胸小肌不会引起类似症状。

备注：①斜角肌内最严重的触发点位于胸锁乳突肌锁骨支的后方，大致与颈外静脉跨越前斜角肌处的高度相当；②斜角肌激痛点常是前臂指伸肌激痛点的关键激痛点；③斜角肌触发点的针刺应该在锁骨上方至少 4cm 处或以上进行（肺尖）；④斜角肌的按摩，应该压在其下方的椎骨上轻柔、缓慢地进行。

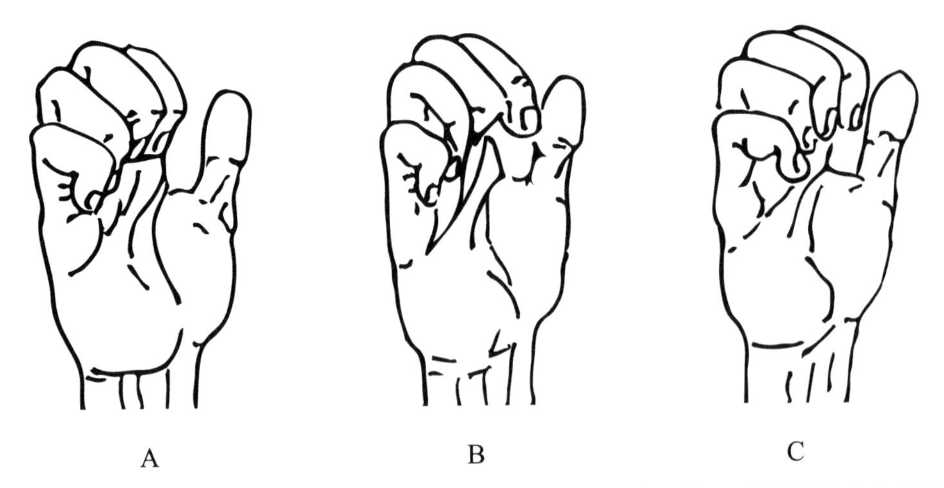

A 正常情况下，所有指尖能紧压掌指关节掌垫；B 指伸肌测试阳性：示指不能完全屈曲，说明示指伸肌生有激痛点；C 斜角肌测试阳性：5 指不能完全屈曲，长伸肌受累、抑制范围更广泛，同侧斜角肌活化时出现此种情形

二、胸、背、腹部激痛点、引传痛模式及其打法

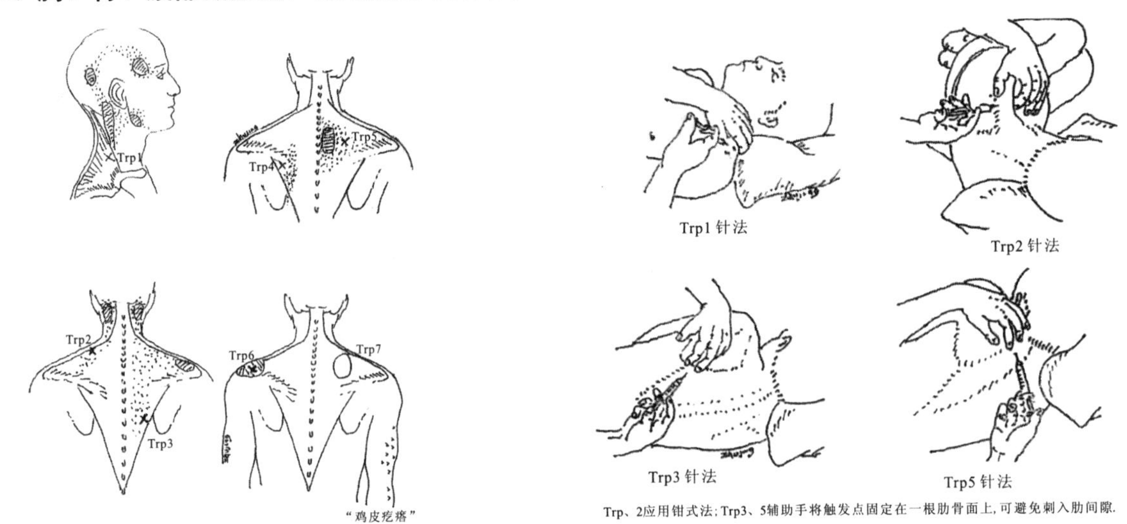

斜方肌激痛点及引传痛模式

TrP1：颞部疼痛首要原因，紧张性头痛的一个主要病因。下颌角、下牙疼痛，眼眶后方、枕部疼痛；头晕。

TrP2：颅底疼痛的一个主要原因。

二者共同作用，患者会频繁活动颈椎。

TrP3：颅底、肩上、肩胛内侧疼痛；背部中段顽固性疼痛、压迫性、烧灼样痛；颈僵硬。经常是中上背、颈、头持续、顽固性疼痛的根源（关键激痛点）。

TrP4：靠近脊柱两侧区域烧灼痛。

TrP5：肩胛间灼痛。

TrP6：附着激痛点，肩峰局部疼痛。

TrP7：同侧上臂前外侧表皮异样感觉（鸡皮）。

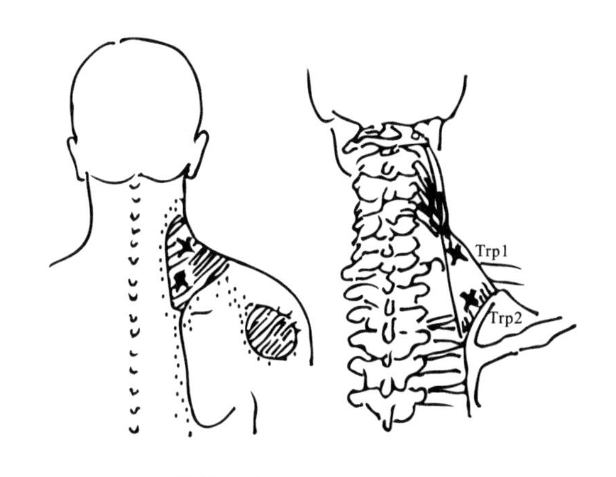

肩胛提肌激痛点及引传痛模式

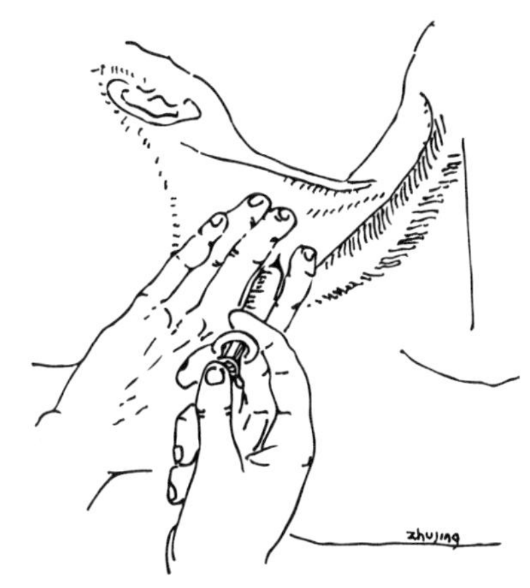

肩胛提肌触发点针法

辅助手将颈底部上斜方肌拉向后方，将敏感触发点固定在两指间进行注射

颈角疼痛、颈僵硬，无法转头向后看。肩胛骨上角是最易找到的触发点，但肌腹中部的中心触发点才是最重要的治疗靶点。Trp1 更重要，是需要治疗的关键触发点。

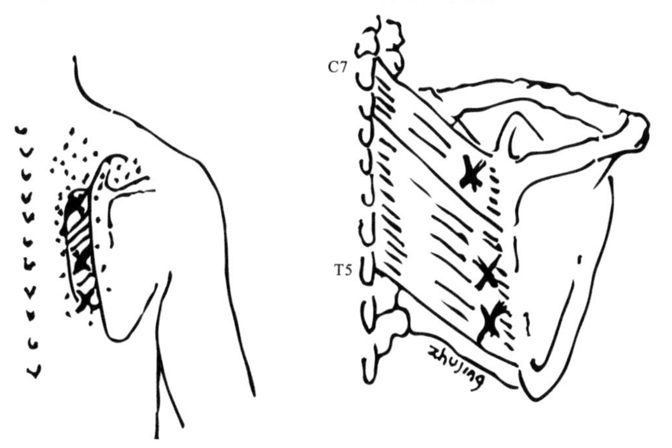

菱形肌激痛点及引传痛模式

肩胛内侧浅层疼痛，肩关节弹响声。

备注：胸肌紧缩使肩胛骨前移位，菱形肌受牵拉引起触发点形成。

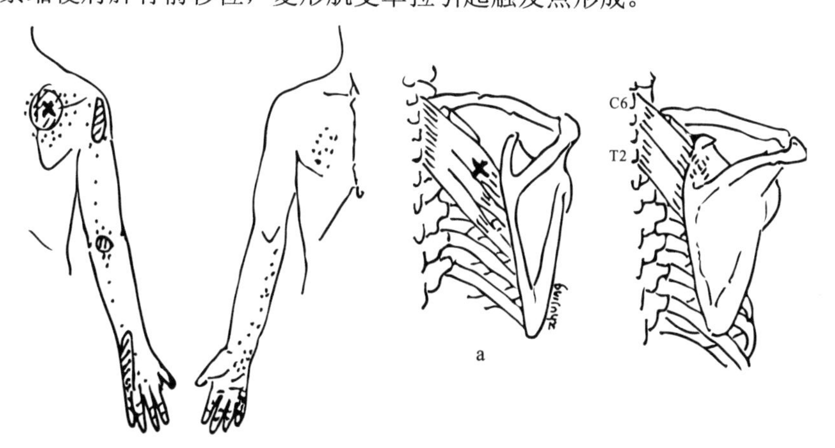

上后锯肌激痛点及引传痛模式（a 肩胛骨外展，暴露触发点）

肩胛上部的深部疼痛是其最特征性症状；肩后（三角肌后缘）、肱三头肌长头部、肘部鹰嘴处、前臂及手腕尺侧疼痛、麻木；小指疼痛（是提示上后锯肌触发点的一个标志）。

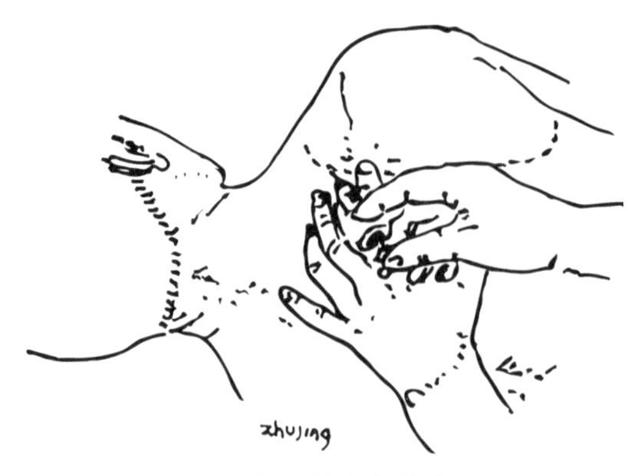

上后锯肌触发点针法

肩胛骨外展，暴露敏感触发点。针头指向肋骨，避免穿过肋间隙

肩胛下深部、肩背、肘、手腕桡侧、小指痛是上后锯肌触发点的标志。

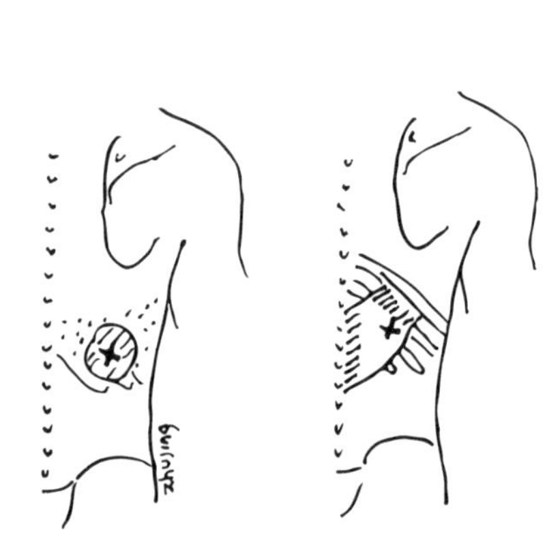

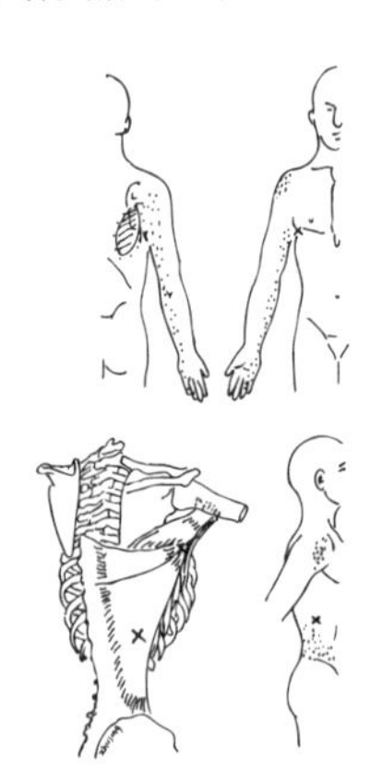

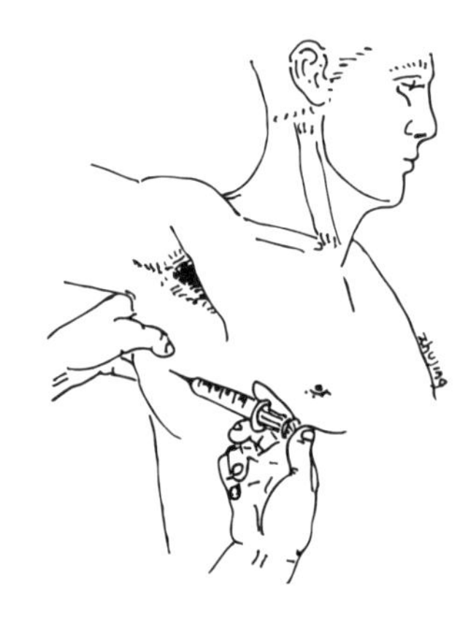

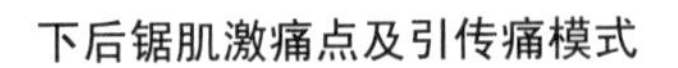
下后锯肌激痛点及引传痛模式　　背阔肌激痛点及引传痛模式　　背阔肌激痛点针法

肩胛下角为中心的中部后背恶性疼痛；臂内侧，手尺、桡侧疼痛，无名小指麻木（上触发点）、侧腹痛（下触发点）。

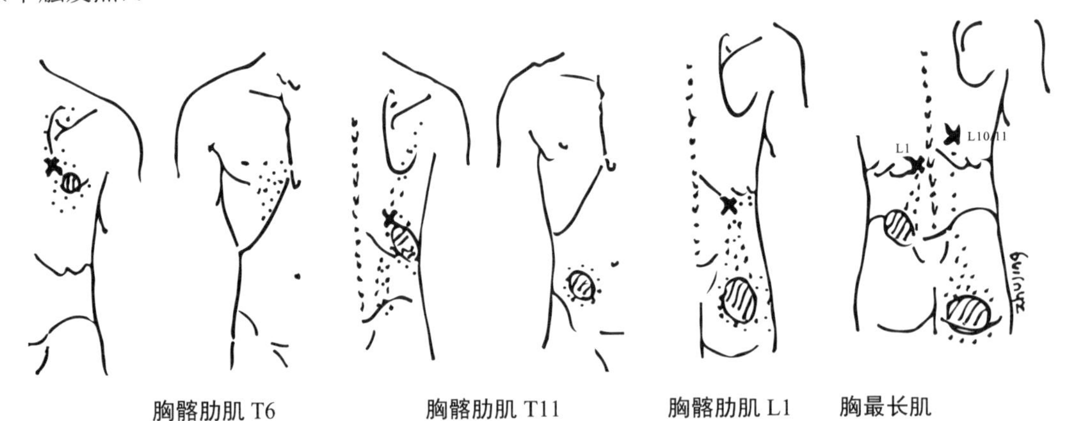

胸髂肋肌 T6　　胸髂肋肌 T11　　胸髂肋肌 L1　　胸最长肌

T6 高度的胸髂肋肌 TrPs 可上传至肩后内侧，同侧胸前下内侧。T11 高度的胸髂肋肌 TrPs 可向头、尾侧引传痛，除局部疼痛外，可引及同侧下外侧腹部疼痛。腰髂肋、胸最长 TrPs，向尾侧引传痛：位于 T10-11 高度胸最长肌触发点是坐骨结节区疼痛的一个常见原因；位于 12 肋高度胸最长肌触发点是髂嵴顶端周围深部疼痛的常见原因；L1 高度的要髂肋肌受累可引起臀后中部疼痛，经常是单髋关节后疼痛的原因。L1 高度双侧最长肌受累，患者很难面向前从座椅中起身。

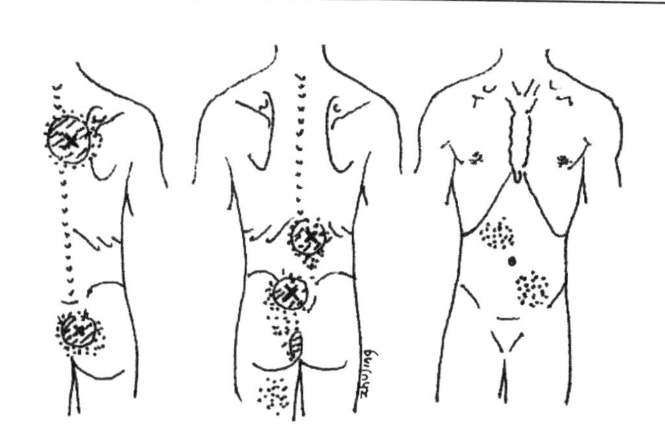

多裂肌、回旋肌激痛点及引传痛模式

多裂肌触发点引起脊椎正中线棘突疼痛、压痛及周围疼痛。

后背多裂肌激痛点可将疼痛向前传导，引起前胸痛症状。

L1-5 高度的多裂肌激痛点能将疼痛向前传导，引起腹部疼痛。

L5 高度深椎旁肌可将疼痛向下传导至大小腿后外侧。

后背部僵硬，卧位翻转身体困难——中背部至骶部多裂肌触发点引起。

脊柱侧弯、椎间盘问题的重要原因。

骶骨背面多裂肌触发点可引起下背部、尾骨（S1 高度的多裂肌）尖锐性疼痛。

浅表脊柱肌肉紧绷挤压感觉神经可引起背部皮肤出现局部过敏、片状麻木。

原发性 L3-S4 骶棘肌、多裂肌、回旋肌损害可引起下腹疼痛的各种不适、性功能障碍、月经病、臀-大腿后外侧-小腿外侧-趾疼痛。

多裂肌、回旋肌触发点和腰背筋膜前叶为主的损伤是造成腰后伸且疼痛的重要根源。

骶棘肌为主的触发点及腰背筋膜后叶的损害是造成腰前屈受限且疼痛的主要原因。

腰骶（L2-S2 多裂肌、回旋肌，L2-5 横突尖腰方肌触发点及腰背筋膜损害）、臀部（髂翼外 3 肌：臀中、小肌，阔筋膜张肌触发点）及股内收肌群触发点可以逐渐发展成为原因不明的同侧腰痛并发典型的坐骨神经痛。

头颅、颈项、上背征象常规治疗效果不显，可以从腰骶多裂肌、髂后上棘内上缘的竖脊肌及腰方肌触发点进行治疗。

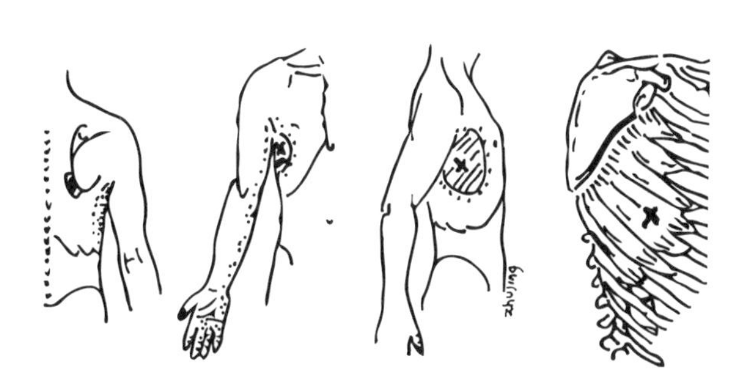

前锯肌激痛点及引传统模式

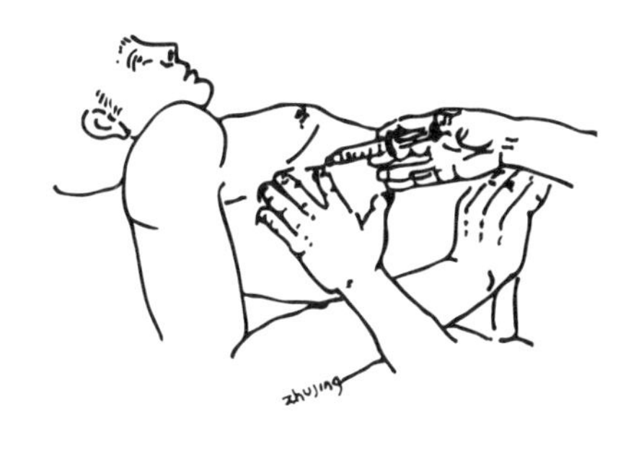

前锯肌触发点针法

腋下区、肩胛下角内侧、臂内侧、手尺侧疼痛；后伸困难；乳房反常敏感；左侧的激痛点可引起类似心梗、心绞痛的症状。

备注：腋窝正下方的触发点是最重要的（腋窝正下 7～10 厘米，即 5 或 6 肋骨腋中线上大致与乳头等高处）。

任何一块胸肌（尤其胸小肌）引起的疼痛都可能与心肌缺血的疼痛腓肠相似。

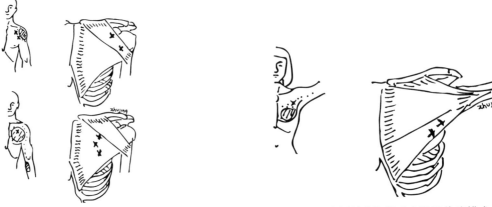

胸大肌锁骨部、胸部激痛点及引传统模式

胸大肌外侧游离缘激痛点及引传痛模式

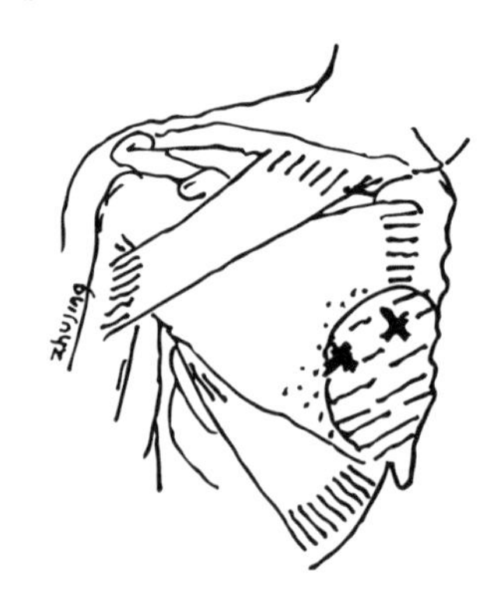

胸大肌胸骨部内侧激痛点及引传痛模式

（1）胸大肌锁骨部：肩前、锁骨下疼痛，上臂水平外展受限。

（2）胸大肌中部：胸前疼痛，臂内侧向下传导，肘内、手尺侧、无名小指疼痛；类似心绞痛的胸部紧缩感。

（3）胸大肌胸骨部：胸骨末端右侧肋骨间触发点引起心律失常（乳头垂线，5/6 肋间隙，向上朝 5 肋下缘压迫，寻找压痛点）。

（4）胸大肌肋骨部外侧游离缘：乳房痛、乳头敏感。

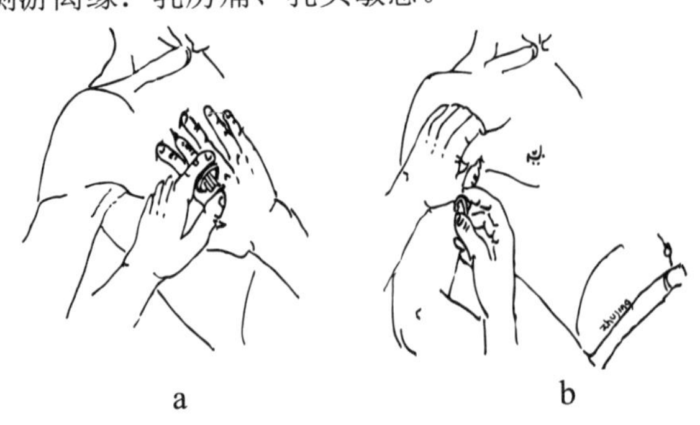

胸大肌触发点针法（a.辅助手将激痛点定于两指间，压在肋骨上注射；b 外侧激痛点应用钳式法）

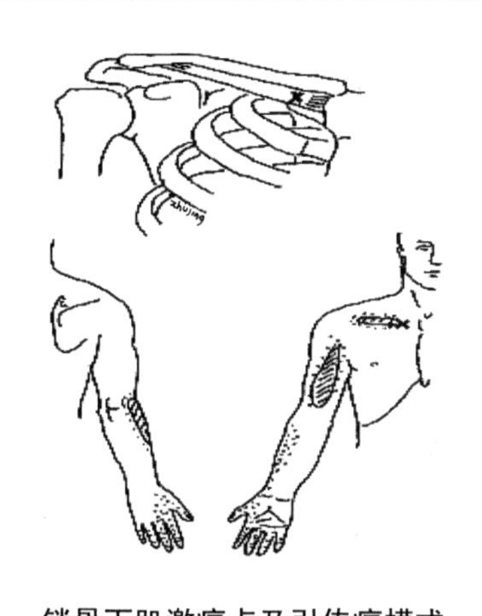

锁骨下肌激痛点及引传痛模式

锁骨下、二头肌、前臂桡侧，拇、食、中指疼痛

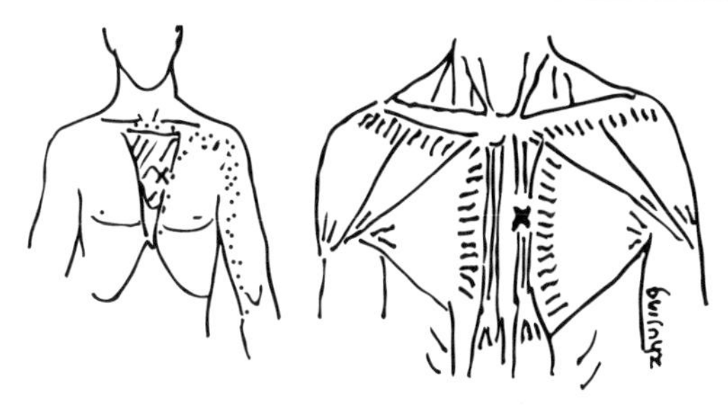

胸骨肌激痛点及引传统模式

胸、肩前、上臂内侧（向下放射）；胸锁乳突肌下端的胸骨肌触发点可触发严重干咳；疼痛模式与心梗、心绞痛非常相像，心脏病发作后疼痛仍然持续存在的真正原因

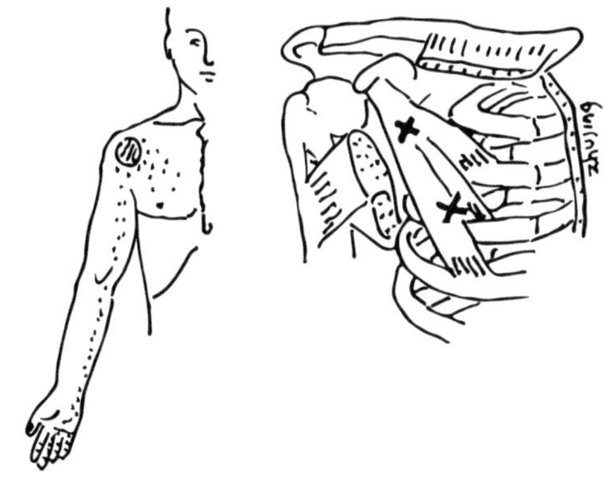

胸小肌激痛点及引传统模式

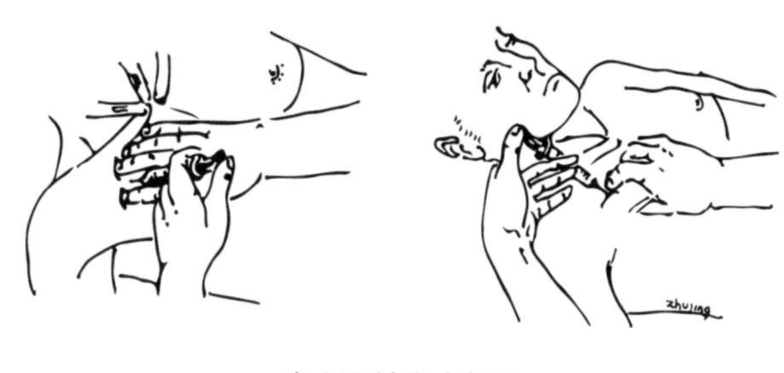

胸小肌触发点针法

a.上部附着区激痛点，应用平滑式触诊法，将触发点确定在两指间，进行注射；b 下部附着区激痛点，应用钳式触诊法进行注射

肩前（最为强烈）、内侧臂、肘内、手尺侧，中指、无名指、小指疼痛、麻木（易误诊为腕管综合征）；含胸圆肩姿势、翼状肩胛；中背部疼痛（手后背，掌用力推床，可感知肌肉隆起，以此定位该肌）。

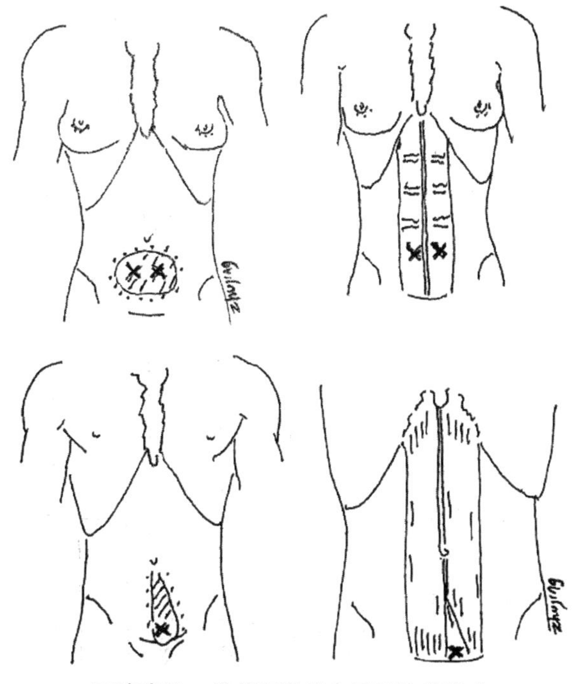

下腹直肌、锥状肌激痛点及引传痛模式

上腹直肌，肩胛下中背部横行疼痛（深呼吸时，背部水平播散范围宽广性疼痛加重）；下腹直肌，腰、骶、髋部横行疼痛、痛经。强迫性胸式呼吸、驼背。

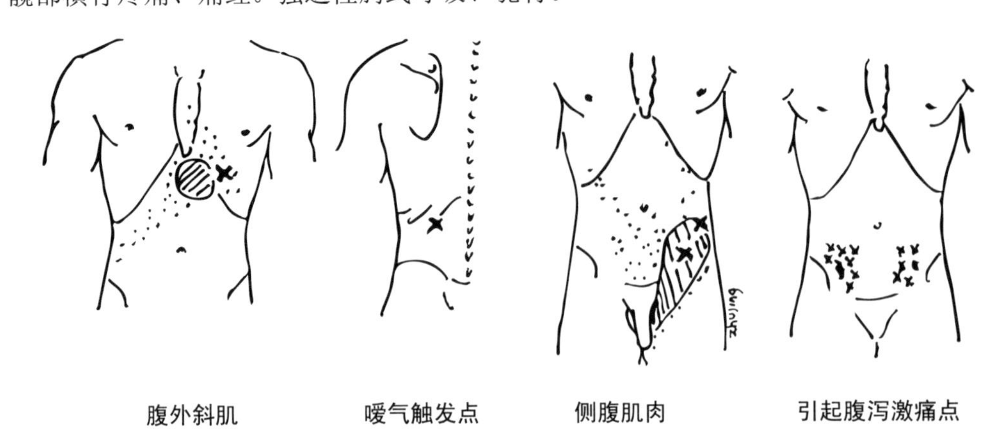

腹外斜肌　　嗳气触发点　　侧腹肌肉　　引起腹泻激痛点

腹外斜肌激痛点可引起深部的上腹痛。侧腹肌触发点可引起腹股沟、睾丸的传导痛。下腹肌（腹部下象限）多个触发点是造成慢性腹泻的原因之一。嗳气点位于12肋角或稍下方。

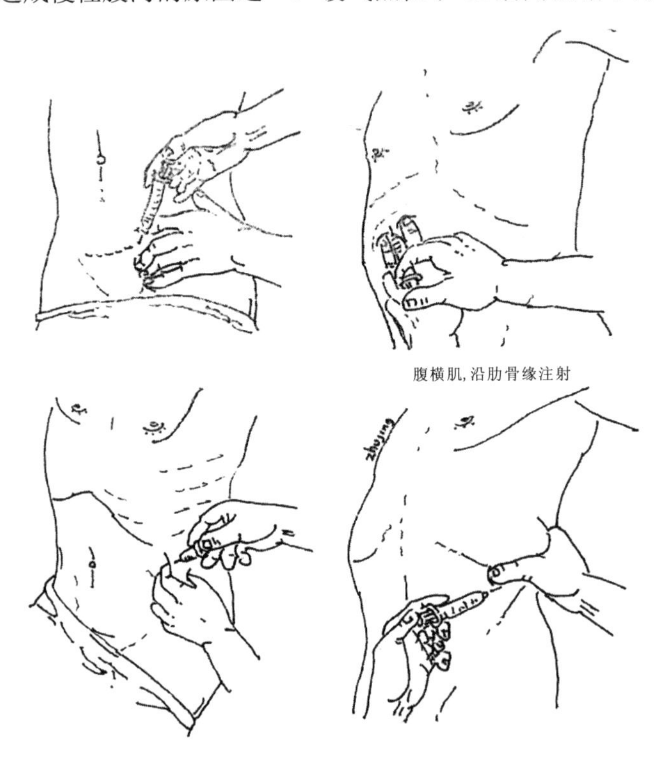

腹外斜肌、腹横肌触发点针法

腹外侧触发点，钳式注射法；近中线触发点，将其固定在辅助手指之间，进行注射

三、肩、上肢、肘、腕、指激痛点、引传痛模式及其打法

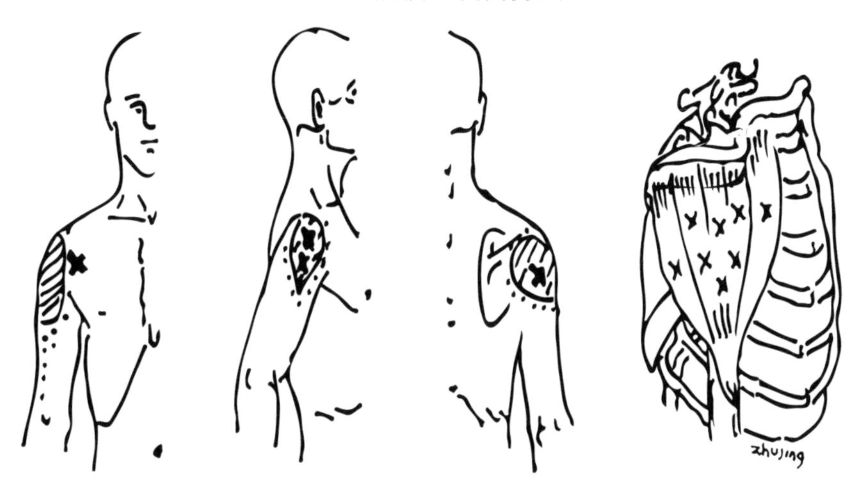

三角肌激痛及引传痛模式。

上臂外展、前平举、后伸时，肩部疼痛。

肩袖（肩胛下肌、冈上下肌、小圆肌）触发点是引起肩痛、肩关节功能障碍、关节内弹响最常见原因。

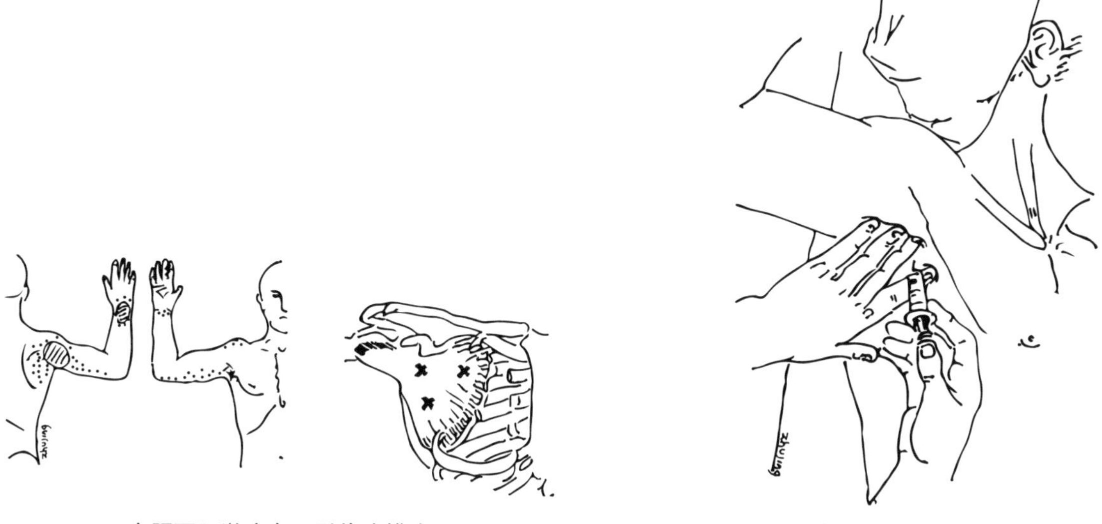

肩胛下肌激痛点及引传痛模式　　　　肩胛下肌触发点针法

引起肩痛最关键因素，尤其冻结肩——灭活肩胛下肌这一核心触发点（外侧）是该病恢复的关键所在。

后肩深部严重疼痛，上臂背侧，手腕不适以背侧酸痛是肩胛下肌触发点实际存在的标志。

肩关节咔哒声；前肩部存在的一个极端疼痛的位点（肩胛下肌止点）；伸手够颈后、上背部困难。

上臂外展严重受限；手不能够到对侧腋窝。

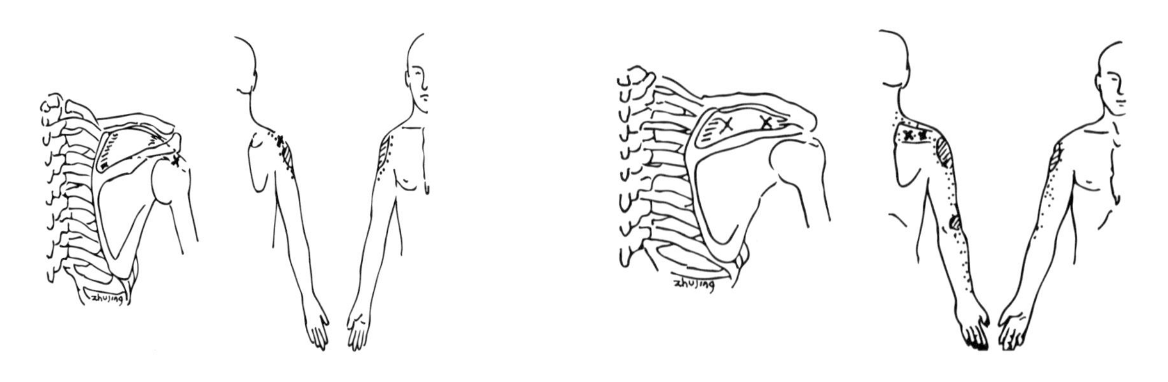

冈上肌激痛点及引传痛模式　　冈上肌激痛点及引传痛模式

肩外侧深部疼痛（易误诊为肩峰下及三角肌滑囊炎），上臂、肘（痛集中）、前臂外侧、手腕深部疼痛；肩关节咔哒声。

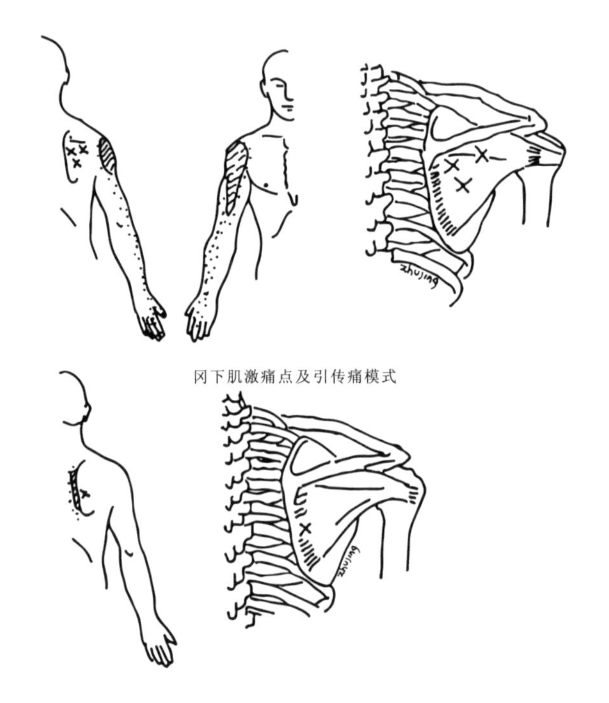

冈下肌激痛点及引传痛模式

（1）肩关节前侧深处强烈的疼痛感（深入关节内），可下传至肱二头肌——冈下肌触发点最常见的表现。

（2）后颈，肩胛内侧缘，外肩，上臂及前臂外侧、手桡侧疼痛、手尺侧疼痛、麻木。

（3）肩膀、手臂无力僵硬。

（4）后伸摸背困难（冈下肌激痛点的明显特征）。

（5）患侧侧卧位时，肩痛明。

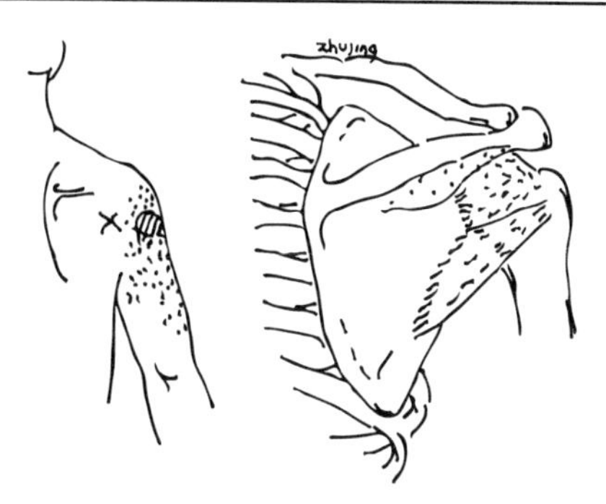

小圆肌激痛点及引传痛模式

无名及小指麻木、针刺感，伴肩背部、后肩疼痛。

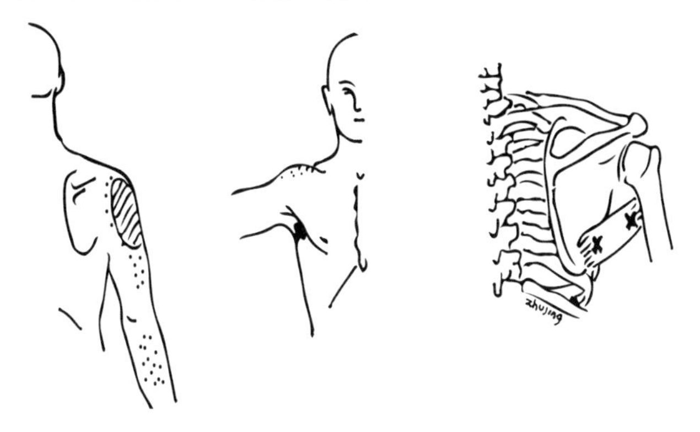

大圆肌激痛点及引传痛模式

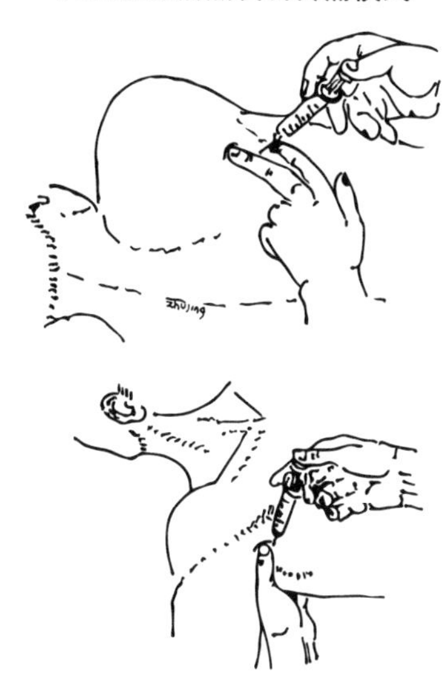

大圆肌触发点针法

肌肉中部的激痛点位于腋后裙内，辅助手应用钳式触诊法，进行注射。

向后三角肌区、肱三头肌长头上引传痛。

伸手向前、向上动作引发肩后外侧（三角肌）锐痛。

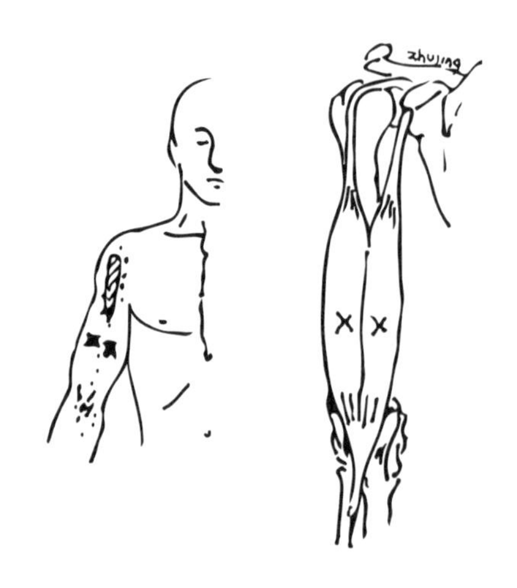

肱二头肌激痛痛点及引传痛模式

肩前（表浅）、上臂前表面弥散痛；上臂外展时，肩前有弹响声或摩擦音；肘窝皱褶疼痛；手臂无力、掌心向下伸直手臂困难；冈上肌区域感觉到的一种模糊的疼痛。

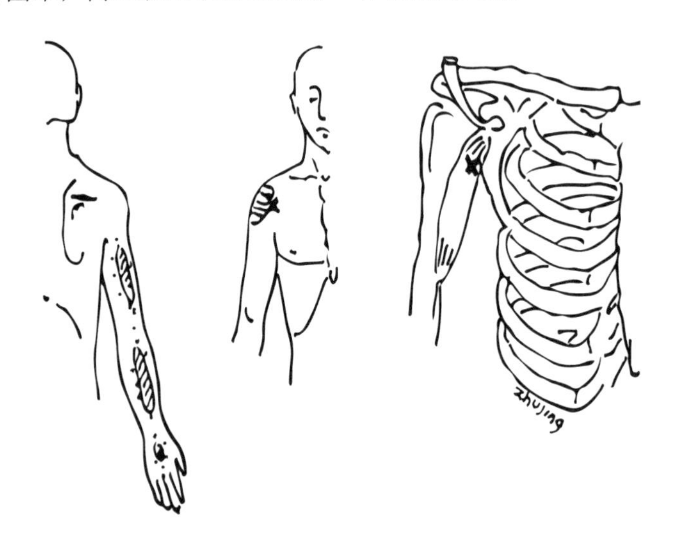

喙肱肌激痛点及引传痛模式

三角肌前部，三头肌、前臂背侧、手背、中指疼痛；手臂上举过头（手摸头顶、颈后）、后伸摸背困难，引起疼痛；二头肌、前臂、手麻；备注：对侧拇指按揉时，在肱骨内侧的位置要尽可能的高。

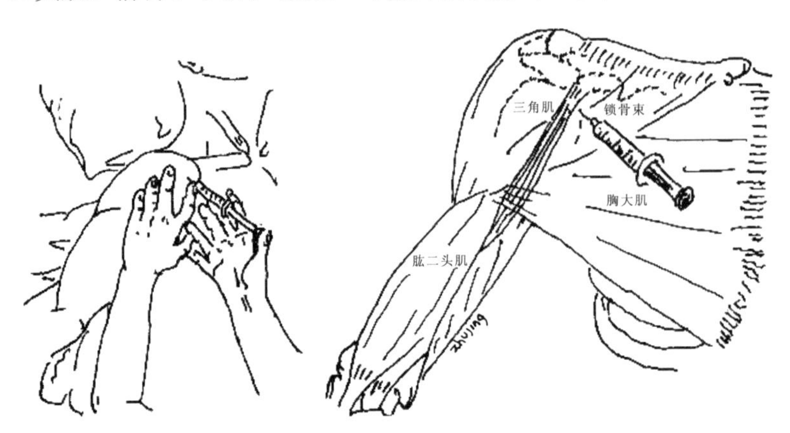

喙肱肌触发点针法（辅助手将三角肌、胸大肌锁骨来向上向外推开，便于暴露喙肱肌，易于注射）

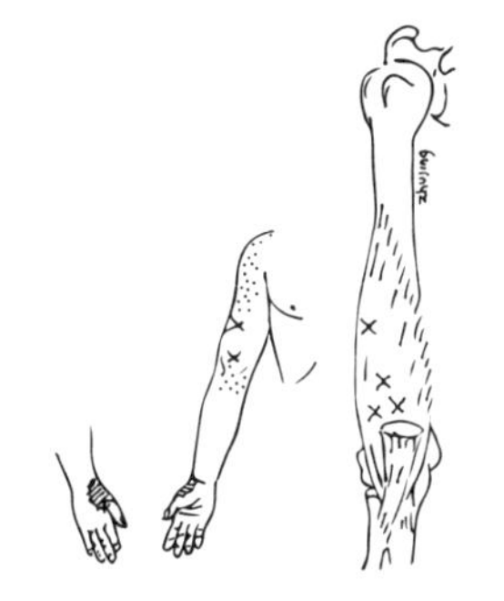

喙肱激痛点及引传痛模式

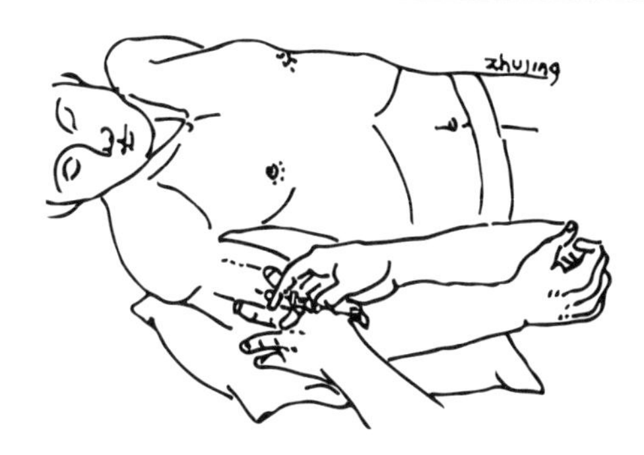

肱肌触发点针法，肱二头肌被推向内侧

肱肌触发点位于二头肌外侧缘下方、肘部皱褶上方（将二头肌推向外侧，寻找触发点）。

肘关节伸直困难；拇指基底（拇指弥漫）酸痛、肩前疼痛，肘横纹处及其上臂外侧压迫痛、紧缩感；肘部附近上臂外侧不适；拇指、前臂后方刺痛、麻木。

备注：拇指区域的关联痛首先考虑肱肌和斜角肌。

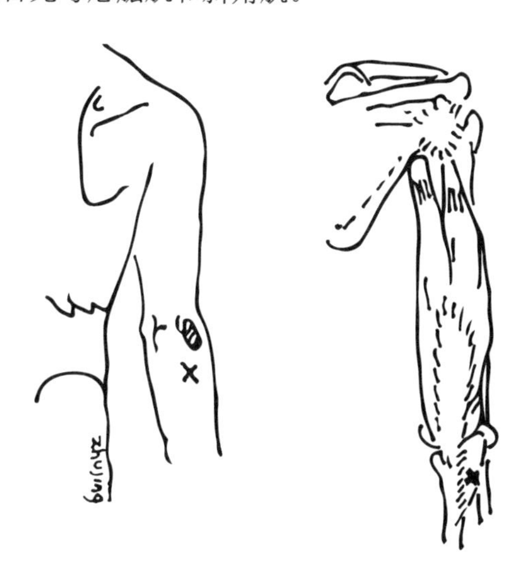

肘肌激痛点及引传痛模式：肘外侧疼痛（对网球肘的疼痛产生起重要作用）。（屈肘，手尽可能旋前，可感知肌肉隆起，以此定位该肌）。

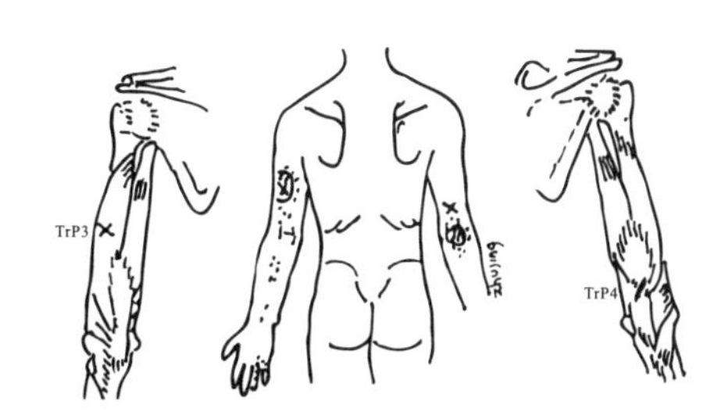

肱三头肌激痛点及引传痛模式

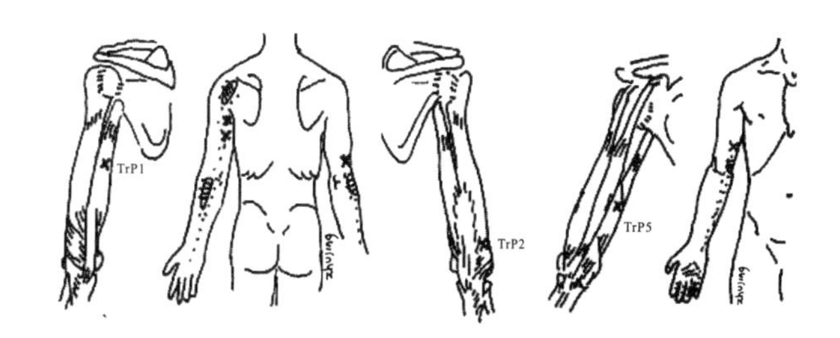

肱三头肌激痛点及引传痛模式

TrP1：后肩、外肘、上斜角肌和颈根疼痛

TrP2：外肘、前臂背侧疼痛

TrP3：上臂背侧、前臂和手尺侧疼痛、麻木

TrP4：肘部极端触痛

TrP5：肘内侧、前臂内侧疼痛

备注：TrP1-5 任一触发点均可引起无名指、小指疼痛，三头肌区域、前臂背侧闷痛感，肘关节无力并限制其屈伸；患臂上举，不能紧贴耳部。

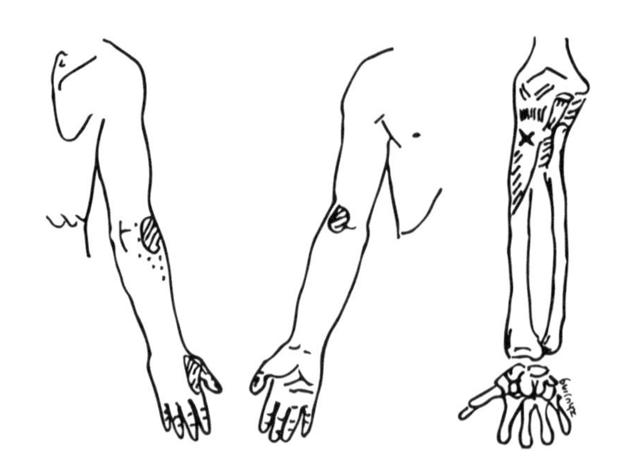

旋后肌激痛点及引传痛模式

触发点位于近肘下桡侧 2～4cm。肘外侧痛（最先受累、最常引起“网球肘”症状的肌肉）、拇指蹼疼痛；拇指麻木；肘完全伸直，不能提重物。

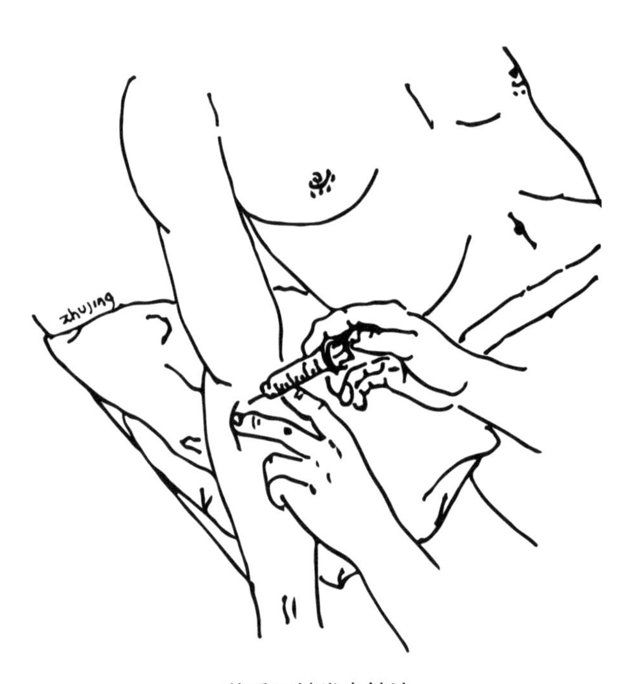

旋后肌触发点针法

辅助手将肱桡肌推向外侧，便于暴露旋后肌，易于注射

拇指根部痛，拇指麻木。

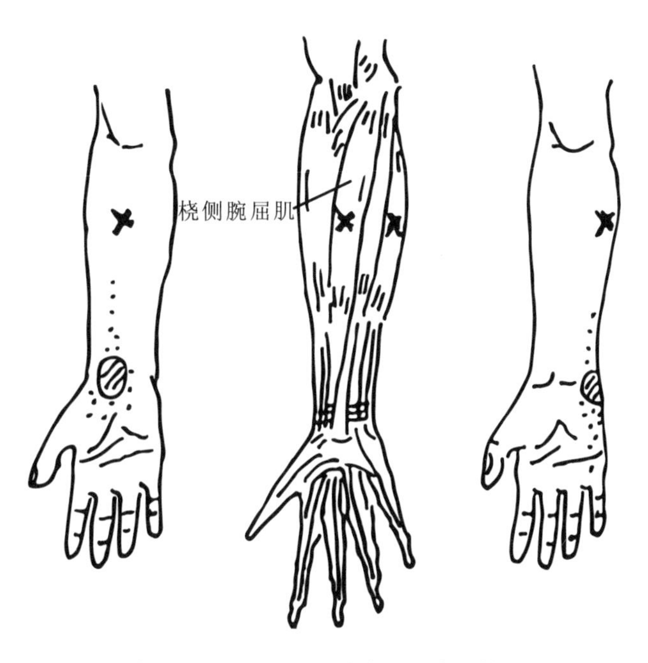

桡侧、尺侧腕屈肌激痛点及引传痛模式

桡侧腕屈肌：掌根及腕桡侧疼痛。

尺侧腕屈肌；腕尺侧、肘内侧疼痛；抓握无力，无名小指烧灼、麻木。

腕掌屈，在近肘横纹侧中部感知桡侧腕屈肌、尺侧感知尺侧腕屈肌的隆起，以此定位相应肌肉。

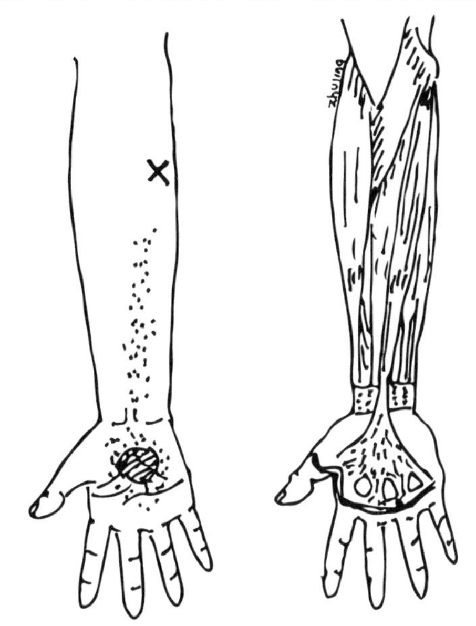

掌长肌激痛点及引传痛模式

手掌烧灼、针刺感、酸痛，前臂内侧下半段疼痛（5 指端紧紧用力聚拢，可感知肌肉隆起，以此定位该肌）

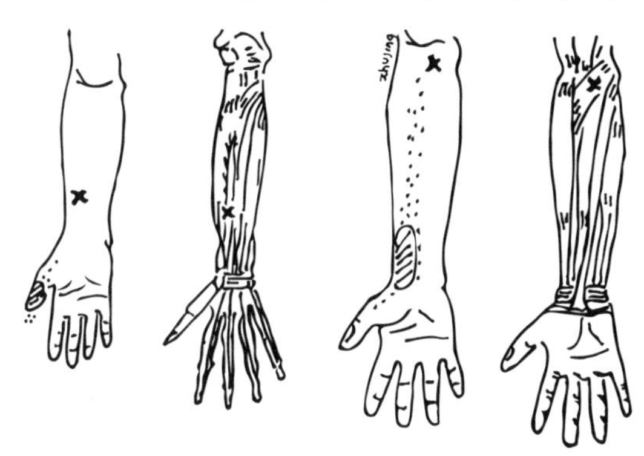

拇长屈肌、旋前圆肌激痛点及引传痛模式

拇长屈肌：拇指末节疼痛，末段拇指关节锁住、咔哒声；写字笨拙、无力、不灵活。触发点位于前臂内侧桡侧、腕上方约 1/3 处（用力攥拳，拇指使劲按压中指，可感知肌肉隆起，以此定位该肌）旋前圆肌：前臂内侧、腕桡侧、拇指基底疼痛；手部麻木（易误诊为腕管综合征）（手尽可能用力旋前，掌心向下，可感知肌肉隆起，以此定位该肌）

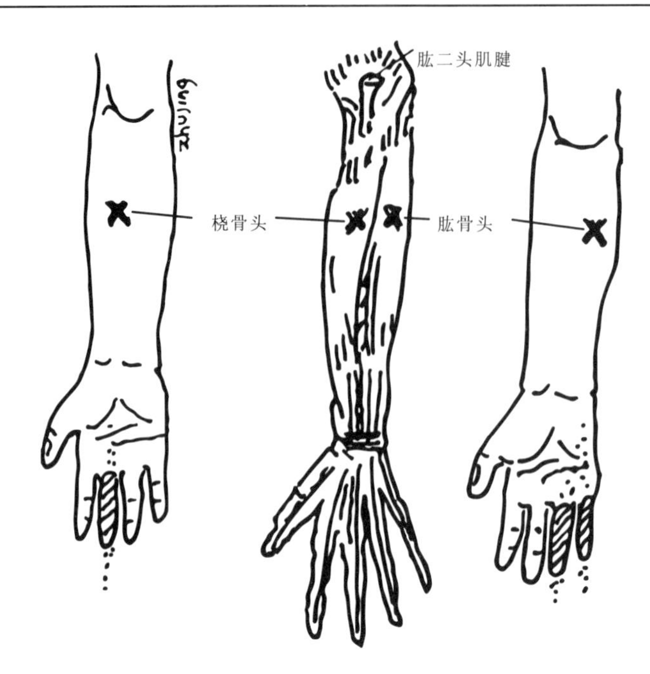

指浅、深屈肌激痛点及引传痛模式

不受控制的手指颤动，尺侧三指疼痛、麻木。

中指掌侧——指浅深屈肌桡骨头；环指掌侧——指浅深屈肌肱骨头。

备注：指深屈肌激痛点常位于内上髁远端约 3cm 处，位置很深，是造成尺神经卡压的原因。

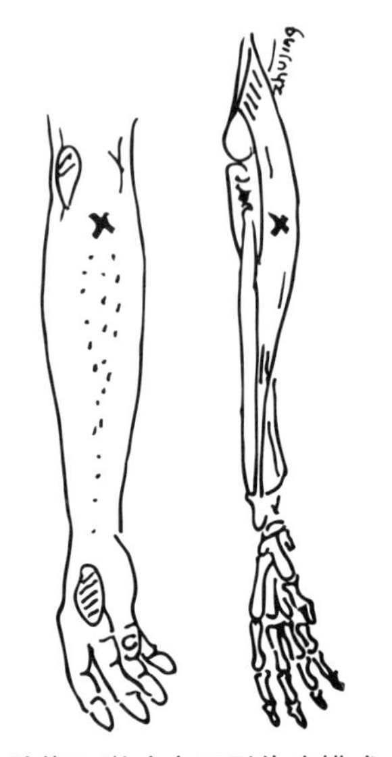

肱桡肌激痛点及引传痛模式

肘及前臂外侧、拇指蹼疼痛。

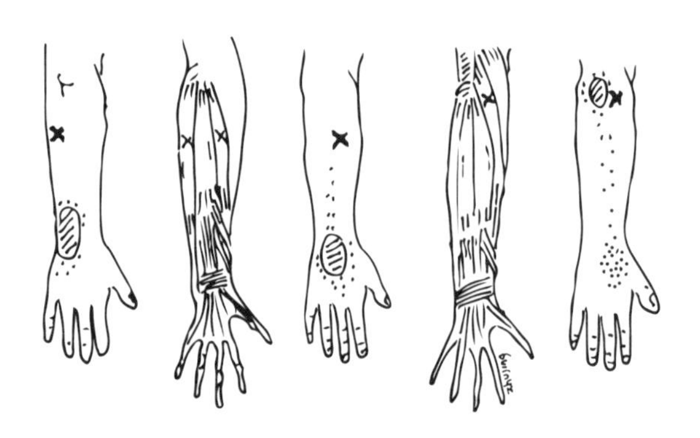

尺侧腕伸肌、桡侧腕伸肌激痛点及引传痛模式

（1）桡侧腕长伸肌：肘及前臂外侧、腕和手背桡侧疼痛。

（2）桡侧腕短伸肌：腕及手背疼痛，前臂背侧紧缩感、烧灼、酸胀痛；手麻木、麻刺感（屈肘，腕背伸，肘部皱褶外侧端可感觉肌肉隆起，以此定位桡侧腕伸肌）。

（3）尺侧腕伸肌：腕尺侧疼痛（屈肘，手尺偏，可感知肘下方、尺骨旁肌肉隆起，以此定位尺侧腕伸肌）。

备注：“网球肘”实际上是源于旋后肌、桡侧腕长伸肌、指伸肌的复合性疼痛的结果。

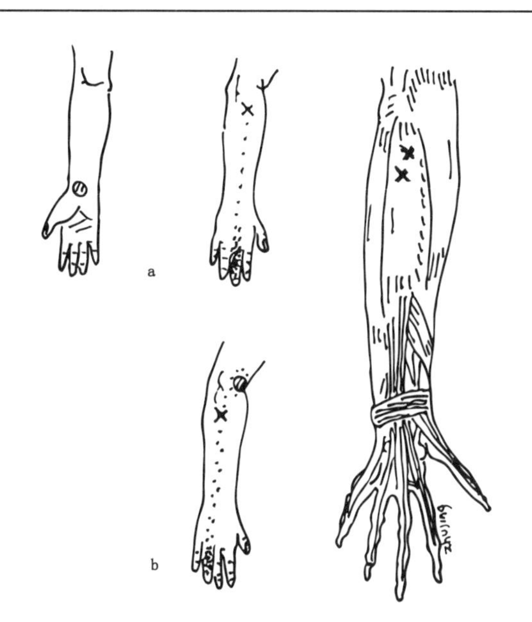

a 中指、b 环指伸肌激痛点及引传痛模式

指伸肌触发点是手、手指僵硬、前臂背侧疼痛主要原因

肘外侧、指背侧痛；指关节酸痛、僵硬。

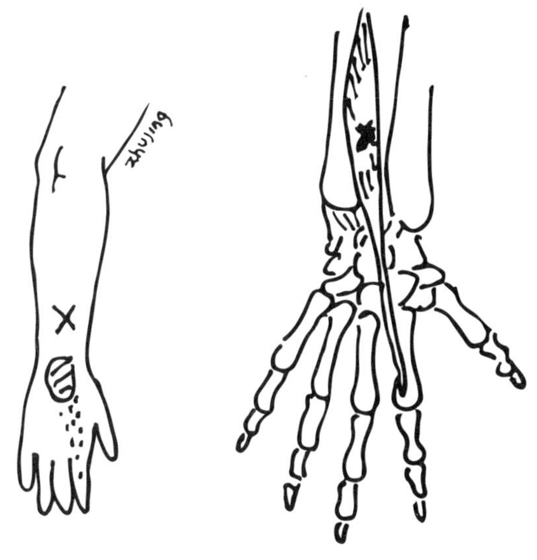

示指伸肌激痛点及引传痛模式

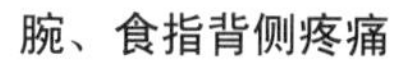
腕、食指背侧疼痛

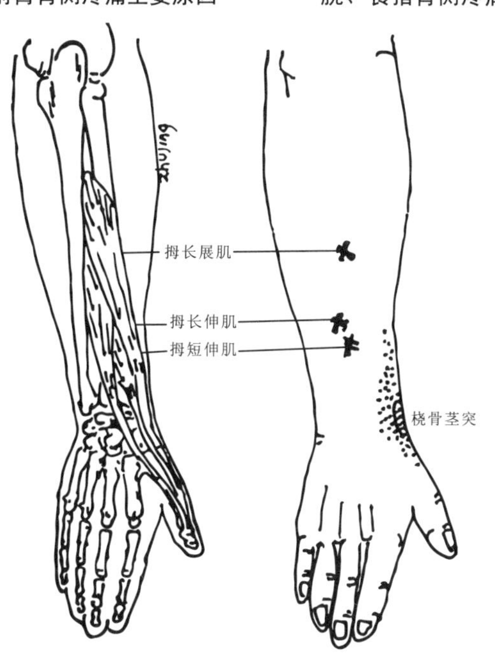

拇长展肌、拇长伸肌、拇短伸肌激痛点及引传痛模式

拇长伸肌、拇长展肌激痛点共同的引传痛为桡骨茎突部。

5 指伸肌体表定位：手平放在治疗床上，拇指做外展活动、余指单独做背伸运动来感知前臂背侧单块肌肉的隆起，以此确定相应指肌的位置。

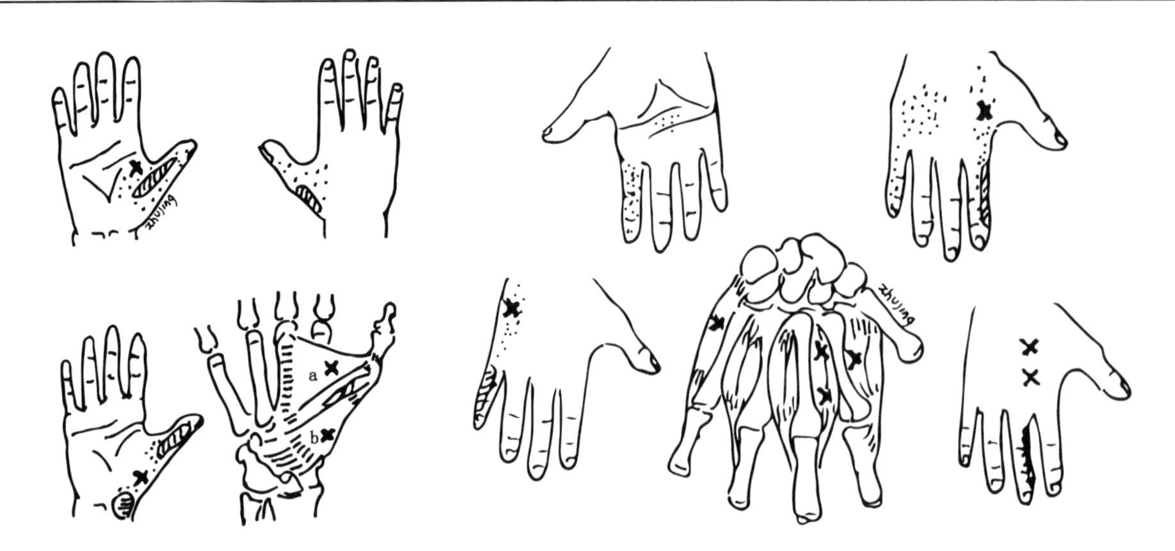

a 拇长肌 b 拇对掌肌激痛点及引传痛模式　　手骨间肌、蚓蚪状、小指展肌激痛点及引传痛模式

拇对掌肌——内侧腕及拇指桡侧疼痛，钳形抓握笨拙。

拇内收肌——拇指第二节及内虎口处疼痛。

骨间肌激痛点的特征主诉：指关节痛、僵硬。

指侧感觉迟钝或麻木。

四、腰、臀、下肢、膝、踝、足激痛点、引传痛模式及其打法

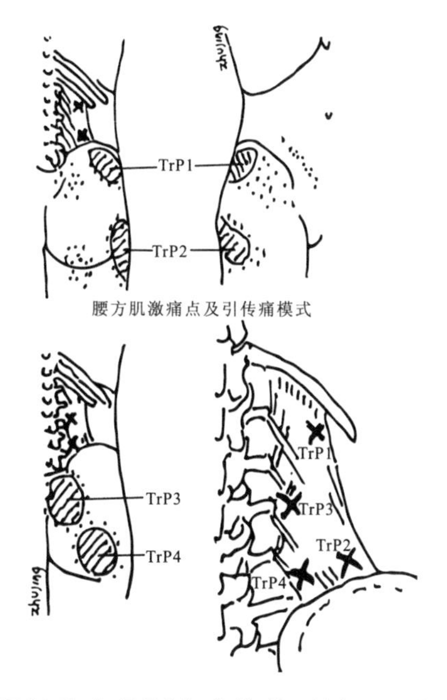

腰方肌激痛点及引传痛模式

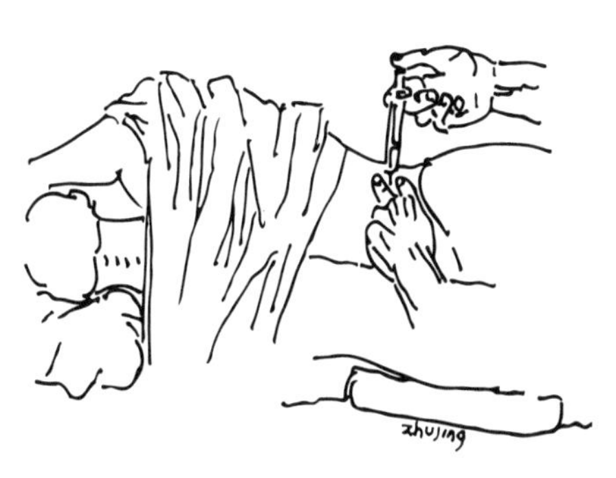

在腰方肌上方对深部触发点注射

腰方肌触发点是腰背痛的首要原因。髋、臀、骶髂关节附近疼痛（咳嗽、喷嚏加重）；翻身困难（疼痛）；卧位、坐在椅子上站起来困难；坐骨神经痛；脊柱侧弯，长短腿。

TrP1：沿髂嵴放散、相邻下腹部、腹股沟上外侧（可延伸至阴部）疼痛。

TrP2：髋关节、大腿外侧疼痛；TrP3：骶髂关节附近疼痛；TrP4：坐骨结节与大转子间疼痛。

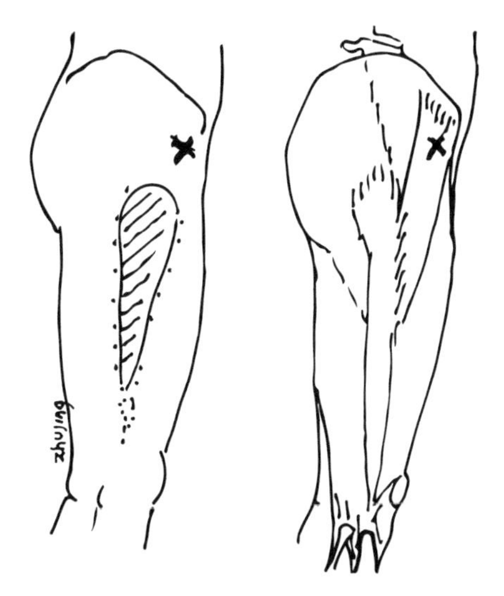

阔筋膜张肌激痛点及引传痛模式

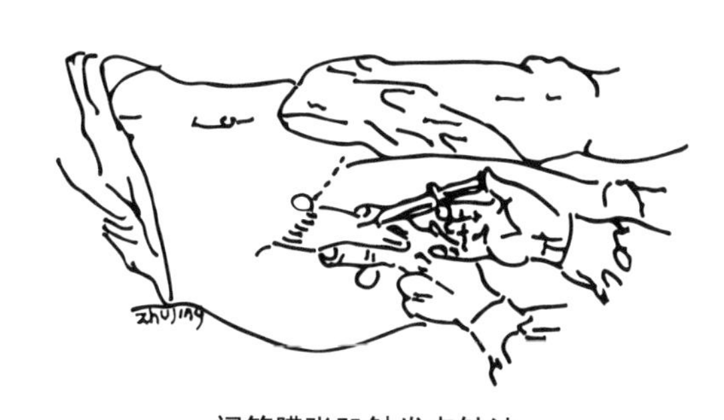

阔筋膜张肌触发点针法

触发点在皮内浅层，针与皮肤呈一根小角度进针即可

髋关节疼痛位于大转子前，大腿前外侧延伸至膝；臀后坐骨与大转子间可有一很严重的疼痛位点

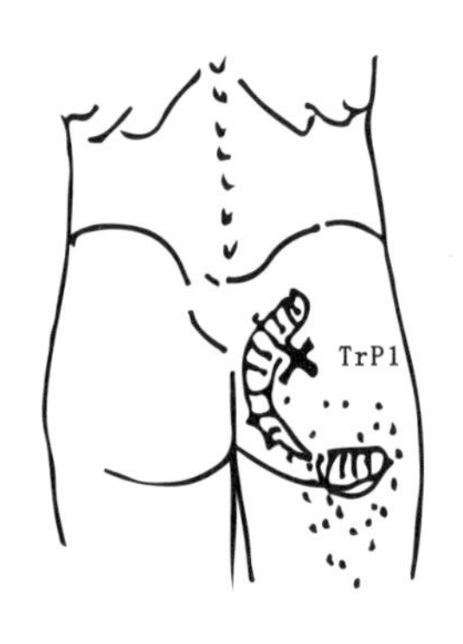

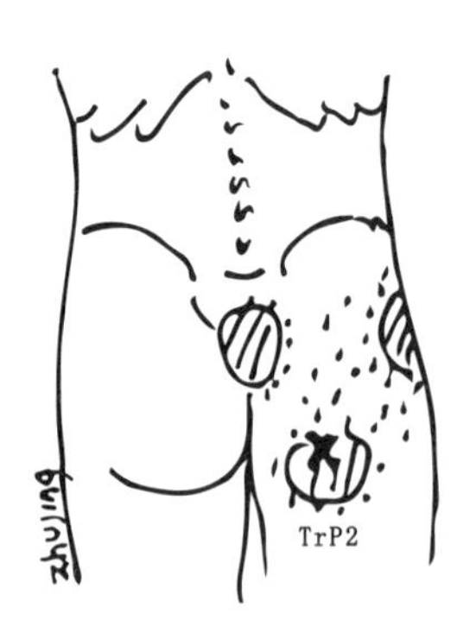

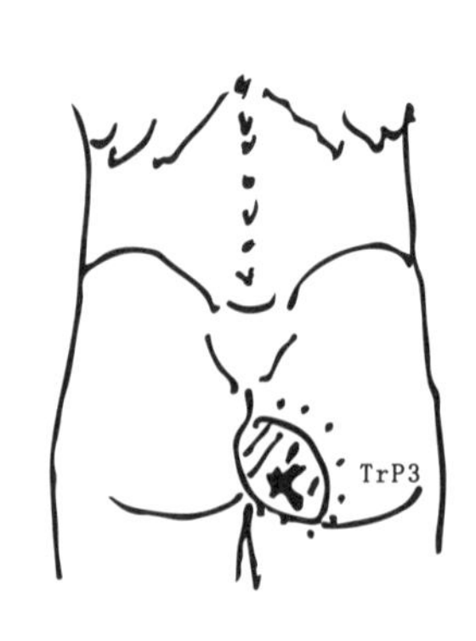

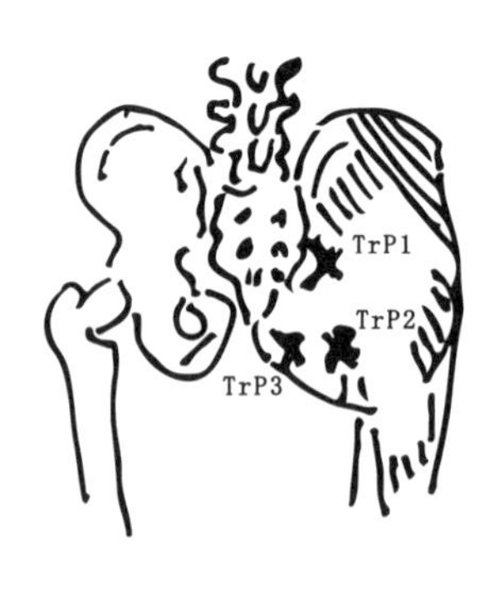

臀大肌激痛点及引传痛模式

臀部不适，坐位站起困难，弯腰无法触及脚趾。

TrP1：骶外侧延至坐骨区 Y 型疼痛。

TrP2：臀大肌最常见触发点。骶、坐骨、外侧髂嵴下 U 型疼痛。

TrP3：尾骶骨疼痛，是尾骨痛的原因之一。

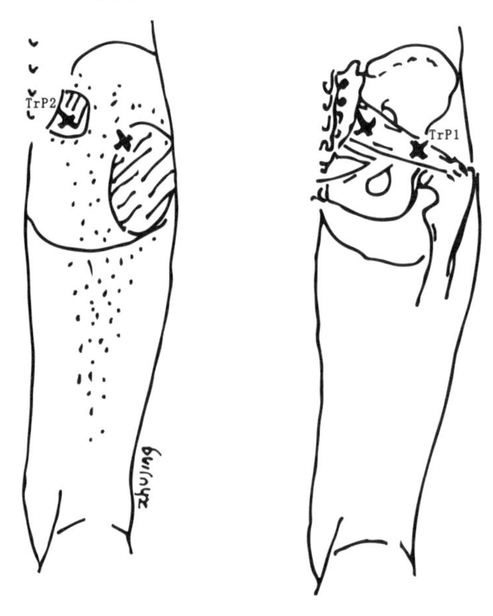

梨状肌激痛点及引传痛模式

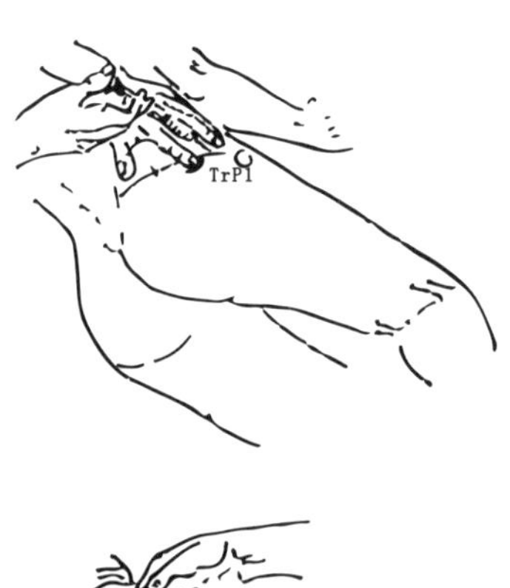

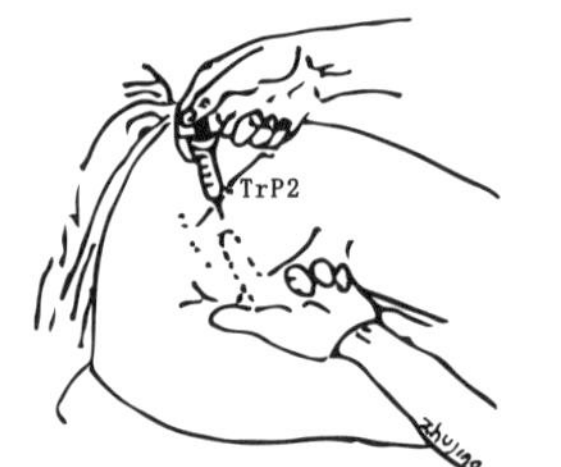

梨状肌触发点针法

辅助手通过骨盆内触诊确定 TrP2，向指尖方向注射触发点。

骶髂关节区域、髋关节后上部、大腿后上 2/3 疼痛，可延伸至小腿、脚底肿胀，麻木、刺痛，烧灼、过度敏感（坐骨神经卡压）、间隙性跛行（血管压迫）。

患侧坐位臀部不适；腹股沟、会阴部、直肠疼痛。

仰卧位，向对侧倾斜 45 度，屈膝，用力外旋膝关节，可感知肌肉隆起，以此定位该肌。

备注：臀部疼痛和其他症状必须考虑梨状肌。

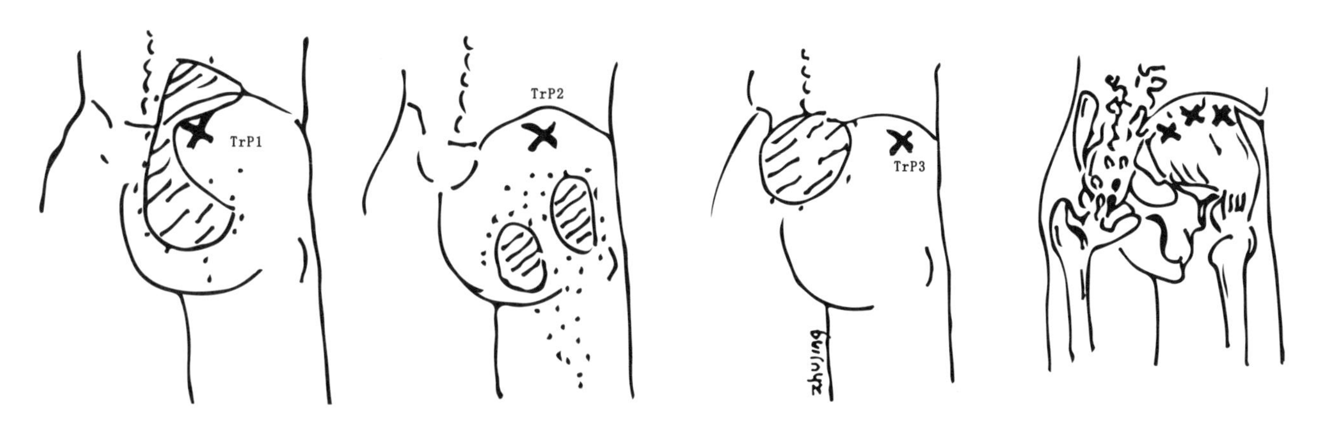

臀中肌激痛点及引传痛模式

TrP1：腰线上下髂嵴后方，延伸至骶骨区，可蔓延大半个臀部疼痛；腰骶部疼痛；TrP2：臀下后外侧疼痛，可延伸至大腿上后外侧；TrP3：疼痛沿着髂嵴，覆盖下腰部、骶骨及其两侧。

备注：下腰部疼痛，在腰方肌、臀中肌寻找触发点是明智的。

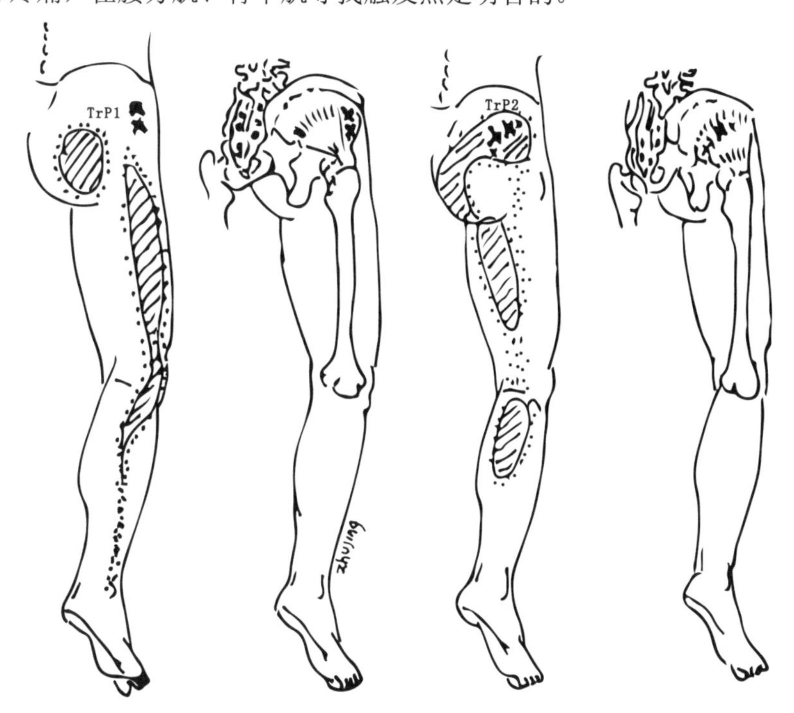

臀小肌激痛点及引传痛模式

TrP1：臀下外、大腿、膝外侧、小腿腓侧，最低可至外踝疼痛、麻木，甚至可及足背。静坐后起立困难，且不能直立。

TrP2：臀后、坐骨内侧（主要在臀内下部），大小腿后侧疼痛。所谓“坐骨神经痛”的常见原因。

备注：站立、走路之后出现下腰痛，一般由臀小肌触发点引起；臀中肌髂翼外后侧和坐骨大切迹、臀小肌髂翼外旁侧，特别在股骨大粗隆内侧的髂骨附着处的触发点可引起臀部-小腿外侧（后外侧）、小腿后侧或足疼痛。

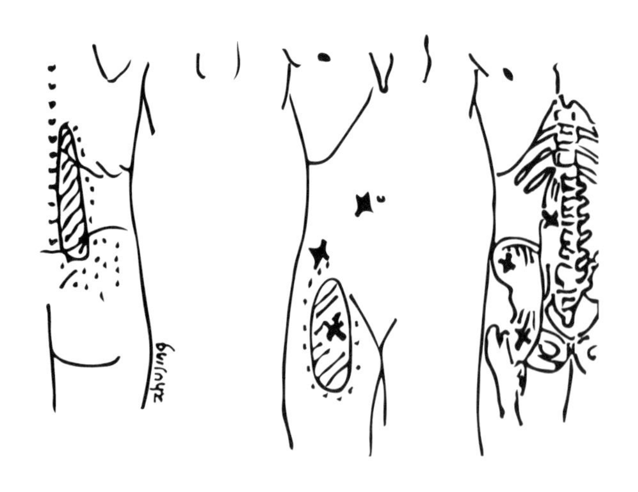

髂腰肌激痛点及引传痛模式

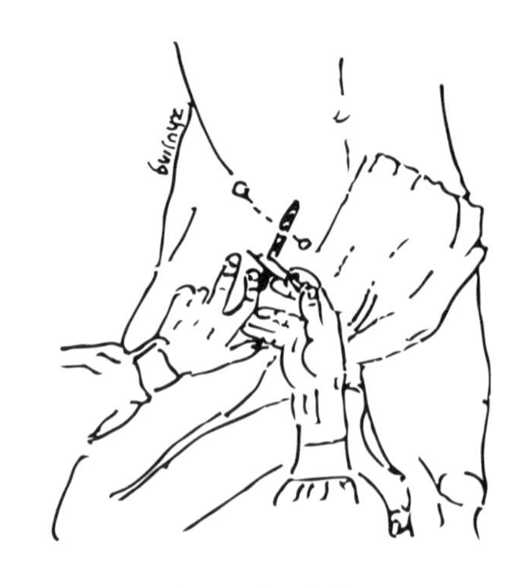

髂腰肌触发点针法

大腿外展外旋，分离髂腰肌与股 A，在股 A 外侧朝向小转子旁触发点注射。

同侧下背部（竖型发散性疼痛），严重时波及肩胛下至上臀部之间整个区域；腹股沟、大腿上部疼痛；仰卧起坐、甚至从凳子上站起困难；脊柱侧凸的一个重要原因，腰椎间盘问题的关键；足外翻。

总备注：少数病例的腰臀部触发点引起的传导痛可跳跃大腿直至小腿外侧或后外侧，甚至跳越下肢表现在踝、足或趾，或仅右下肢麻木或很难描述的不适感，躯干下部和或下肢奇冷感。

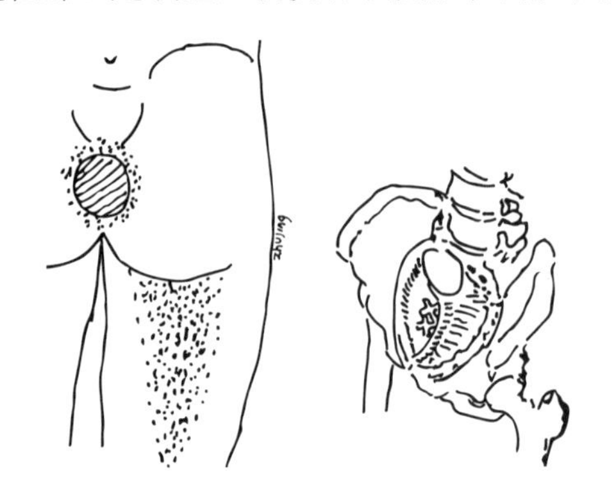

闭孔内肌激痛点及引传统模式

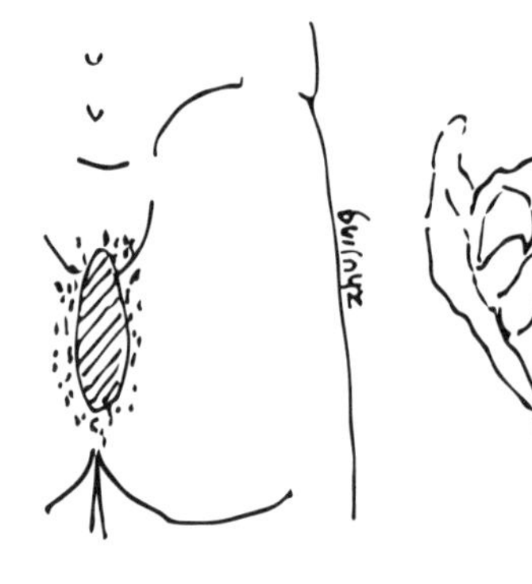

肛门括约肌、肛提肌、尾骨肌激痛点及引传痛模式

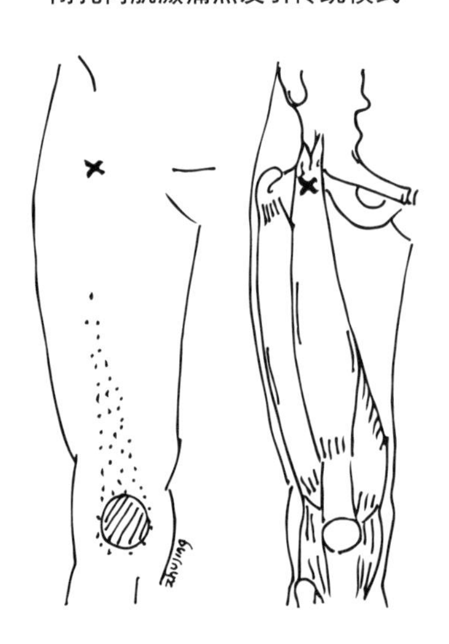

股直肌激痛点及引传痛模式

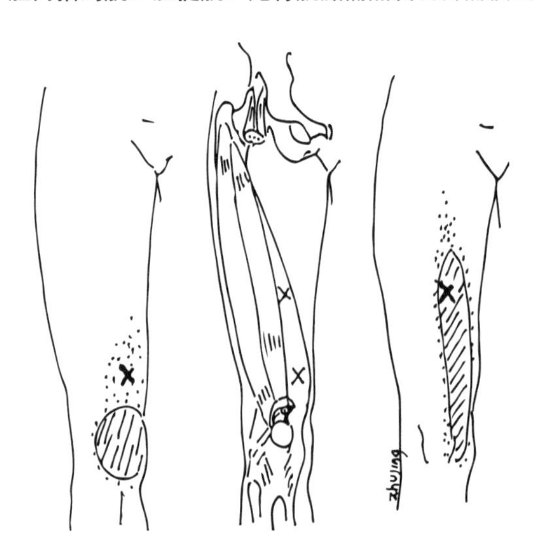

股内侧肌激痛点及引传痛模式

髌骨下、膝盖上方深部疼痛，大腿下、膝上前部　大腿前内侧、膝前内侧疼痛，膝关节行走中意外无力。

深部夜间痛。膝关节僵硬、无力，下楼可引起更。

多麻烦（仰卧，做屈髋动作，在髂前上嵴下方平耻骨处，可感知肌肉隆起，以此定位该肌）。

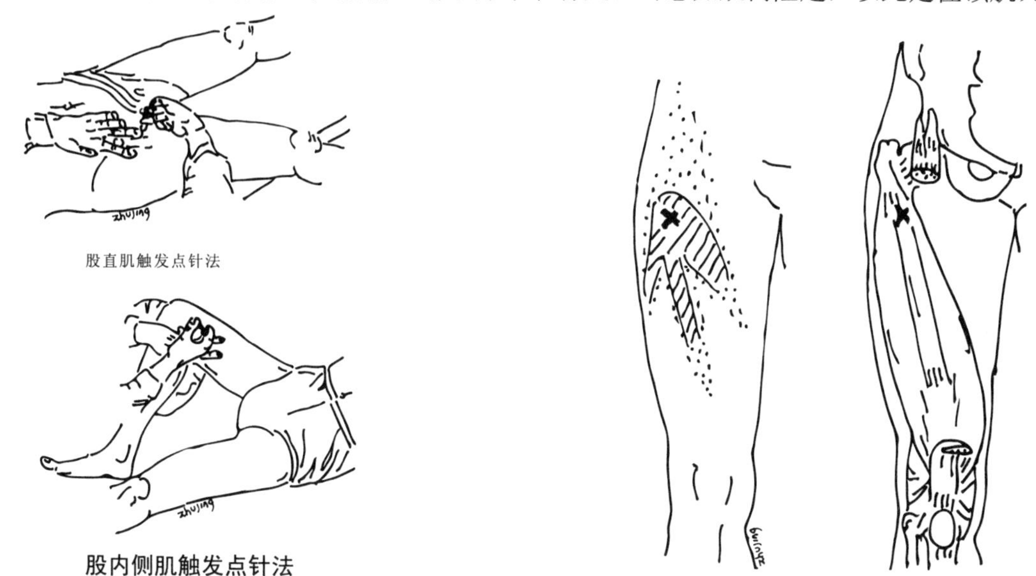

股直肌触发点针法

股内侧肌触发点针法

股中间肌激痛点及引传痛模式

大腿中部疼痛（可放射至近膝处），上楼可造成困难。不能伸膝。

备注：触发点位于大腿中上 1/3；与腓肠肌触发点共同作用可致膝关节制动。

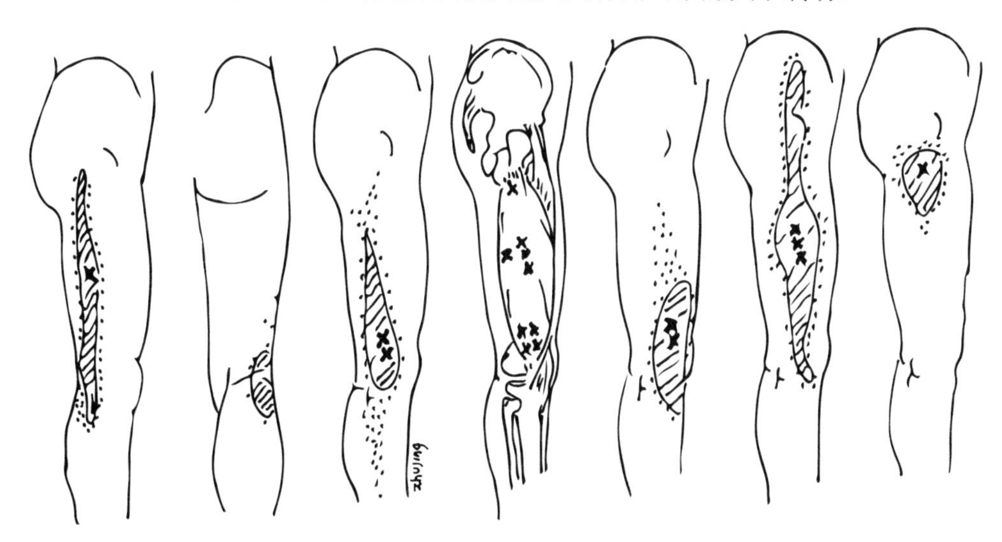

股外侧肌激痛点及引传统模式

臀、大腿、膝外侧疼痛；膝闭锁经常是由于髌骨上外侧的触发点引起。

备注：股四头肌触发点是膝关节疼痛的主要原因。

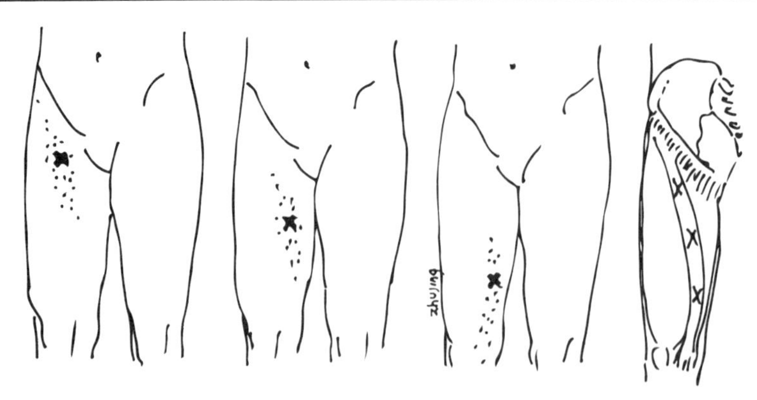

缝匠肌激痛点及引传痛模式

沿缝匠肌走行大腿内侧皮下表浅的烧灼、麻木、刺痒；膝内侧强烈疼痛、敏感（下部触发点）、股外侧皮神经卡压症状（上部触发点）（屈曲髋关节的同时，侧旋大腿，可感知大腿内侧肌肉隆起，以此定位该肌）。

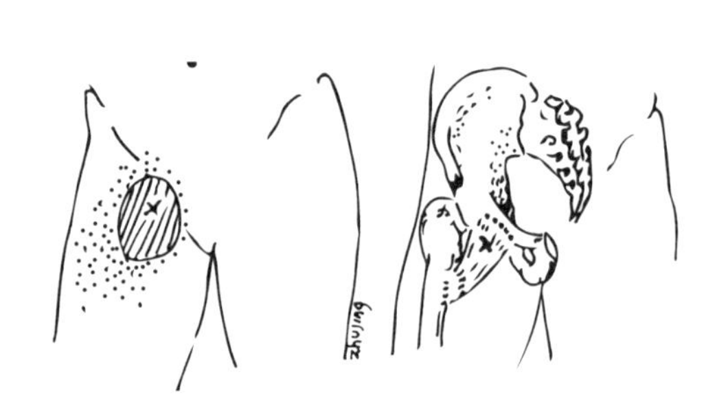

耻骨肌激痛点及引传痛模式

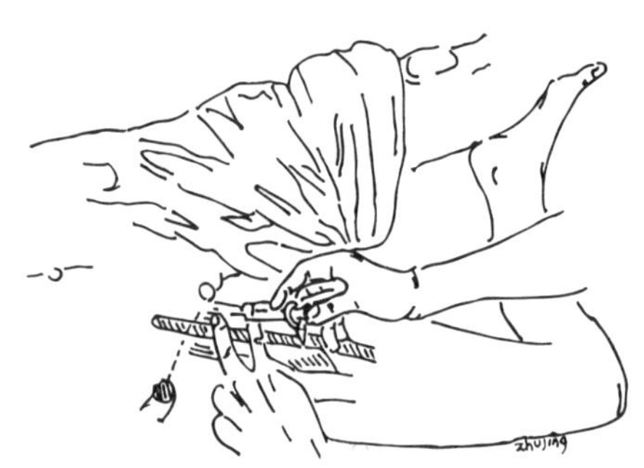

耻骨肌触发点针法

大腿外展、外旋、略屈曲。辅助手触摸股A，避开，向内侧进针，以免损伤股动脉

腹股沟皱褶下方深部疼痛，可涉及大腿前内侧上半部（尤其盘腿莲花坐的姿势最明显）（腹股沟三角区底部、缝匠肌内侧可触及该肌）。

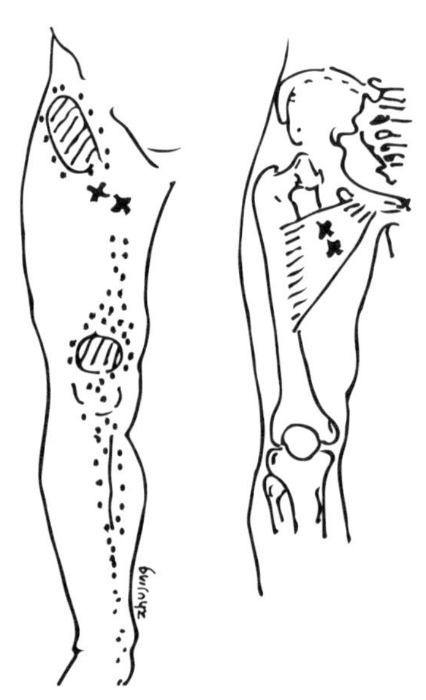

收肌激痛点及引传痛模式

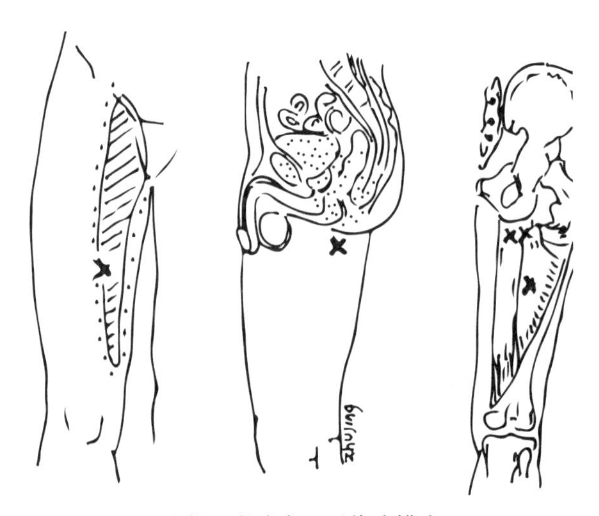

大收肌激痛点及引传痛模式

长收肌——平行腹股沟下，大腿前外侧；最常见典型的是髋关节深部痛，沿着内侧大腿向下放射至膝前内侧上部，甚至胫骨。可能是导致腹股沟疼痛的主要原因（侧卧，抬膝，可感知肌肉隆起，以此定位该肌）。

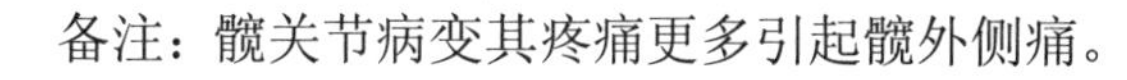

备注：髋关节病变其疼痛更多引起髋外侧痛。

（1）上部触发点：骨盆内疼痛（弥散、不固定）。

（2）中部触发点：腹股沟深部至膝盖整个大腿内侧疼痛、僵硬。

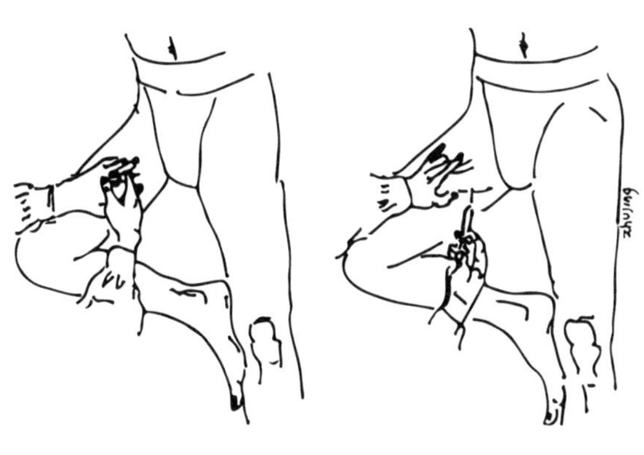

长收肌针法

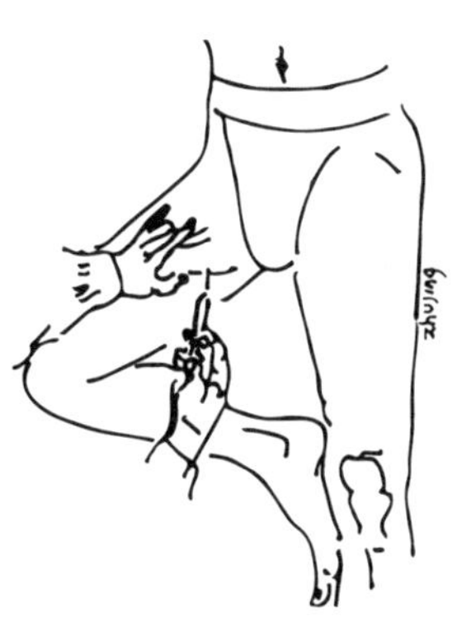

短收肌针法

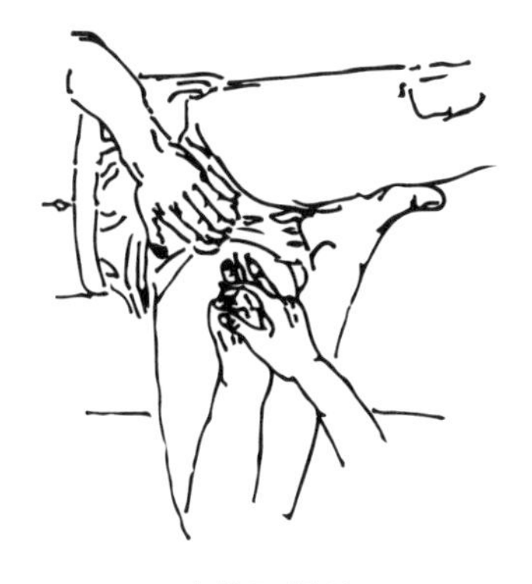

大收肌针法

大收肌近端触发点区域位于耻骨下支附近。

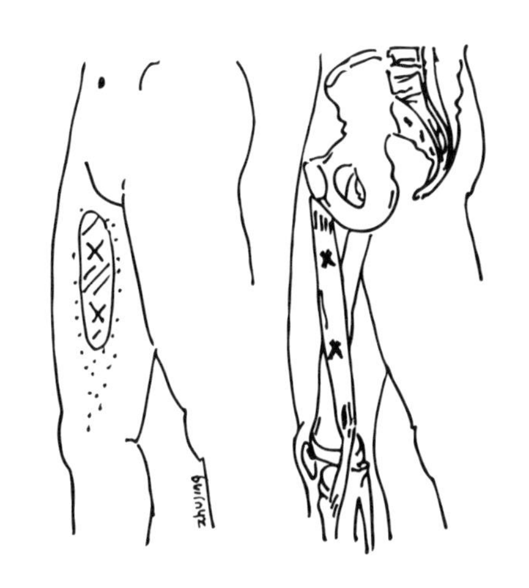

股薄肌激痛点及引传痛模式

腿内侧皮下局限性，很热的刺痛

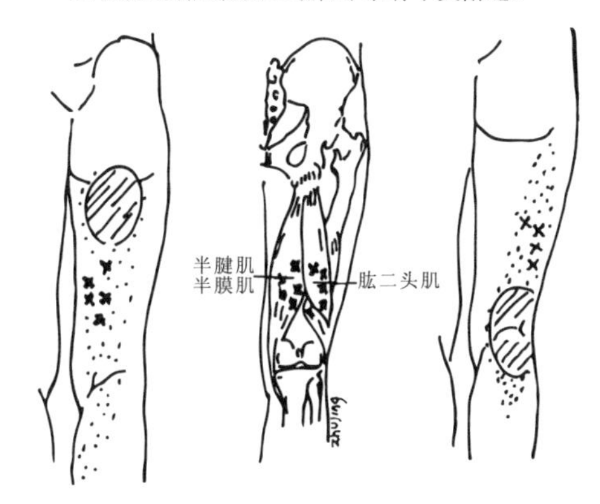

腘绳肌激痛点及引传痛模式

半腱半膜肌——臀沟附近、大腿及膝内侧、小腿上部疼痛。

股二头肌——大腿及膝后外侧，小腿上部疼痛（俯卧，屈膝，对抗小腿屈曲动作，可清楚感知肌肉隆起，以此定位该肌）。

备注：股后侧僵硬，不能弯腰触摸脚趾；腘绳肌僵直经常是导致下腰痛长期不愈的原因，甚至慢性头痛。

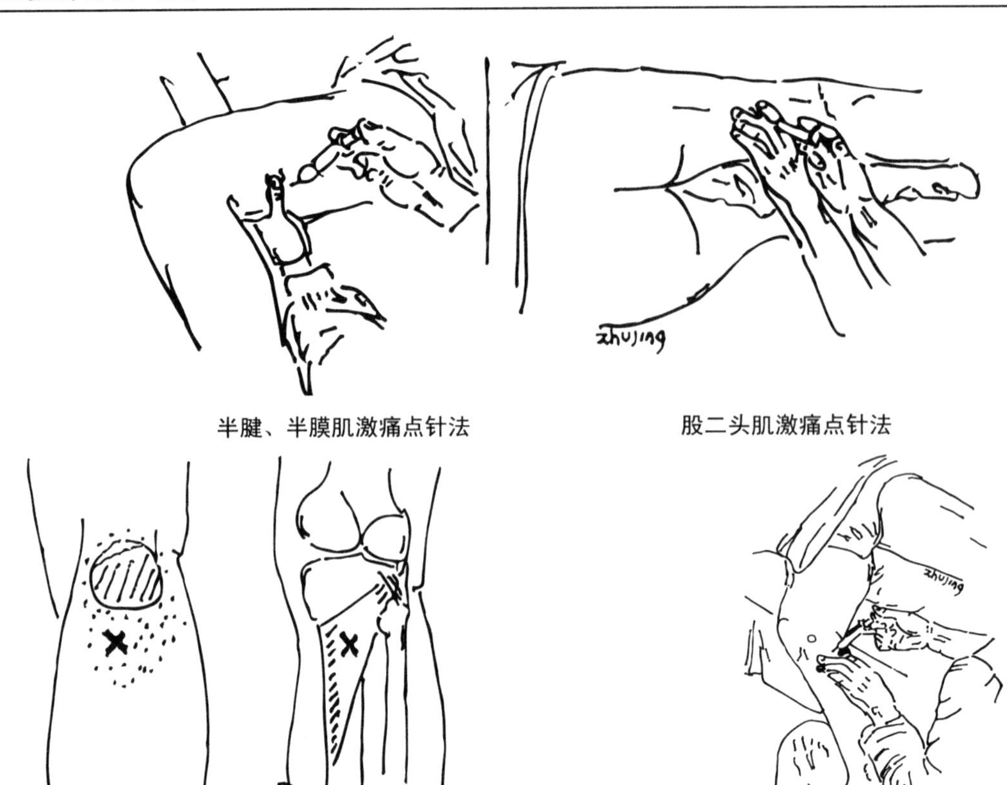

半腱、半膜肌激痛点针法

股二头肌激痛点针法

腘肌激痛点及引传痛模式

腘肌激痛点针法

微屈膝关节，辅助手将腓肠肌内侧头肌向后外侧推，显露腘肌触发点，便于注射。

腘窝疼痛（蹲起、下坡、下楼梯时更甚），膝关节屈伸不利。

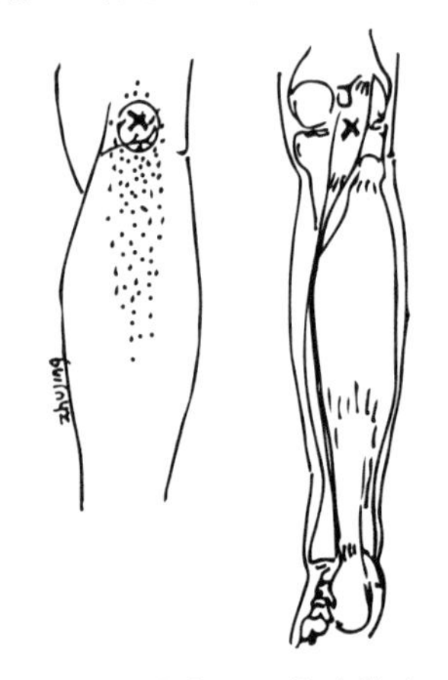

跖肌激痛点及引传痛模式

腘窝、小腿后上部疼痛。

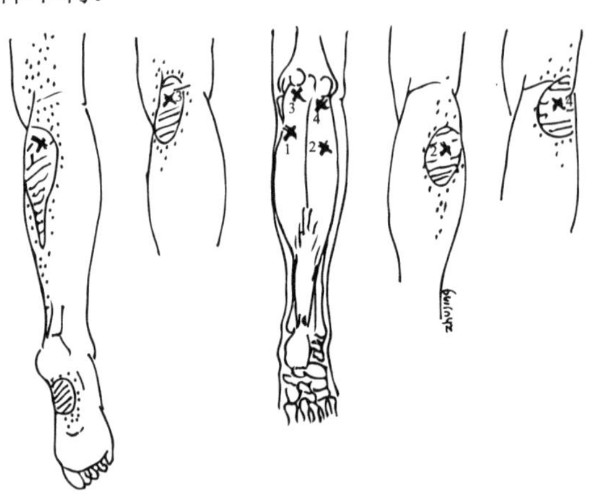

腓肠肌激痛点及引传痛模式

TrP1：腓肠肌上内侧、足弓内侧、内踝疼痛。

TrP2：腓肠肌上外侧疼痛。

TrP3：腘窝内侧疼痛。

TrP4：腘窝外侧疼痛。

备注：TrP1、TrP2 更多引起夜间小腿抽筋。

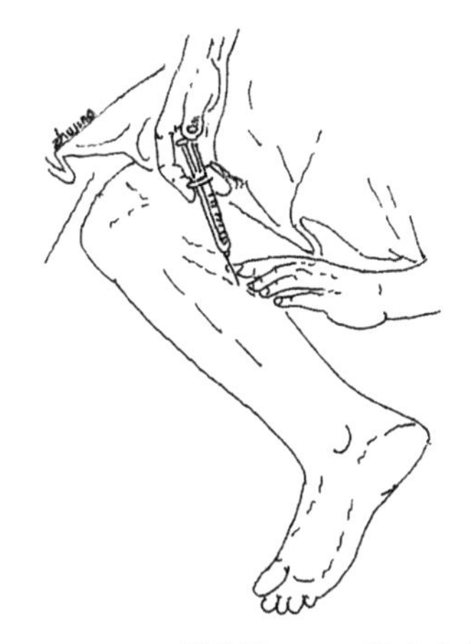

腓肠肌 Trp1 触发点针法

屈膝、内踝向上侧卧位，辅助手将触发点固定在指间，进行注射

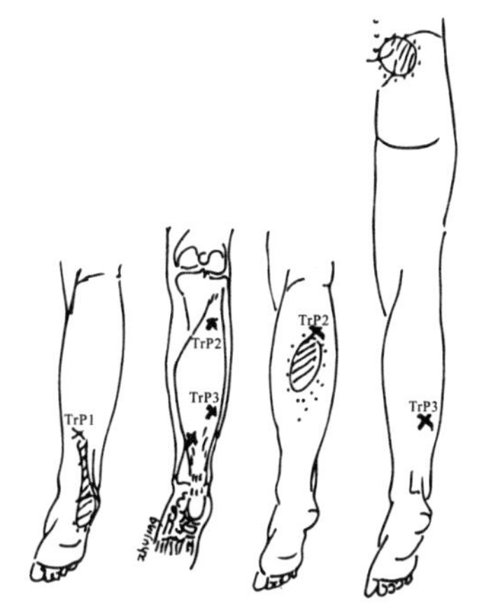

比目鱼肌激痛点及引传痛模式

TrP 1：小腿下、跟腱疼痛，后跟痛的主要原因。

TrP 2：小腿后中部疼痛，向上弥散至腘窝；可干扰比目鱼肌静脉泵，导致小腿、足部疼痛合并足、踝水肿。

TrP 3：同侧腰骶疼痛，甚至下颌痛胫骨后侧比目鱼肌内侧缘触发点经常引起内踝疼痛。

备注：比目鱼肌触发点可致小腿抽筋、低血压、突然晕倒。

小腿三头肌备注：（1）腓肠肌、比目鱼肌（三头肌）触发点可致踝、脚肿胀。

（2）间歇性跛行疼痛的主要原因可能是三头肌触发点可导致。

注意事项：三头肌触发点针刺时，不可过多追求“跳”的次数，否则可能损伤胫后动脉，引起严重肿胀

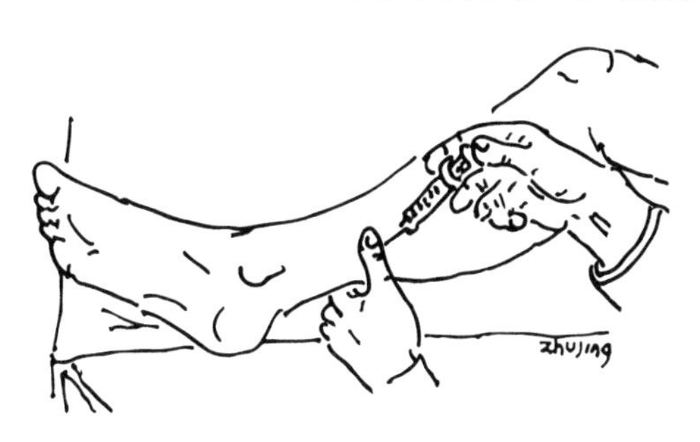

比目鱼 1 号触发点针法

小腿下半、跟腱、后跟、足底疼痛。

备注：腓肠肌二头之间垂线上寻找精确触发点。

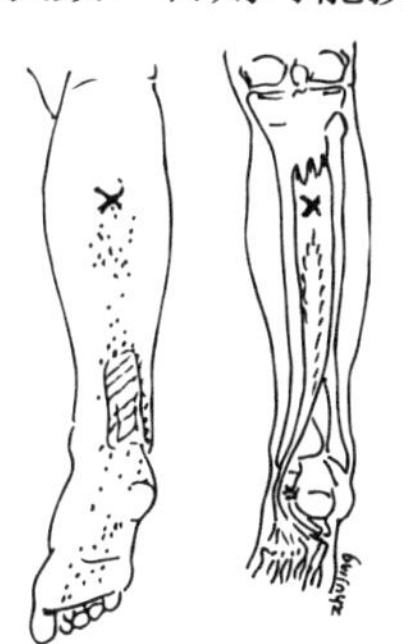

颈骨后肌激痛点及引传痛模式

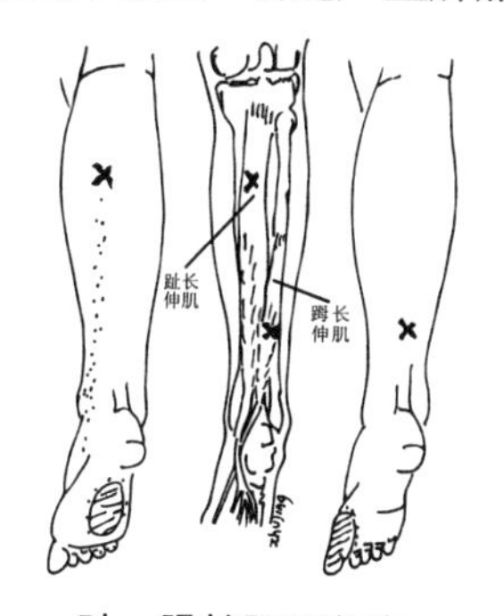

趾、踇长屈肌激痛点及引传痛模式

趾长屈肌——跖骨形成的足横弓疼痛，外侧脚趾疼痛。

*触发点：胫骨后中上 1/3 处。

拇长屈肌——趾下及第一跖骨附近痛麻（典型症状）。

*触发点：腓骨后中下 1/3 处。

——脚趾挛缩变形（杵状、爪形趾）。

备注：小腿后侧肌群触发点很容易引起小腿抽筋。

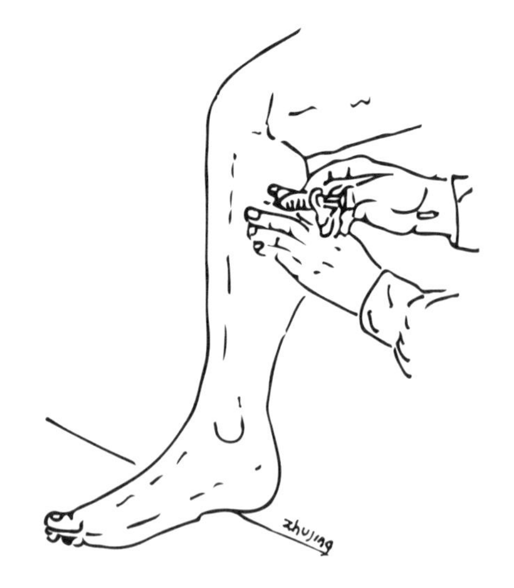

趾长屈肌触发点针法

屈膝，内踝向上侧卧。扶助手将内侧腓肠肌推向后外侧，暴露趾长屈肌敏感触发点，确定与两指间，便于精准注射。

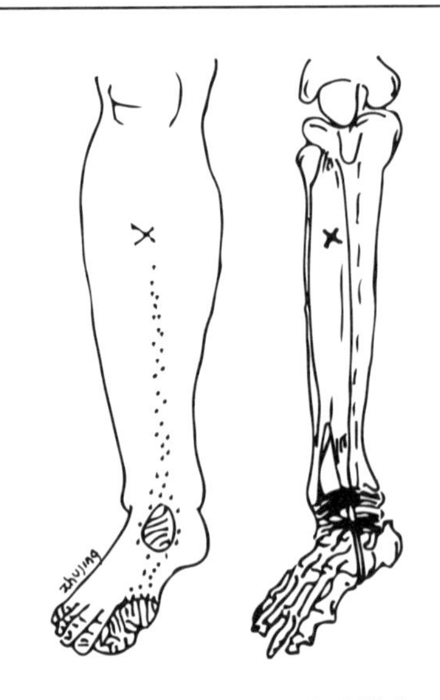

颈骨前肌激痛点及引传痛模式

小腿下半、踝前内，趾内、背侧疼痛；易绊倒，足踝无力、足下垂，僵硬、麻木、酸痛。

*触发点：胫骨前肌中上 1/3 处。

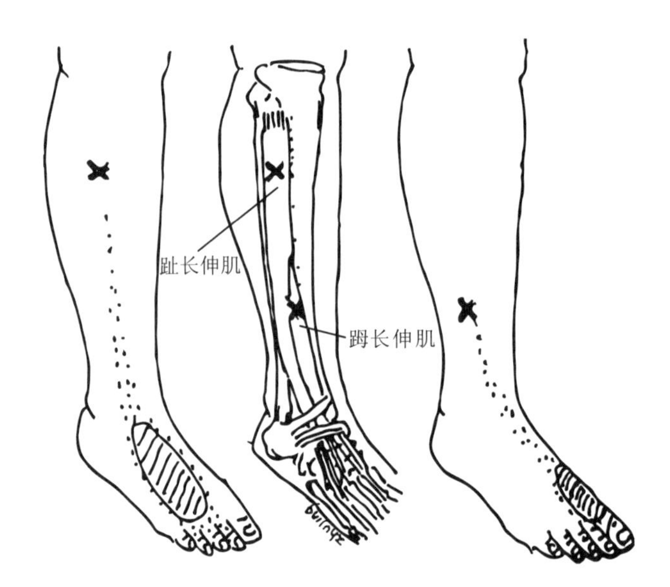

趾、蹈长伸激痛点及引传痛模式

趾长伸肌——踝前、足背、外侧四趾疼痛。

*触发点：胫骨前肌、腓骨长肌之间腓骨头远端约 8cm。

拇长伸肌——第 1 跖骨背侧与　趾链接处疼痛，可延伸至踝前。

*触发点：腓骨前、腓骨中下 1/3 交界处。

——足背侧、第二趾基底间明显麻木（腓深 N）、足下垂。

备注：趾伸肌长期挛缩可导致杵状、爪状趾；夜间抽筋。

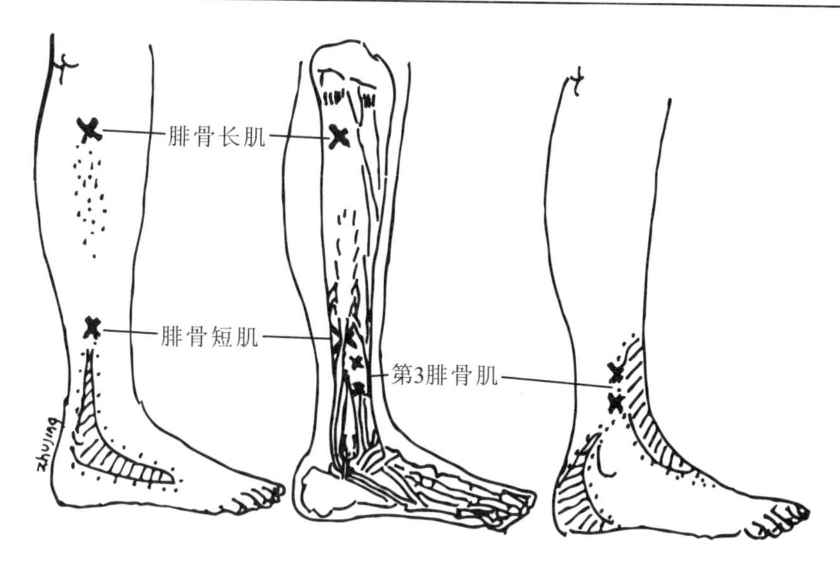

腓骨长、短肌、第 3 腓骨激痛点及引传痛模式

腓骨长肌——小腿外部中 1/3，外踝、足外侧疼痛。

腓骨短肌——小腿外部中下 1/3，外踝、足外侧疼痛。

第 3 腓骨肌——腓骨前下端 7～10 厘米，外踝前、后跟外侧疼痛（足外翻，同时抬脚尖，可感知肌肉隆起，以此定位该肌）。

——腓骨肌的共同症状：踝无力；小腿、踝、足背麻木。

备注：外踝扭伤经常是腓骨肌、臀中小肌触发点的关联痛。

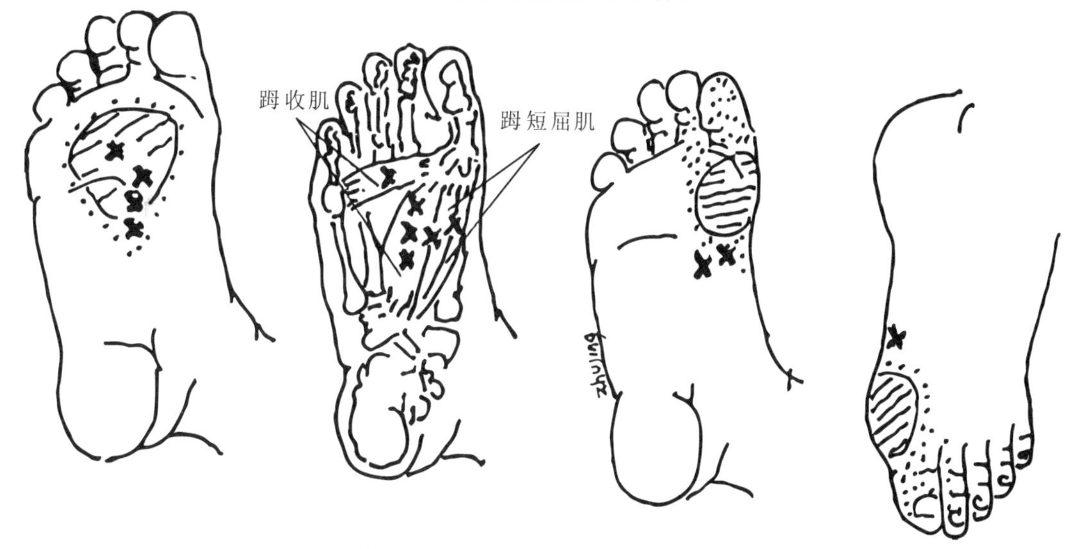

踇收肌、踇短屈肌激痛点及引传痛模式

踇短屈肌：第一跖骨头、趾内侧疼痛，趾向下用力屈曲，可感知，短屈肌。

备注：行走时脚前部疼痛的主要原因。

收肌：足底四小趾后方痛、麻，收肌肌肉隆起，以此定位该肌，收肌、短屈肌触发点引起。

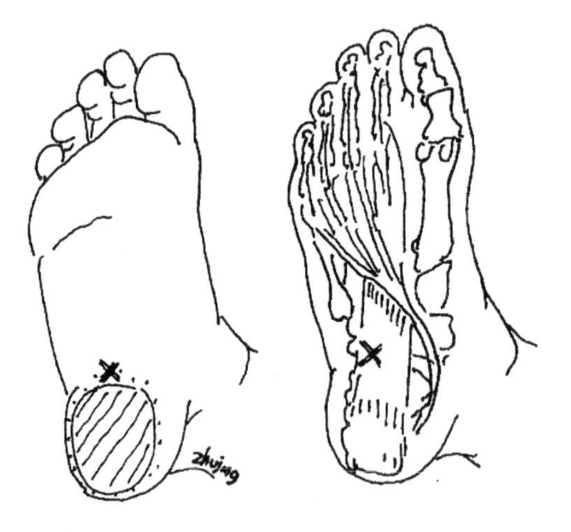

趾方肌激痛点及引传痛模式

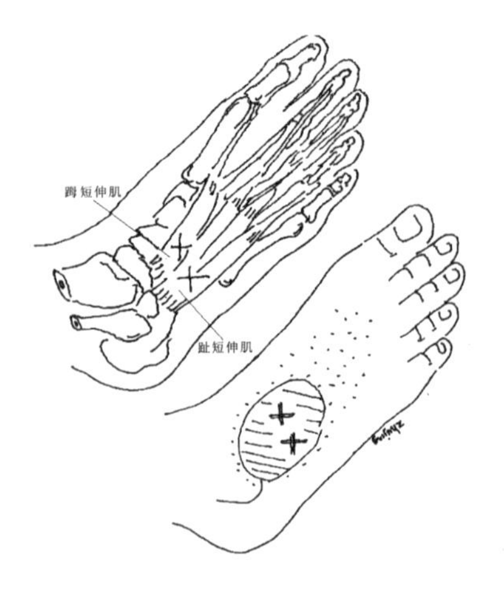

踇、趾短伸肌激痛点及引传痛模式

足背外侧疼痛；脚背、脚趾抽筋。

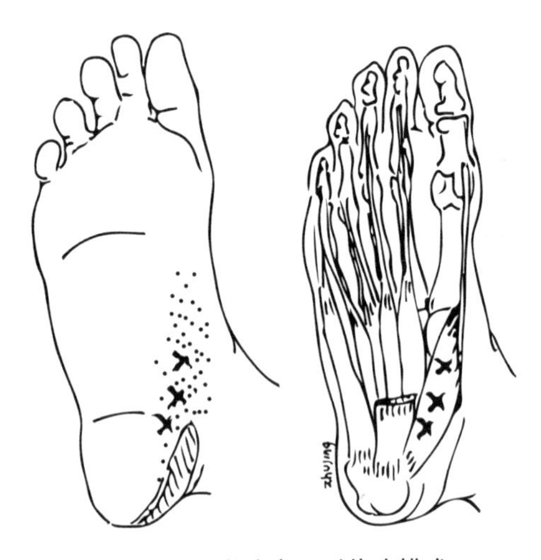

踇展肌激痛点及引传痛模式

足跟内侧、内踝上部、第一跖骨下方疼痛；脚及脚趾麻木。

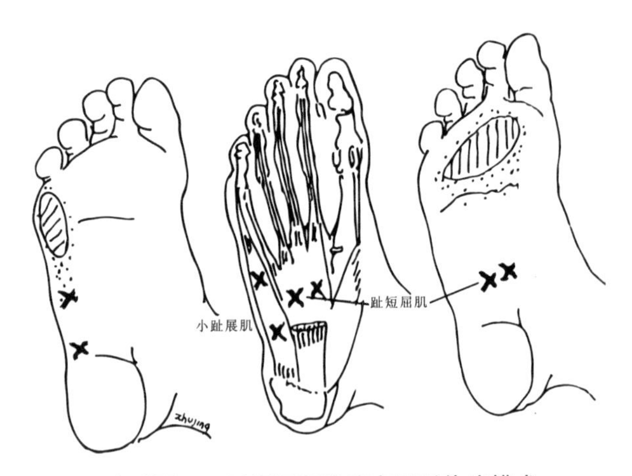

小趾展肌、趾短屈肌激痛点及引传痛模式

小趾展肌：第 5 跖骨底部疼痛。

趾短屈肌：2-4 跖骨头部疼痛。

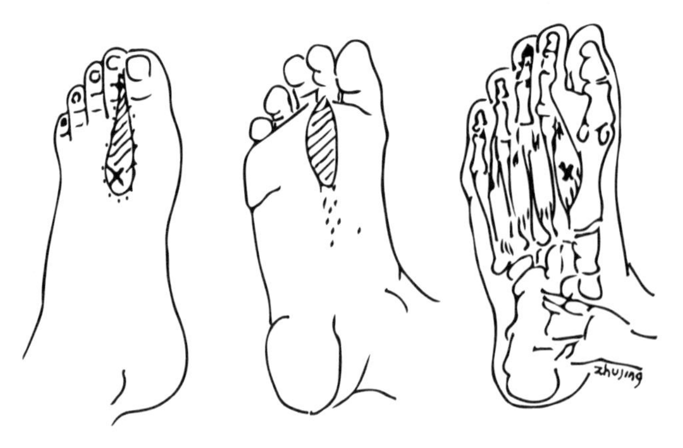

足背骨间肌激痛点及引传痛模式

足背、足底跖骨间疼痛、麻木；足背钝痛、水肿。